Maximiliane Wilkesmann

Wissenstransfer im Krankenhaus

VS RESEARCH

Maximiliane Wilkesmann

Wissenstransfer im Krankenhaus

Institutionelle und strukturelle Voraussetzungen

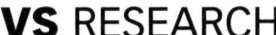

Bibliografische Information der Deutschen Nationalbibliothek
Die Deutsche Nationalbibliothek verzeichnet diese Publikation in der
Deutschen Nationalbibliografie; detaillierte bibliografische Daten sind im Internet über
<http://dnb.d-nb.de> abrufbar.

Dissertation Ruhr-Universität Bochum, 2008

Gedruckt mit freundlicher Unterstützung der Hans-Böckler-Stiftung

1. Auflage 2009

Alle Rechte vorbehalten
© VS Verlag für Sozialwissenschaften | GWV Fachverlage GmbH, Wiesbaden 2009

Lektorat: Dorothee Koch / Britta Göhrisch-Radmacher

VS Verlag für Sozialwissenschaften ist Teil der Fachverlagsgruppe
Springer Science+Business Media.
www.vs-verlag.de

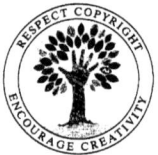

Das Werk einschließlich aller seiner Teile ist urheberrechtlich geschützt. Jede Verwertung außerhalb der engen Grenzen des Urheberrechtsgesetzes ist ohne Zustimmung des Verlags unzulässig und strafbar. Das gilt insbesondere für Vervielfältigungen, Übersetzungen, Mikroverfilmungen und die Einspeicherung und Verarbeitung in elektronischen Systemen.

Die Wiedergabe von Gebrauchsnamen, Handelsnamen, Warenbezeichnungen usw. in diesem Werk berechtigt auch ohne besondere Kennzeichnung nicht zu der Annahme, dass solche Namen im Sinne der Warenzeichen- und Markenschutz-Gesetzgebung als frei zu betrachten wären und daher von jedermann benutzt werden dürften.

Umschlaggestaltung: KünkelLopka Medienentwicklung, Heidelberg
Gedruckt auf säurefreiem und chlorfrei gebleichtem Papier
Printed in Germany

ISBN 978-3-531-16735-0

Für Uwe, Linus und Gregor

Vorwort

Moderne Krankenhäuser gleichen einem Mikrokosmos menschlichen Daseins mit all seinen Spannungen – und das wortwörtlich vom Leben bis zum Tode. Neben den medizinischen Herausforderungen, die es zu bewältigen gilt, existieren eine Vielzahl besonderer Beziehungen in diesem Mikrokosmos.

Als Anfang 2006 unser jüngster Sohn unerwartet schwer erkrankte, wurde ich als pflegende Angehörige für fünf Wochen unweigerlich Mitglied im Mikrokosmos Krankenhaus. 24 Stunden am Tag beobachte ich mehr oder weniger gezwungenermaßen den Krankenhausalltag aus dem Augenwinkel einer ausgebildeten Sozialwissenschaftlerin. Als besonders interessanter Untersuchungsgegenstand stellte sich der Wissenstransfer zwischen den Ärzten und den Pflegekräften heraus. Frisch aus dem Krankenhaus entlassen, galt es daher dieses Feld näher zu erforschen.

Die vorliegende Arbeit wurde im Wintersemester 2008/09 von der Fakultät für Sozialwissenschaft der Ruhr-Universität Bochum als Dissertation angenommen. Für den Druck wurde sie geringfügig gekürzt.

An dieser Stelle möchte ich die Gelegenheit nutzen, all den Personen zu danken, die zum Gelingen der Arbeit beigetragen haben. Mein erster Dank geht an meine Gutachter, Prof. Dr. Heiner Minssen und Prof. Dr. Sigrid Metz-Göckel, für die Ermunterung zu dieser Arbeit, den fachlichen Rat sowie für das stete Vertrauen in das Gelingen dieser Arbeit. Zu großem Dank bin ich weiterhin meinen Kollegiatinnen und Kollegiaten des Promotionskollegs der Hans-Böckler-Stiftung „Wissensmanagement und Selbstorganisation" sowie meinen Kolleginnen und Kollegen am Lehrstuhl für Organisationsforschung, Sozial- und Weiterbildungsmanagement an der Technischen Universität Dortmund verpflichtet, von denen ich vor allem Alfredo Virgillito und Grit Würmseer für die Durchsicht und Anmerkungen zum Ende des Schreibprozesses danke.

Besonderer Dank geht an die Ärztinnen und Ärzte sowie an die Pflegekräfte, die durch ihre Teilnahme dieses Forschungsvorhaben überhaupt erst ermöglicht haben. Hervorzuheben sind die fachlichen Kommentare von Dr. Renate Schäffer für die ärztliche Perspektive und von Doris Redecker für die pflegerische Sicht auf das Thema.

Mein Dank richtet sich weiterhin an die Hans-Böckler-Stiftung, die durch das Gewähren eines Promotionsstipendiums sowie eines Druckkostenzuschusses die materielle Seite des Promotionsvorhabens vor allem im letzten Jahr der Förderung gewährleistet hat und mich auch durch die ideelle Förderung in den ersten beiden Jahren bestärkt hat, meinen eingeschlagenen Weg weiterzugehen. An dieser Stelle gilt insbesondere Prof. Dr. Egon Endres mein Dank, der mich als Vertrauensdozent der Hans-Böckler-Stiftung durch seine konstruktiven Gutachten stets motiviert hat.

Schließlich danke ich meinem Mann Uwe, der mich auf all meinen Wegen liebevoll begleitet und mir in fachlicher Hinsicht oft wertvolle Anregungen gibt. Meinem Mann und unseren Söhnen Linus und Gregor danke ich darüber hinaus für mehr, als sich in einem Vorwort sagen lässt. Ihnen ist dieses Buch gewidmet.

Maximiliane Wilkesmann

Inhaltsverzeichnis

Einleitung 13

Teil I: Theoretische Ansätze zum Wissenstransfer im Krankenhaus

1   Die Organisation und ihre Akteure 23
       1.1   Organisationale Besonderheiten 23
       1.2   Psychiatrische Krankenhäuser 27
       1.3   Allgemeine (somatische) Krankenhäuser 32
       1.4   Akteure im Krankenhaus 35
             1.4.1   Ärztinnen und Ärzte 37
             1.4.2   Pflegekräfte 41
             1.4.3   Genderaspekte 44
       1.5   Zusammenfassung 47

2   Das Krankenhaus im Fokus der Soziologie 49
       2.1   Medizinsoziologie 50
       2.2   Krankenhaussoziologie 54
             2.2.1   Die Klassiker 54
             2.2.2   Neuere Arbeiten 57
             2.2.3   Medizin und Technologie 60
       2.3   Berufs- und Professionssoziologie 62
             2.3.1   Professionsforschung auf der Makroebene 66
             2.3.2   Professionsforschung auf der Mikroebene 71
       2.4   Berufssozialisation 72
       2.5   Zusammenfassung 75

3   Wissenstransfer 77
       3.1   Lerntheoretische Differenzierungen 77
       3.2   Organisationstheoretische Differenzierungen 82
             3.2.1   Daten, Informationen, Wissen 83

		3.2.2	Wissensinteraktion	86
	3.3		Ebenen des Wissenstransfers	87
		3.3.1	Die individuelle Handlungsebene	89
		3.3.2	Die organisationale Ebene	99
	3.4		Zusammenfassung	118
		3.4.1	Grenzen	119
		3.4.2	Definition	121
4	Neoinstitutionalismus und Strukturationstheorie			123
	4.1		Neoinstitutionalismus	124
		4.1.1	Institutionen und (Neo)Institutionalismus	124
		4.1.2	Institutionalisierung	128
	4.2		Zentrale Ansätze des Neoinstitutionalismus	130
		4.2.1	Rationalitätsmythen	132
		4.2.2	Institutionelle Isomorphie	134
		4.2.3	Kognitive Wende	135
		4.2.4	Implikationen für das Krankenhaus	138
		4.2.5	Regeln im Neoinstitutionalismus	141
		4.2.6	Scotts Dreisäulenmodell	143
		4.2.7	Kritische Reflexion	146
	4.3		Strukturationstheorie	148
		4.3.1	Strukturen, Regeln und Ressourcen	148
		4.3.2	Empirischen Anwendung	152
		4.3.3	Kritische Reflexion	153
	4.4		Theorieintegration	155
	4.5		Forschungsheuristik	162
	4.6		Forschungshypothesen	164
		4.6.1	Regulative Regeln	165
		4.6.2	Kognitive Regeln	168
		4.6.3	Exkurs	174
		4.6.4	Normative Regeln	177
		4.6.5	Autoritative Ressourcen	183
		4.6.6	Allokative Ressourcen	188
	4.7		Zusammenfassung der Hypothesen	194

Inhaltsverzeichnis

Teil II: Empirische Untersuchung zum Wissenstransfer im Krankenhaus

- 5 Empirie 197
  - 5.1 Methode 197
  - 5.2 Forschungssequenz I – explorative Experteninterviews 204
  - 5.3 Forschungssequenz II – quantitative Erhebung 205
    - 5.3.1 Allgemeine Krankenhausdaten zur Studie 207
    - 5.3.2 Krankes Krankenhaus 212
    - 5.3.3 Durchführung der quantitativen Erhebung 213
    - 5.3.4 Rücklauf 217
    - 5.3.5 Sozialstatistische Angaben und Repräsentativität 219
  - 5.4 Ergebnisse 223
    - 5.4.1 Abhängige Variablen 224
    - 5.4.2 Unabhängige Variablen 226
    - 5.4.3 Institutionelle Regeln und Ressourcen 248
    - 5.4.4 Zusammenfassung 253
  - 5.5 Forschungssequenz III – interaktive Interpretation 255
    - 5.5.1 Gruppendiskussion 255
    - 5.5.2 Ergebnisse Gruppendiskussion 257
    - 5.5.3 Fokussierte Interviews 259
  - 5.6 Diskussion 260
    - 5.6.1 Regulative Regeln 261
    - 5.6.2 Kognitive Regeln 263
    - 5.6.3 Normative Regeln 266
    - 5.6.4 Autoritative Ressourcen 270
    - 5.6.5 Allokative Ressourcen 273
    - 5.6.6 Geschlecht 275

- 6 Schlussfolgerungen 279
  - 6.1 Krankenhaussoziologischer Diskurs 280
  - 6.2 Wissenstransferdiskurs 284

Literaturverzeichnis 291

Einleitung

Krankenhäuser gelten als die zentralen Einrichtungen des modernen Gesundheitswesens. Im Laufe der Zeit haben sie sich zu einem bedeutenden Wirtschaftsfaktor entwickelt. Die ökonomische Bedeutung von Krankenhäusern lässt sich an einer Vielzahl von Dimensionen festmachen, etwa an der Anzahl der Beschäftigten in Krankenhäusern oder am Anteil der Ausgaben für das Gesundheitswesen eines Landes, die für Krankenhäuser verwendet werden. In Deutschland gibt es laut der Daten des Statistischen Bundesamtes (2008) im Jahr 2007 insgesamt 2104 Krankenhäuser, in denen 1,07 Millionen Menschen beschäftigt sind und einen Gesamtumsatz von 65 Mrd. Euro erwirtschaften. Doch allein mit diesen Zahlen wird man der gesellschaftlichen Relevanz des Gesundheitswesens und insbesondere der Bedeutung von Krankenhäusern nicht gerecht.

Motivation, Problemstellung und Zielsetzung der Arbeit

Fernab von all den Zahlen gleicht das moderne Krankenhaus einem Mikrokosmos menschlichen Daseins mit all seinen Spannungen – und das wortwörtlich vom Leben bis zum Tode. Neben den medizinischen Herausforderungen, die es zu bewältigen gilt, existiert eine Vielzahl besonderer Beziehungen in diesem Mikrokosmos Krankenhaus. Zur zentralen Aufgabe der im Krankenhaus beschäftigten Ärztinnen und Ärzte und Pflegekräfte zählt die Heilung bzw. die Entlassung von Patientinnen und Patienten in einem besseren Zustand. Obwohl sich Ärzteschaft und Pflegekräfte dieser nur *gemeinsam* zu bewältigenden Aufgabe bewusst sind, wird der Transfer von relevantem Wissen durch verschiedene Faktoren im Krankenhausalltag verhindert. Ein mangelnder Transfer von Wissen wirkt sich letztendlich auch negativ auf die Behandlung von Patientinnen und

Patienten aus und geht darüber hinaus zu Lasten des Gesundheitssystems. Nur durch den Transfer von Wissen kann die eine Hand wissen, was die andere tut. Wissenstransfer muss dazu in verschiedenen Richtungen erfolgen: Einerseits muss der Transfer von Wissen *innerhalb* der am Behandlungsprozess beteiligten Berufsgruppen der Ärzteschaft und Pflegekräfte stattfinden, andererseits muss dieser auch *zwischen* diesen beiden Berufsgruppen vonstatten gehen. Soziologisch besonders interessant ist daher die Untersuchung von Einflussfaktoren auf Wissenstransferprozesse im Krankenhaus. Aus der Recherche nach geeigneter Literatur zu diesem Thema, auf die im Folgenden eingegangen wird, ergeben sich zwei Forschungslücken:

1. Im Kontext des Diskurses zum Wissenstransfer wird zu Barrieren und Unterstützungsfaktoren des Wissenstransfers geforscht, jedoch nicht im Hinblick auf Krankenhäuser.
2. Umgekehrt wird im Diskurs der Krankenhausforschung – insbesondere der Medizin- und Krankenhaussoziologie – zum Thema Krankenhaus, allerdings ohne direkten Bezug zum Thema Wissenstransfer geforscht.

Verschiedene empirische Studien des zuletzt genannten Diskurses haben sich vor allem mit Faktoren der Arbeitsbelastungen des pflegerischen und ärztlichen Personals auseinandergesetzt (z.B. Bartholomeyczik 1987; Fagerhaugh et al. 1987; Herschbach 1993; Müller et al. 1997; Badura et al. 1999; Wenderlein/Schochat 2003; Braun et al. 2004). Die Ergebnisse dieser Studien legen nahe, dass ein Großteil der wahrgenommenen Gesamtarbeitsbelastung im Krankenhaus durch Informations-, Beziehungs- und Kommunikationsprobleme innerhalb und zwischen den Berufsgruppen verursacht werden. Zur Überwindung dieser organisationsspezifischen Informations- und Kommunikationsprobleme bietet der erstgenannte Diskurs zum Wissenstransfer einige Ansatzpunkte. Hier hat sich in der Vergangenheit im internationalen wissenschaftlichen Diskurs der Begriff Wissenstransfer (knowledge transfer) etabliert, um Hemmnisse und Erfolgsfaktoren im Hinblick auf Wissensaustauschprozesse in Organisationen zu erforschen. Der Diskurs zum Wissenstransfer kreist in Anlehnung an Argote et al. (2003) stets um ein Set an grundlegenden Fragen:

- Wie können Organisationen Wissen erzeugen?
- Wie können Organisationen Wissen bewahren?
- Wie kann Wissenstransfer in Organisation stattfinden?
- Durch welche Faktoren werden diese Prozesse beeinflusst?

Während es im Diskurs zum Wissensmanagement vor allem um die Beantwortung der ersten beiden Fragen geht, ist der Fokus der vorliegenden Arbeit auf die Beantwortung der letzten beiden Fragen gerichtet.

Da der Transfer von Wissen (genauer von Informationen) kein Selbstläufer ist, müssen Bedingungen erforscht werden, unter denen Organisationsmitglieder bereit sind, ihr Wissen weiterzugeben bzw. Wissen von anderen anzunehmen. Das Krankenhaus als Organisation bringt dabei, wie bereits erwähnt, einige Besonderheiten mit sich, die den Transfer von Wissen in Krankenhäusern vor allem zwischen der Ärzteschaft und den Pflegekräften durch verschiedene Faktoren erschweren. Die forschungsleitende Frage dieser Arbeit lautet daher:

Welche Institutionen und Strukturen beeinflussen den Wissenstransfer im Krankenhaus?

Mit dieser Arbeit möchte ich zum einen, einen Beitrag zum aktuellen Wissenstransferdiskurs leisten, der bislang maßgeblich zwischen Organisationen, also auf der inter-organisationalen Ebene betrachtet wurde. Hier wird bislang suggeriert, dass eine Organisation Wissen transferieren kann. Organisationales Handeln resultiert allerdings stets aus dem Handeln von Akteuren. Daher wird Wissenstransfer im Rahmen dieser Arbeit auf der individuellen Ebene innerhalb einer Organisation verortet. Zum anderen möchte ich mit dieser Arbeit Anknüpfungspunkte für die Krankenhausforschung im Hinblick auf die Steuerung von Wissenstransferprozessen in Krankenhäusern leisten.

Aufbau der Arbeit

Da zur Beantwortung der forschungsleitenden Frage schon auf Erkenntnisse der beiden Diskurse zur Krankenhaussoziologie und zum Wissenstransfer zurückgegriffen werden kann, wird ein hypothesengeleiteter Forschungsansatz gewählt. Die zentralen Erkenntnisse der Diskurse werden im ersten, theoretisch orientierten Teil der Arbeit herausgearbeitet und im zweiten Teil empirisch überprüft.

Im ersten Kapitel wird zunächst auf die Besonderheiten des Krankenhauses mitsamt seinen Akteuren eingegangen. Unter dem Begriff Krankenhaus werden in der Praxis eine Reihe verschiedener Arten von Krankenhäusern subsumiert. Näher betrachtet werden hier psychiatrische und allgemeine bzw. somatische Krankenhäuser, um später Einflussfaktoren des Wissenstransfers im Hinblick auf Akteure und Organisation kontrastieren zu können. Das heutige Verhältnis zwischen der Ärzteschaft und Pflege innerhalb dieser beiden Krankenhaustypen lässt sich dabei nur schlüssig mit Hilfe ihrer historischen Entwicklung erklären. Daher wird in diesem Kapitel auf die akteurs- und organisationsgeschichtliche Entwicklung eingegangen. Im Rückblick wird deutlich, dass die Berufsgruppe der Pflegekräfte zunächst einzig und allein in Hospitälern tätig war und sich die Ärzteschaft erst später in die Organisation dazugesellte und durch eine zunehmende Professionalisierung zu der Organisation Krankenhaus weiterentwickelte, die wir in der heutigen Form kennen.

Ein Blick in die Vergangenheit lohnt sich auch, um die Anfänge und Entwicklungen der relativ jungen soziologischen Forschung zum Krankenhaus nachvollziehen zu können. Im zweiten Kapitel wird gezeigt, dass sich insbesondere die Medizinsoziologie im Laufe der Zeit zu einem eigenständigen Diskurs innerhalb der Soziologie entwickeln konnte. Forschung in diesem Bereich hat sich bislang vornehmlich auf das Verhältnis zwischen Arzt-Patienten- und weniger auf das Arzt-Pflege-Verhältnis bezogen. Darüber hinaus ist die soziologische Erforschung psychiatrischer Krankenhäuser bislang verhältnismäßig stiefmütterlich behandelt worden und daher als ein blinder Fleck der Medizin- bzw. Krankenhaussoziologie zu bezeichnen. Diese Arbeit soll daher ein Ansatzpunkt sein, um diese Forschungslücke in Teilen zu schließen.

Im dritten Kapitel widme ich mich der Aufarbeitung des Diskurses zum Wissenstransfer. Neben den lerntheoretischen und organisationstheoretischen Differenzierungen des Wissensbegriffs werden die verschiedenen Transferebenen des Wissens vorgestellt. Wissenstransfer stellt ein Mehrebenenphänomen dar, da dieser nicht nur *in* und *zwischen* Organisationen stattfindet, sondern vor allem zwischen Individuen – in diesem Fall zwischen der Berufsgruppe der Ärzteschaft und bzw. oder der Pflegekräfte. Wie bereits oben angedeutet, wurde Wissenstransfer bisher vornehmlich auf der organisationalen Ebene betrachtet. Auf der individuellen Ebene kann lediglich auf Erkenntnisse im Bereich der psychologisch orientierten Lerntransferforschung zurückgegriffen werden, die auf normale Arbeitssituationen, insbesondere auf die Arbeitssituation im Krankenhaus, nicht anwendbar sind, so dass im Rahmen dieser Arbeit eine eigenständige Definition des Wissenstransfers entwickelt wird: Wissenstransfer umfasst die Prozesse der Wissensverbreitung und des Wissenserwerbs auf der Handlungsebene von Individuen, wobei die Prozesse des Wissenstransfers sowohl implizit als auch explizit erfolgen können.

Aus den ersten Kapiteln ergibt sich folgende Herausforderung für den empirischen Teil dieser Arbeit: Wie lassen sich die beiden Diskurse zum Krankenhaus und zum Wissenstransfer miteinander verbinden und empirisch überprüfbar machen? Ziel des vierten Kapitels ist es, einen Ansatz zu wählen, der es ermöglicht, die Handlungs- mit der Strukturebene beider Diskurse adäquat zu vereinen. Entwickelt wird eine Forschungsheuristik, die neoinstitutionalistische Elemente im Sinne von Scott (2001) mit strukturationstheoretischen Elementen im Sinne von Giddens (1984) zusammenführt. Neben der großen Schnittmenge beider Ansätze liegen die entscheidenden Ergänzungen im Einbezug der individuellen Handlungsebene sowie im Einbezug des Ressourcenaspektes für neoinstitutionalistische Überlegungen und in der Erweiterung eines regulativen Elementes für strukturationstheoretische Überlegungen. Die Hypothesen, die am Ende des Kapitels entwickelt werden, speisen sich aus der Forschung zum Krankenhaus und zum Wissenstransfer und fügen sich in den forschungsheuristischen Rahmen ein. Sie stellen eine Art Brückenhypothesen zwischen der Forschungsheuristik und dem konkreten Gegenstand dar. Insgesamt werden die Bereiche regulativer, kognitiver und normativer Regeln sowie autoritativer und allokativer Ressourcen unterschieden, um Einflussfaktoren auf den Wissenstransfer klassifizieren zu können.

Im fünften Kapitel werden die zuvor formulierten Hypothesen empirisch überprüft. Der empirische Teil gliedert sich in drei Forschungssequenzen: Zunächst wird ein qualitativer Ansatz gewählt, um eine möglichst präzise Annäherung an das komplexe Untersuchungsfeld zu gewährleisten. Die Hypothesenprüfung erfolgt in der zweiten Sequenz mit Hilfe eines standardisierten Fragebogens. Hier wurde eine Befragung von Ärztinnen und Ärzten sowie Pflegekräften in 6 psychiatrischen (Ärzteschaft: n = 59; Pflegekräfte: n = 322) und 5 allgemeinen Krankenhäusern (Ärzteschaft: n = 143; Pflegekräfte: n = 513) durchgeführt. Die dritte Sequenz dient der qualitativ orientierten interaktiven Erklärung unerwarteter statistischer Befunde mit Hilfe von Gruppendiskussionen und fokussierten Interviews. Die Zusammenschau der Ergebnisse orientiert sich am forschungsheuristischen Rahmen und gliedert sich in regulative, kognitive und normative Regeln sowie autoritative und allokative Ressourcen.

Die Schlussfolgerungen im sechsten Kapitel lassen sich in zweierlei Hinsicht unterscheiden: zum einen in Schlussfolgerungen für den krankenhaussoziologischen Diskurs und zum anderen in Schlussfolgerungen für den Wissenstransferdiskurs. In Bezug auf die krankenhaussoziologische Perspektive lassen die gewonnenen Daten einen zweidimensionalen Vergleich in Bezug auf das Handeln in Krankenhäusern zu. Hier ergeben sich Einflussfaktoren auf der organisationalen Ebene (psychiatrische vs. allgemeine Krankenhäuser) und auf der Akteursebene (Ärzteschaft vs. Pflegekräfte). Bezüglich des Wissenstransferdiskurses liefert die Studie einen Beleg dafür, dass Wissenserwerb und Wissensweitergabe zwei unterschiedlich wahrgenommene Elemente des Wissenstransfers darstellen und Akteure weniger unterscheiden, ob Wissen implizit oder explizit transferiert wird. Darüber hinaus wird der Erwerb von Wissen durch andere strukturelle und institutionelle Rahmenbedingungen unterstützt als dies für die Weitergabe von Wissen der Fall ist. Des Weiteren differieren die Einflussfaktoren im Hinblick auf die beiden Dimensionen des Wissenstransfers (Wissen weitergeben vs. Wissen bekommen) nicht nur *zwischen* den Organisationen (psychiatrisch vs. allgemeine Krankenhäuser), sondern ebenfalls *innerhalb* der Organisationen. Hier zeigen sich Unterschiede zwischen den Berufsgruppen (Ärzteschaft vs. Pflegekräfte) und in allgemeinen Krankenhäusern darüber hinaus auch zwischen den Geschlechtern.

Teil I

Theoretische Ansätze zum Wissenstransfer im Krankenhaus

1 Die Organisation und ihre Akteure

Auf den ersten Blick könnte man Krankenhäuser für die idealen Repräsentanten von Max Webers bürokratischem Betrieb halten (Boos 2002). Bei genauerer Betrachtung merkt man allerdings schnell, dass es so manche Reibungen „…zwischen den einzelnen, mehr oder weniger gleichgestellten und spezialisierten Abteilungen gibt, die sowohl füreinander wichtig sind als auch alle ihre eigenen Ziele und Interessen verfolgen" (Elling 1970: 280). Gerade dies macht die Organisation Krankenhaus zu einem interessanten Forschungsobjekt für die Soziologie. Krankenhäuser gehören zu den komplexesten Organisationen unserer Gesellschaft (Müller et al. 1997). In der Organisation Krankenhaus findet man Berufsgruppen mit „… unterschiedlichen Werdegängen und Rollenverständnissen, die aber aufgerufen sind, gemeinsam unter einem Dach Leistungen zu erbringen mit dem Ziel, den Patienten zu heilen oder in einem zumindest besseren Zustand zu entlassen" (Roth 2002: 5). Doch um was für eine Art von Organisation handelt es sich im Fall von Krankenhäusern?

1.1 Organisationale Besonderheiten

Für die Organisationsforschung ist das Krankenhaus keine Organisation wie jede andere. Wenngleich in letzter Zeit verstärkt versucht wird, ökonomische Maßstäbe zur Steuerung von Krankenhäusern anzulegen, funktionieren Krankenhäuser – ähnlich wie Schulen und Hochschulen – anders als Wirtschaftsunternehmen (vgl. Minssen/Wilkesmann 2003; Minssen et al. 2003; Schmerfeld/Schmerfeld 2000; Grossmann et al. 1997). Bei der Charakterisierung dieser Art von Organisation wird daher vornehmlich auf das Konzept der „professional bureaucracy" (Mintzberg 1979: 355) rekurriert. Demnach liegen die Besonderheiten der Expertenorganisation in der Professionalisierung, der horizontalen Aufgabenspezialisierung und der vertikalen und horizontalen Dezentralisation in einer komplexen, stabilen Umwelt (vgl. Minssen/Wilkesmann 2003). Kurzum, die Mitglieder dieser Organisation sind Expertinnen und Experten mit viel Wissen und einem hohem Grad an Individualität. Darüber hinaus gibt es zwischen Krankenhäusern und anderen Organisationen noch drei weitere grundlegende Unterschiede, die Badura (1994: 22) wie folgt zusammenfasst:

1. Patienten sind Bestandteil im „Produktionsprozess", da man auf die Mitarbeit der zu Versorgenden angewiesen ist,
2. Menschen werden „bearbeitet" und
3. seelische, soziale und biologische Prozesse sind nur unvollkommen beherrschbar.

Eine weitere organisationale Besonderheit des Krankenhauses ist die Verteilung der Autoritätshierarchie. Hierarchien ermöglichen eine intuitive Erfassbarkeit von Entscheidungsträgern in Organisationen. Während andere Organisationen meist über eine einzige Autoritätshierarchie verfügen, verfügt das Krankenhaus über drei parallele Autoritätshierarchien, die unter dem Dach der Krankenhausbetriebleitung bzw. dem Krankenhausdirektorium existieren. Seit den 1970er Jahren gliedert sich die Krankenhausbetriebsleitung in die Bereiche Ärztliche Direktion, Verwaltungsdirektion und Pflegedirektion (Moers 2003). Die Krankenhausbetriebsleitung wiederum untersteht je nach Trägerschaft nur einem Aufsichtsrat oder zusätzlich einer privatwirtschaftlichen, kirchlichen oder kommunalen Einflussgröße.

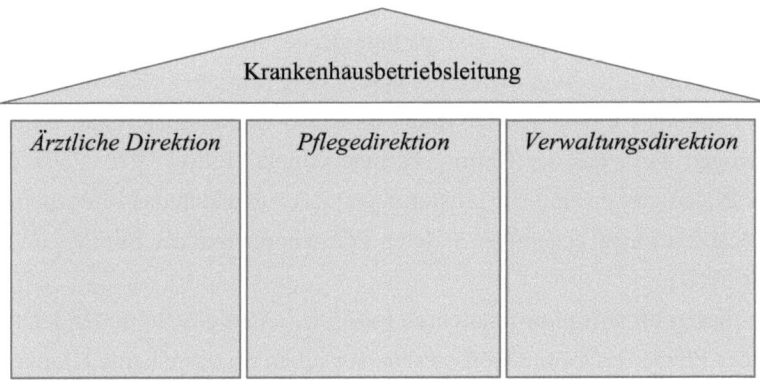

Abbildung 1: Organisationsstruktur des Krankenhauses (eigene Darstellung).

Krankenhäuser verfügen also neben der Säule der Verwaltungsdirektion über zwei weitere Säulen, die für den Prozess der Arbeit (am Patienten) relevant sind: die Ärztliche Direktion und die Pflegedirektion. Zur Koordination der insgesamt hochgradig arbeitsteiligen „Produktion", greift das Krankenhaus auf ein stark ausgeprägtes Hierarchiesystem innerhalb dieser beiden Säulen zurück: aufseiten der Pflege gibt es eine spezifische Pflegehierarchie, auf Seiten der Ärzteschaft eine Hierarchie, welche nach dem Chefarztprinzip funktioniert. Es wird dort zwischen den Stufen Chefarzt, Chefarztstellvertreter, Leitender Arzt, Oberarzt und Assistenzarzt unterschieden (Etienne 2000). Die hierarchische Ordnung in der Pflege umfasst idealtypisch die Ebenen Stationsleitung, stellvertretende Stationsleitung, Pflegekräfte und Pflegehelfer.

Viele Studien belegen, dass die Organisation Krankenhauses durch eine starke berufsgruppenbezogene Hierarchie und demzufolge von einer wenig ausgebildete Kooperationskultur geprägt ist (Badura 1993; Schmerfeld/Schmerfeld 2000; Henning/Isenhardt/Flock 1998). Vor allem das ausgeprägte Spezialistentum führt „...zu Spannungsverhältnissen in der professionsübergreifenden Interaktion und Kooperation" (Badura 1993: 46). Abgesehen von der formalen, nach Berufsgruppen orientierten Einteilung der Beschäftigten in medizinisches, pflegerisches und verwaltendem Personal, gibt es innerhalb dieser Berufsgruppen weitere informelle Abstufungen. Die pathologische Abteilung beispielsweise besitzt viel Autorität, allerdings wenig Prestige. Elling schreibt anekdotisch, dass Hughes die Pathologie einmal als den Raum im Keller charakterisiert hat, wo das Fleisch gewogen wird, das der Chirurg herunterschickt (Elling 1970: 280). Im Bereich der Pflege gibt es ähnliche Abstufungen, z.b. sieht sich das Pflegepersonal auf Intensivstationen gegenüber anderen Pflegebereichen als Elite an (Wilhelm/Balzer 1989).

Neben diesen organisationsinhärenten Besonderheiten gibt es in den letzten Jahren auf der Ebene des Gesundheitswesens vor allem für allgemeine Krankenhäuser einen Wandel durch die Einführung von Fallgruppen, den DRGs (Diagnosis-related groups). Diese wurden ursprünglich Ende der 1970er Jahre als Instrument der Qualitätssicherung in den USA entwickelt, um Behandlungsergebnisse vergleichbar zu machen. Die Anwendung wurde sukzessive erweitert, d.h. sie wurden als Grundlage von Vergütungssystemen weiterentwickelt, um Behandlungskosten miteinander vergleichen zu können. Inzwischen wurden DRG-Systeme auf nationaler Ebene in verschiedenen Ländern (z.B. Australien, Frankreich, UK) eingeführt. Die Implementierung von DRGs in Deutschland (G-DRGs) erfolgte 2000 im Rahmen des Gesetzes zur Reform der Gesetzlichen Krankenversicherung (GKV-Gesundheitsreformgesetz 2000). Durch das Gesetz wurden alle allgemeinen Krankenhäuser seit 2004 dazu verpflichtet, ihr Abrechnungssystem auf DRGs umzustellen (Fischer 2001). Die Weiterentwicklung der G-DRGs wird durch das Institut für das Entgeltsystem im Krankenhaus im Auftrag der Bundesregierung gesichert. Jährlich wird dort per Verordnung ein Fallpauschalenkatalog festgelegt (ausführlicher zu den Grundzügen des DRG-Systems siehe Mühlbauer 2004). Abrechnungsrelevant sind nicht mehr die tatsächlichen Liegezeiten, sondern einzig und allein die vorgesehenen Fallpauschalen. Diese neuen ökonomischen Rahmenbedingungen beeinflussen ärztlichen Handlungs- und Entscheidungsprozesse. Vogd (2006) zeigt im Rahmen seiner empirischen Studie, dass die beobachten Vertreterinnen und Vertreter der Ärzteschaft trotz des ökonomischen Drucks ihre handlungsleitenden Orientierungen im Wesentlichen beibehalten. Allerdings, so sein Resümee, wird an den weichen, psychosozialen Bereichen der Medizin gespart.

Während allgemeine Krankenhäuser durch die Einführung von DRGs mittlerweile bestrebt sind, eine sehr kurze Verweildauer ihrer Patientinnen und Patienten zu erreichen und Behandlungsprozesse verkürzen, sind psychiatrische Behandlungsprozesse nach wie vor eher langfristig angelegt. Aus diesem Grund sind psychiatrische Krankenhäuser bislang von der Einführung des DRG-Systems in Deutschland durch das Krankenhaus-Entgeltgesetz ausgeklammert worden. Ein wesentlicher Grund dafür ist die fehlende Standardisierbarkeit der Behandlungsverläufe psychischer und psychiatrischer Störungen, so dass die Kostenabbildung durch ein psychiatrisches DRG-System als unzureichend betrachtet wird (Hübner 2007).

Diese unterschiedlichen gesundheitspolitischen Bedingungen für Krankenhäuser machen deutlich, dass es nicht *das* Krankenhaus als Organisation gibt, sondern sich im engeren Sinn allein schon rein fachlich in somatische und psychiatrische Einrichtungen unterscheiden lässt. Die in der Medizinsprache gebräuchliche Unterscheidung von Krankenhäusern in allgemeine bzw. somatische und psychiatrische Krankenhäuser dient dazu, organische von psychischen Krankheiten voneinander abzugrenzen. Um die Entstehung, die Gemeinsamkeiten und Unterschiede beider Krankenhaustypen sowie die zunehmende Professionalisierung der Akteure, d.h. der Pflegkräfte und Ärzteschaft, zu erfassen, skizziere ich nachfolgend kurz deren geschichtliche Hintergründe.

1.2 Psychiatrische Krankenhäuser

Die Geschichte der Psychiatrie geht ins 14. und 15. Jahrhundert zurück. Dort begann man Narren aus den Städten zu entfernen, indem man sie, wie 1399 in Frankfurt, den Schiffern übergab (Foucault 1973). Viele Erzählungen und Bilder vom Narrenschiff des 15. Jahrhunderts basieren auf genau dieser Praxis. Im 17. Jahrhundert, im Zeitalter der Aufklärung, wurden diejenigen, die ihre Leidenschaften nicht unter Kontrolle hatten, unter Umständen in eines der neu gegründeten Hospitäler abgeschoben. Wahnvorstellungen, Hypochondrie, Hysterie, Demenz und Epilepsie, um nur einige Erkrankungen zu nennen, passten nicht in die Vernunftordnung und so waren Ausgrenzung und Internierung die Antwort für diejenigen, die ohne Orientierung in den Städten umherirrten. Sowohl Arme, als auch Irre unterlagen zur damaligen Zeit gleichermaßen einer regelrechten Internierungswelle (Jurk 2005). Diese Entwicklung setzte sich bis zum Ende des 18. Jahrhunderts in Frankreich, England und Italien fort und schon bald waren verschiedenste Länder mit einem Netz an Hospitälern und Zucht- und Arbeitshäusern überzogen (Foucault 1973). Erst Ende des 18. Jahrhunderts wurde mit der beginnenden Industrialisierung und dem damit verbundenen gesteigerten Arbeitskräftebedarf das System der Arbeits- und Irrenhäuser reformiert. In Preußen übernahm der Staat nach und nach die Irrenfürsorge, die sich zuvor fest in der Hand karitativer Vereinigungen befand. Dies war nicht zuletzt auch dem damaligen Erkenntnisfortschritt in der Medizin zu verdanken, wo man aufgrund neurophysiologischer Erkenntnisse Irre nicht mehr als *gefährlich*, sondern als *krank* einstufte. Arbeits- und Irrenhäuser wurden als Folge dieser Kehrtwende voneinander getrennt und es wurden erste Versuche unternommen, den Wahnsinn beherrschbar zu machen.

1808 wurde vom Arzt Johan Christian Reil der Begriff Psychiatrie entwickelt. Dieser setzt sich aus den griechischen Worten Psyche (die Seele) und iatrós (der Arzt) zusammen und kann wörtlich mit Seelenheilkunde übersetzt werden. Reil war der erste, der eine umfassende Abhandlung zur Seelenheilkunde verfasste (Jurk 2005). Fast zur gleichen Zeit gestaltete der Arzt Christian August Hayner das Zuchthaus Waldheim zur Psychiatrie um. Trotz seines Mottos „Verflucht sei also von nun an jeder Schlag, der einen Elenden trifft aus dieser bejammernswürdigen Klasse der Leidenden!" (Dörner 1984: 238) gehörten durchaus brutale Utensilien und Behandlungsmethoden, z.B. Zwangsjacken, Drehstühle, Hohle Räder, Sturzbäder mit kaltem Wasser etc., zur Grundausstattung seiner reformierten Anstalt. Die Diskrepanz zwischen einem humanitär-karitativem Anspruch und autoritären Gewaltpraktiken ist typisch für diese Epoche und wird an Autenrieths Klinikkonzept, das als ein Exempel damaliger Behandlungen steht, sehr deutlich: Sein Erkenntnisinteresse erstreckte sich nicht in der Systematik psychischer Krankheiten, sondern vielmehr in den praktischen Behandlungsmethoden. Dazu zählten Elektrisiermaschinen als erste Vorläufer für die spätere Elektroschocktherapie, aber auch die Autenriethsche Maske, eine Ledermaske mit Ausschnitten für Mund und Nase, die Atembeschwerden und Erstickungsgefühle hervorrief (Hesselberg 1981). Auch in anderen Anstalten, wie der Berliner Charité waren Drehmaschinen, Zwangstehen mit fixierten Gliedmaßen bis 1818 an der Tagesordnung (Dörner 1984). Für die damalige Zeit setzte Autenrieth im Rahmen seiner Behandlung durchaus *humane* Mittel zur Ruhigstellung sich widersetzender Patientinnen und Patienten ein. Dazu gehörte das Einsperren psychisch Kranker in das so genannte Palisadenzimmer. Dort waren zum Schutz des Inventars und der Patienten und Patientinnen zerbrechliche und gefährliche Teile der Einrichtung mit Palisaden verkleidet. Die Tür war zusätzlich gepolstert und mit einem Eisenblech geschützt. Diese Methode galt als *human*, weil die Erkrankten nicht (mehr) gefesselt oder angekettet wurden. Arbeit, Zwang und Angst erzeugende Praktiken sollten die Patienten und Patientinnen aus ihrer Traumwelt herauslösen und diese zur eigenen Identität führen (Hesselberg 1981). Die Wende zu gewaltfreien Behandlungsmethoden wurde von Wilhelm Griesinger eingeläutet. Bei einem Aufenthalt in England 1860 lernte Griesinger die Behandlungsmethoden Conollys kennen (Luderer 1999). Eine Vielzahl von Psychiatern schloss sich aufgrund Griesingers Publikationen der Einführung zwangfreier Behandlungen in Klinken an. Ferner forderte Griesinger die Errichtung von Stadt-Asylen zur akuten, lokalen stationären Behandlung. Seiner Meinung nach sollten nur gefährliche Patienten und Patientinnen in Pflegeanstalten untergebracht werden (Rössler 1992). Nach Griesingers Vorbild wurden in vielen Städten (z.B. in Heidelberg im Jahr 1878, in Freiburg im Jahr 1887) neue Stadtasyle in Universitätskliniken eingerichtet. Dort begann man erstmals gezielt mit einer universitären Ausbildung der Ärzte. Durch Griesingers Forschung wurde der Leitgedanke „Geisteskrankheit ist Gehirnkrankheit" geprägt, was retrospektiv als der entscheidende Schritt der Integration der Psychiatrie in die Medizin betrachtet werden kann (Rössler 1992.). Griesinger gelang es als Leiter der Berliner Charité in den letzten Jahren bis zu seinem Tod, die Zwangsbehandlung abzuschaffen, weil er die psychisch und psychiatrisch Erkrankten den körperlich Erkrankten in jeder Hinsicht gleichstellen wollte. Schon bald waren die Behandlungskapazitäten der Universitätskliniken aufgrund des Bevölkerungswachstums und der Verstädterung erschöpft. Als Folge dessen wurden von 1870 bis zum Ausbruch des 1. Weltkriegs neue Anstalten gebaut, die zum Teil noch heute genutzt werden. Die Unterbringung von psychisch Kranken in diesen speziellen Anstalten galt Anfang des 19. Jahrhunderts durchaus als Privileg. Für die Charité in Berlin wird beispielsweise angegeben, dass 1816 etwa 75% der Behandelten dem Bürgertum angehörten. Allerdings traf man den Rest der Erkrankten nach wie vor in Gefängnissen, Zuchthäusern oder auf der Straße an (vgl. Dörner 1984: 243).

Während des 1. Weltkriegs starben aufgrund unzureichender Lebensbedingungen etwa 140.000 Menschen in psychiatrischen Anstalten in Deutschland. Erst nach dem 1. Weltkrieg konnte die psychosoziale Versorgung wieder aufgenommen werden. Kolb öffnete als erster Psychiater die Anstalten nach außen, indem er ein System der offenen Fürsorge einführte. Zu den Aufgaben der offenen Fürsorge zählten die berufliche und soziale Wiedereingliederung der aus den Anstalten entlassenen Patienten (Böcker 1985). Dies war insofern innovativ, als dass Anfang des 20. Jahrhunderts in vielen Kliniken nach der Aufnahme von Patienten kaum über deren Entlassung nachgedacht wurde.

Mit dem Nationalsozialismus folgte im Rahmen der Eugenik und der Euthanasie das dunkelste Kapitel deutscher psychiatrischer Krankenhäuser. 1933 trat das Gesetz zur Verhütung erbkranken Nachwuchses in Kraft, nach dem Personen laut § 1 Absatz (1) mit den Diagnosen angeborener Schwachsinn, Schizophrenie, zirkuläres (manisch-depressives) Irresein, erbliche Fallsucht, erblicher Veitstanz, erbliche Blindheit, erbliche Taubheit, schwere erbliche körperliche Missbildung und schwerer Alkoholismus durch einen chirurgischen Eingriff zwangssterilisiert wurden. Bis 1945 wurden auf diese Weise 360.000 Menschen zwangssterilisiert (Bock 1986; Braß 1993). 1939 wurde zusätzlich die Tötung geistig behinderter und psychisch Kranker durch einen geheimen Führerlass namens Aktion T4 eingeleitet. Mit Hilfe von Tarnorganisationen, wie der Reichsarbeitsgemeinschaft Heil- und Pflegeanstalten, der Gemeinnützigen Krankentransportgesellschaft, der Gemeinnützige Stiftung für Anstaltspflege und der Zentralverrechnungsstelle Heil- und Pflegeanstalten, wurden bis 1941 über 70.000 Menschen durch Kohlenmonoxidgas Opfer der Aktion T4 und es wurde das erst im Jahr 1939 vorgegebene Soll von 65.000-70.000 Tötungen innerhalb von zwei Jahren erreicht. Doch auch nach der Aktion T4 wurde die gezielte Tötung psychisch erkrankter Menschen durch tödliche Injektionen fortgesetzt, andere erlitten den Hungertod. Bis 1945 wurden über 150.000 psychisch Kranke ermordet (Schott/Tölle 2005). Eine Aufarbeitung dieser Verbrechen während der NS-Herrschaft fand bis in die 1960er Jahre kaum statt. Insgesamt ist die Folgezeit durch ein allgemeines Desinteresse der breiten Öffentlichkeit in Deutschland hinsichtlich psychisch Kranker geprägt.

Erst die Psychiatrische Enquete Kommission wies 1970 auf die Missstände der psychiatrischen Versorgung hin. Neben dem Aufdecken des vorherrschenden personellen Notstands wurde öffentlich bekannt gemacht, dass mehr als 70% der Patientinnen und Patienten gegen den eigenen Willen behandelt wurden (Bühring 2001). 1973 wurden im Zwischenbericht zur Situation der psychiatrischen Landeskrankenhäuser weitere Unzulänglichkeiten offenbart: die Überbelegung von Stationen, bauliche Mängel sowie die Unterbringung von Patienten in Schlafsälen, die keinerlei Privatsphäre zuließen. Im Zuge der Empfehlungen besserte sich die Situation in Bezug auf die räumliche und personelle Ausstattung (von Cranach 2001). Darüber hinaus besucht nach dem Gesetz über Hilfen und Schutzmaßnahmen bei psychischen Krankheiten (PsychKG NRW) vom 17. Dezember 1999 (SGV. NRW 2128) und dem Maßregelvollzugsgesetz (MRVG) vom 15. Juni 1999 jährlich eine unabhängige staatliche Besuchskommission unter Leitung der Bezirksregierung entsprechende Krankenhäuser unangemeldet. Nicht zu vergessen sind an dieser Stelle zwei wissenschaftliche Meilensteine in der Entwicklung der Psychiatrie. Zum einen trug der wissenschaftliche Fortschritt seit den 1950er Jahren zu einer *Medikalisierung* der Psychiatrie. Die Entdeckung und Entwicklung von Psychopharmaka in Form von Antidepressiva und Neuroleptika zog tief greifende Änderungen in der psychiatrischen Therapie nach sich. Lehmann (1986) machte allerdings mit seinem Buch „Der chemische Knebel – Warum Psychiater Neuroleptika verabreichen" auch auf die mitunter leichtfertige Verabreichung von Neuroleptika aufmerksam. Zum anderen wurde 1994 die psychotherapeutische Ausbildung Bestandteil des neu geschaffenen Facharztes für Psychiatrie und Psychotherapie. Durch diesen Bestandteil der Ausbildung gewannen in den letzten Jahren vor allem alternative körper- und kreativitätsorientierte Therapieverfahren (z.B. Tanz-, Musik- und Kunsttherapie) sowie die psychosoziale Beratung an Bedeutung, welche den Patientinnen und Patienten immer öfter den Weg aus der Klinik ebnen (Luderer 1999). In letzter Zeit wird daher vor allem die Notwendigkeit von spezialisierten Therapieangeboten in der ambulanten Versorgung und eines stationären Spezialisierungsbedarfs thematisiert (Dörner 2001). Im Gegensatz zu allgemeinen Krankenhäusern sind psychiatrische Krankenhäuser und Abteilungen bis heute ausdrücklich von der Einführung eines pauschalierenden Entgeltsystems (DRG) ausgenommen.

1.3 Allgemeine (somatische) Krankenhäuser

Aus verschiedensten Kulturkreisen sind alte Organisationsformen der Krankenversorgung bekannt: angefangen von religiösen Praktiken, z.B. der Behandlung von Kranken in altägyptischen Tempeln, über griechische Formen organisierter Medizin, wo Bürger Ärzte wählten, die im Dienste der Polis standen, bis hin zum babylonischen Brauch, bei dem Kranke tagsüber auf den Marktplatz gebracht wurden und jeder Vorbeigehende verpflichtet war, sich über das Befinden der Kranken zu informieren, um gegebenenfalls aus eigenen Erfahrungen Therapievorschläge zu machen (Rohde 1974). Darüber hinaus sind aus dem asiatischen und südamerikanischen Raum hospitalähnliche Organisationsformen bekannt, die bereits vor dem christlich-abendländischen Einfluss existierten (Virchow 1869).

Das christliche Hospital als solches diente im 4. Jahrhundert im Wesentlichen als Herberge für Fremde sowie als Armenhaus. Vor dem Hintergrund der Gastfreundschaft und der Erbringung von Almosen, fanden Hospitäler zur damaligen Zeit eine weite Verbreitung und dienten keineswegs ausschließlich der Krankenfürsorge: „Das abendländisch-christliche Hospital behielt längere Zeit und weitgehend seinen funktional undifferenzierten Charakter als Wirkstätte einer Caritas, also einer christlichen Barmherzigkeitsübung um Gottes willen, deren Gegenstand Hilfsbedürftige jeder Art waren" (Rohde 1974: 65f). Daher kannten die frühen Hospitäler weder eine berufliche Form der Pflege noch eine berufliche Form der Ärzteschaft (Hoefert 2007). Dies änderte sich für den Bereich der Pflege durch die Entwicklung von Spitalgemeinschaften und Hospitalorden (z.B. der Ritterorden der Johanniter) und einer zunehmenden Spezialisierung dieser Ordensgemeinschaften. Die Ausbreitung des Klosterwesens und den daran angeschlossenen Hospitälern brachte eine stärkere Betonung der Krankenpflege mit sich (vgl. Liese 1922: 147). Neben den älteren, ursprünglichen Formen der Hospitäler, etablierten sich zudem im 14. Jahrhundert beispielsweise Findelhäuser und Leprosorien bzw. Siechenhäuser. Dort wurden jenseits der Stadtmauern Aussätzige untergebracht. Trotz dieser Spezialisierungen hatten die damaligen Hospitäler keinerlei medizinischen, sondern eher pflegerischen Charakter und wurden ausnahmslos von Armen bevölkert. Selbst Pesthäuser, wie die 1710 erbaute Charité in Berlin, wurden präventiv gegen die sich rasch ausbreitende Seuche errichtet und glichen eher Gefängnissen denn Krankenhäusern. Dem Einzug der Medizin in die Krankenhäuser standen verschiedenste Hindernisse im Wege: zum einen waren die oftmals sehr kleinen christlichen Hospitäler weit verstreut und zum anderen unterlagen sie, wie eben erwähnt, einer vornehmlich karitativ pflegerischen Ausrichtung. Dies änderte sich erst durch die beginnende Verstädterung im Zuge der Industrialisierung. Neben den bereits existierenden Hospitälern entwickelten sich erste Krankenhäuser. Während sich Hospitäler nach und nach zu Armen- und Altenheimen weiter entwickelten, fokussierten sich Krankenhäuser auf die Behandlung von akut Erkrankten. Zur damaligen Zeit mangelte es allerdings häufig an Pflegepersonal in Krankenhäusern, so dass ein Lohnwartsystem eingeführt wurde. Ungelernte Kräfte, Wärterinnen und Wärter genannt, verrichteten einfache Dienste an Kranken. Zur Ausübung des Wärterdienstes waren weder technische noch pflegerische Fähigkeiten erforderlich. Der Ruf der Wärter und der Krankenhäuser war demzufolge sehr schlecht, was sich auch auf das Image der behandelnden Ärzte niederschlug. Das Ansehen der Krankenhäuser und Ärzte besserte sich erst durch medizinische Behandlungserfolge, z.b. in der wirksamen Behandlung von Wunden (Albert 1998). Das Krankenhaus wurde dadurch mehr und mehr zu einem Zentrum medizinischer Praxis. „Anstalten mit mehr als 150 Betten waren nun in großen Städten keine Seltenheit mehr. Überhaupt war das große städtische Krankenhaus – neben Kanalisation, Kasernen, Schlachthöfen und Küchen – zum wichtigsten Aushängeschild für eine fortschrittliche Infrastruktur einer Stadt […] avanciert" (Eckart 2004: 226). Mit der steigenden Zahl an Krankenhäusern wuchs der Bedarf an Ärzten und Pflegekräften. Das Renommee verschiedenster Krankenhäuser wurde durch eine starke Forschungsorientierung im 19. Jahrhundert sukzessive ausgebaut. Robert Koch beispielsweise forschte am Krankenhaus Moabit in Berlin Ende des 19. Jahrhunderts an zukunftsweisenden Verfahren zur Desinfektion und Sterilisation (Stürzbecher 1997). Zu Beginn der Entwicklung von Krankenhäusern herrschte nämlich ein abscheulicher Gestank von Verwesung in Krankenhäusern, der die Arbeit und den Aufenthalt im Krankenhaus zu Qual machten. Dies änderte sich mit dem Einzug von Karbol und Äther in die Krankenhäuser durch die Forschungsarbeiten von Robert Koch. Darüber hinaus wurden die Erkrankten in diesen modern erbauten Krankenhäusern nach Geschlecht, Infektiösität und internistischen und chirurgischen Gesichtspunkten getrennt. „Das Korridorkrankenhaus mit seiner Abteilungsdifferenzierung war Ausdruck dieser Trennungsbemühungen. Ihre tieferen Gründe lagen freilich in der Spezialisierung, in der Weiterentwicklung der neuen Hygiene und in der durch sie geweckten Angst vor den neuen Krankheiten des Krankenhauses" (Eckart 2004: 226).

Allerdings folgte auch in allgemeinen Krankenhäusern mit dem Einzug des Nationalsozialismus ein tragisches Kapitel, welches bis zum heutigen Zeitpunkt nur unzureichend aufgeklärt worden ist. Fest steht, dass zahlreiche Mediziner in die Gewaltmechanismen des Naziregimes verstrickt waren, indem sie unmenschliche Versuche durchführten, Anvertraute verrieten und Hilfe versagten. In der Entschließung des 99. Deutschen Ärztetages heißt es, dass Ärzte den Tod und das Leiden von Menschen in verachtenswerter Weise herbeigeführt, angeordnet und gnadenlos verwaltet haben (Gerst 1996). Erst in den letzten Jahren ist bekannt geworden, dass ärztlich geleitete Einrichtungen in der Zeit des Nationalsozialismus Zwangsarbeiter beschäftigt haben sollen. Seit längerem dagegen ist bekannt, dass beispielsweise im Fall des Krankenhauses Moabit im Jahr 1933 rund 70% der Ärzte und 10% Prozent des Pflegepersonals die jüdischen Glaubens oder gewerkschaftlich organisiert waren, zwangsbeurlaubt wurden. Viele dieser Ärzte waren Ärzte in leitender Position mit langjähriger Erfahrung. Neu eingesetzte NSDAP-treue Ärzte konnten die Qualität ihrer Vorgänger nicht aufrechterhalten, so dass die Sterblichkeitsrate in Krankenhäusern dramatisch anstieg (Hildbrandt 1997). Nach dem 2. Weltkrieg waren vor allem in den deutschen Großstädten viele Krankenhäuser zerstört. Nach einer Phase des Wiederaufbaus und Entnazifizierung ein weiterer Ausbau von Krankenhäusern, ein Technologisierungsschub und eine weitere Ausdifferenzierung medizinischer Disziplinen (z.B. Anästhesie, Otologie etc.) erfolgten. Mittlerweile findet in Deutschland in zunehmendem Maß ein so genanntes Klinksterben als Folge gesundheitspolitischer Reformbestrebungen statt (s. Kap. 5.3.1). Die weiter oben bereits erwähnte Einführung des DRG-Abrechnungssystems trägt vor allem aktuell zu strukturellen Veränderungen in der deutschen (allgemeinen) Krankenhauslandschaft bei.

1.4 Akteure im Krankenhaus

Akteure im Krankenhaus sind einerseits im technisch-administrativen Bereich, z.B. in der Krankenhausverwaltung, Krankenhaustechnik, Materialwirtschaft, im Rechnungswesen etc. zu verorten. Andererseits gibt es Akteursgruppen, deren

Arbeit auf die Behandlung und Versorgung von Patientinnen und Patienten gerichtet ist. Diese Arbeit wird maßgeblich von den beiden Berufsgruppen Ärzteschaft und den Pflegekräften geleistet, welche somit im Fokus dieser Studie stehen.

Neben den soeben angesprochenen Wandlungsprozessen in ökonomischer Hinsicht gab es in den letzten Jahren auch Veränderungen, welche die Gesundheitsberufe und deren qualifikatorischen Voraussetzungen betrifft. Borgetto und Kälble (2007) klassifizieren Veränderungen in der Ausbildung der Gesundheitsberufe an Hochschulen folgendermaßen (Borgetto/Kälble 2007: 144ff.):

- qualitativer und quantitativer Ausbau von grundständigen und weiterqualifizierenden Studiengängen an Universitäten und Fachhochschulen,
- zunehmender Akademisierungstrend im Bereich der Gesundheitsfachberufe und die damit einhergehenden Versuche außerhochschulischer und hochschulischer Weiterbildung,
- zunehmende gesundheitsbezogene Ausdifferenzierung bisher kaum in das Gesundheitswesen involvierter Fächer sowie eine Etablierung neuer Ausbildungswege aufgrund neuer Tätigkeitschancen und wachsendem Bedarfs (z.B. Medizininformatik, Rehabilitationssport, Gesundheitspädagogik, Public Health Management etc.),
- wachsender hochschulischer Weiterbildungsmarkt für Hochschulabsolventinnen und -absolventen sowie
- strukturelle Veränderung der Ausbildungswege durch die Umstellung auf Bachelor- und Masterstudiengänge.

Damit die beiden Berufsgruppen hinsichtlich der fachlichen Unterscheidung in allgemeine bzw. somatische und psychiatrische Krankenhäuser dennoch charakterisiert und voneinander abgegrenzt werden können, werden hier kurz die idealtypischen Ausbildungswege, die dabei zu erwerbenden Kompetenzen sowie Genderaspekte für beide Akteursgruppen skizziert.

1.4.1 Ärztinnen und Ärzte

Die Ärzteschaft ist für die medizinische Untersuchung, Behandlung und Beratung von Patienten und Patientinnen zuständig. Oberstes Ziel ihres Berufes ist es, Leben zu erhalten, Gesundheit zu schützen oder wiederherzustellen und Leiden zu lindern. Rohde (1974) schreibt, dass Ärzte aus dreierlei Gründen an einer Arbeit im Krankenhaus interessiert sind: „Erstens und vor allem der ethisch-humanitäre Impuls, der aus der unmittelbaren Kenntnis des Leidens an der Krankheit erwuchs; zweitens der Drang nach Wissen und Erfahrung zur Erweiterung des eigenen Könnens und drittens die Verantwortung des Lehrers für die Weitergabe seiner Kunst" (Rohde 1974: 79). Grundsätzlich mögen diese Beweggründe nach wie vor handlungsleitend sein, allerdings führen nicht zuletzt ökonomische und bildungspolitische Zwänge zu einer Veränderung der Motivationslage von Ärztinnen und Ärzten. Das Zitat macht jedenfalls deutlich, dass sich das Berufsbild der Ärzteschaft und damit verbunden auch die Motive den Arztberuf zu ergreifen in den letzten Jahrzehnten gewandelt hat und auch in Zukunft einem steten Wandel unterliegen wird.

Wie bereits oben erwähnt, basiert die moderne Medizin bereits auf den Grundlagen der antiken griechischen und römischen Heilkunst. Der Einzug der Ärzteschaft in die Organisation Krankenhaus erfolgte allerdings erst später. Zwar gab es im Mittelalter Bemühungen vonseiten verschiedener Geistlicher, medizinisch tätig zu sein (z.B. Hildegard von Bingen), allerdings leitete das Konzil von Clermont im Jahr 1130 recht schnell das Ende der monastischen Medizin ein. Damit wurde ein Praktizierverbot für Geistliche ausgesprochen, damit sich diese wieder auf die eigentlichen klösterlichen Aufgaben konzentrieren konnten (Jütte/Eckart 2007). Daher etablierten sich weltliche Medizinschulen, in deren Folge sich eine Vielfalt medizinischer Theorien entwickelte. Den Grundstein für ein großes Forschungsgebiet legte der Anatom Vesal, der mit dem Sezieren von Leichen die Anatomie zur Wissenschaft erhob. Bis dahin wurden ausschließlich Tiere seziert (z.B. Schweine oder Affen). Vesal veranstaltete öffentliche Sektionen in Padua und veröffentlichte 1543 sein epochales Werk „De humani corporis fabrica" („Vom Bau des menschlichen Körpers"), welches noch heute zum Bestand medizinischer Bibliotheken zählt. Gleiches gilt für die Ausbildungspraxis der Studierenden damals wie heute. Wer Arzt oder Ärztin werden will, kommt auch heute nicht umhin, als Grundlage allen medizinischen Wissens – wie Vesal – die Anatomie des Menschen an Leichen zu studieren. Mit Vesal wurde die öffentliche Sektion zu Ausbildungszwecken kultiviert und zu anatomischen Theatern ausgebaut, in denen bis Mitte des 19. Jahrhunderts auch Operationen stattfanden. Oftmals hieß es aufgrund mangelnder Hygiene und unausgereifter Anästhesiekenntnisse jedoch: Operation gelungen – Patient tot.

Insgesamt blieben bis ins 19. Jahrhundert „… die medizinischen Fakultäten die schwächsten Glieder der deutschen Universitäten" (Eckart 2004: 139). Erst nach und nach gelang es der Medizin durch die Erweiterung des medizinischen Wissens und der zunehmenden Medikalisierung, sich beruflich und sozial zu etablieren. Diese Veränderungen erstreckten sich aber nicht nur auf ärztliches Denken, Wissen und Handeln. Sie veränderten zudem das ärztliche Berufsbild im Sinne der Professionalisierung und mit ihm die soziale Stellung der Ärzteschaft: „Es kommt zum beruflichen und sozialen Aufstieg der Ärzte, der sich aus der fachlichen Akzeptanz ärztlichen Handelns nährt, durch die Bildung eines ärztlichen Einheitsstandes beschleunigt wird und zu einem wachsendem Selbstbewusstsein der Profession ausdrückt" (Eckart 2004: 186). Betrachtet man wiederum die einzelnen medizinischen Professionen, so sind manche Disziplinen, etwa die Neurochirurgie oder Palliativmedizin, erst seit kurzer Zeit in Krankenhäusern anzutreffen. Zu den frühen Fachdisziplinen, die auf eine lange Tradition in den Krankenhäusern zurückblicken können, zählen innere und chirurgische Abteilungen. Aus ihnen sind andere klinische Spezialfächer entstanden. Aus der alten chirurgischen Medizin haben sich beispielsweise Fächer, wie Otologie und Laryngologie sowie die Orthopädie entwickelt. Aus dem Zweig der inneren Medizin sind beispielsweise die Neurologie, Pädiatrie und die Psychiatrie entsprungen (Eckart 2004).

Da im Folgenden zwischen Ärztinnen und Ärzten in psychiatrischen und allgemeinen Krankenhäusern unterschieden wird, werden die Ausbildungswege und die zu erwerbenden Kompetenzen dieser beiden Akteursgruppen getrennt voneinander beschrieben.

1.4.1.1 Ärztinnen und Ärzte in allgemeinen Krankenhäusern

Die Ausbildung von Ärztinnen und Ärzten zählt zu den Studienberufen, wobei die Regelstudienzeit für ein Studium der Humanmedizin gemäß § 1 Approbationsordnung 6 Jahre und 3 Monate beträgt. Durch die Änderungen im Rahmen des Bologna-Prozesses wird ab dem Jahr 2010 bei grundständigen Studiengängen in fast allen Fächergruppen der Bachelorabschluss der Regelabschluss sein. Angehende Ärzte und Ärztinnen müssen ein dreimonatiges Krankenpflegepraktikum nachweisen, welches entweder vor Studienbeginn oder während des ersten Studienabschnitts (Vorklinik) absolviert wird. Das Studium unterteilt sich in die vorklinischen Semester, wo naturwissenschaftlichen Grundlagen gelehrt werden, und die klinischen Semester, in denen theoretisches und praktisches Wissen über Krankheiten vermittelt wird. Hier leisten die Studierenden eine viermonatige Famulatur in einem Krankenhaus von mindestens zwei Monaten und in einer ärztlichen Praxis von mindestens einem Monat. Im letzten Jahr des Medizinstudiums findet das Praktische Jahr (PJ) statt, in welchem die theoretisch erworbenen Kenntnisse durch ärztliche Tätigkeit unter Aufsicht und Anleitung praktisch vertieft werden. Die Ausbildung findet jeweils 16 Wochen in der Inneren Medizin, in der Chirurgie und in der Allgemeinmedizin bzw. einem anderen klinisch-praktischem Fachgebiet statt (Bundesgesetzblatt 2002 § 3). Zu diesem Teil der Ausbildung gehört auch die Teilnahme an klinischen Konferenzen sowie an pharmakotherapeutischen und klinischpathologischen Besprechungen. Das Praktische Jahr wird mit einem großen Abschlussexamen abgeschlossen (Wolff 2003). Zu den Kernkompetenzen, die Ärztinnen und Ärzte während der Ausbildung erwerben, zählen laut Arbeitsplatzbeschreibung der Bundesagentur für Arbeit (2008a):

- Abrechnung,
- Diagnose,
- Gesundheitsplanung, -management,
- Gesundheitsvorsorge (Prävention),
- Medizinische Dokumentation,
- Patientenbetreuung sowie
- Pharmakologie.

1.4.1.2 Fachärzte und Fachärztinnen für Psychiatrie und Psychotherapie

Die Ausbildung zum Facharzt bzw. Fachärztin ist eine durch die Landesärztekammern geregelte Weiterbildung an Universitäts- oder Hochschulkliniken sowie anderen Einrichtungen der ärztlichen Versorgung, wie z.B. Praxen von niedergelassenen Ärztinnen und Ärzten. Unter diese Art der Weiterbildung fällt auch die fachärztliche Ausbildung für Psychiatrie und Psychotherapie. Die Weiterbildung dauert in der Regel 5 Jahre, wobei eine zusätzliche Weiterbildung im Schwerpunkt Forensische Psychiatrie weitere 2-3 Jahre dauert. Fachärzte und Fachärztinnen für Psychiatrie und Psychotherapie befassen sich in freien Praxen und Krankenhäusern mit der Erkennung und Behandlung von psychischen, psychosomatischen, entwicklungsbedingten und neurologischen Erkrankungen. Auch psychische und soziale Verhaltensauffälligkeiten gehören zu ihrem Aufgabengebiet (Bundesagentur für Arbeit 2008b). Kernkompetenzen, die sie während der Ausbildung erlangen, sind Folgende:

- Diagnose,
- Patientenbetreuung,
- Psychiatrie und Psychotherapie (ärztlich),
- Psychologische Diagnostik sowie
- Psychotherapie.

1.4.2 Pflegekräfte

Der Beruf der Krankenschwester bzw. des Krankenpflegers wurde im Jahre 1938 erstmals als solcher anerkannt. Die Person der Krankenschwester charakterisiert Rohde im Jahr 1974 noch als eine aus religiösen Motiven heraus und „...von der Welt zurückgezogen lebenden Frau, die nicht nur ihre gesellschaftlichen Kontakte abgebrochen, sondern auch ihre Rolle als Frau aufgegeben hatte" (Rohde 1974: 42). Dieses Verständnis hat sich, wie man später sehen wird, mittlerweile grundlegend geändert. Der Aufstieg in der Pflegehierarchie war in den Anfängen des Pflegeberufes daher stark an die jeweilige Trägerschaft (z.B. Diakonie, Caritas etc.) gebunden. In der Rückschau können Theodor Fliedner und seine Frau als Vordenker einer professionellen Pflege bezeichnet werden. Sie bemühten sich darum, die Gedanken der frühchristlichen Diakonie wiederzubeleben, und gründeten 1836 eine Diakonissenanstalt in Kaiserswerth, in der die Schwesternschaft der Diakonissen tätig wurde. Der Diakonissenanstalt war ein kleines Krankenhaus angeschlossen. Das Diakonissenamt war dabei kein eigenständiger Beruf, sondern wurde vielmehr auf Grundlage religiöser Motive heraus von Frauen bekleidet. „Fliedner übernahm vom Orden der Barmherzigen Schwestern das Mutterhaussystem, aus der Berliner Charité das Krankenpflegelehrbuch und führte eine eigene Tracht für seine Diakonissen ein sowie die Anrede „Schwester". Eine Bezahlung erhielten die Diakonissen nicht, sie waren jedoch im Krankheits- und Altersfall versorgt und erhielten ein Taschengeld" (Bischoff-Wanner 2003: 25). Das Kaiserswerther Modell der Krankenpflege wurde als Vorbild innerhalb Deutschland und in vielen anderen Ländern kopiert, weil hier erstmals der Gedanke entstand, dass Krankenpflege erlernt werden müsse. Die Hierarchie in der Pflege war durch die religiöse Prägung allerdings stark an die Hierarchie des Mutterhauses gebunden. Erst mit den wachsenden betrieblichen Anforderungen und der Schaffung des Dreierdirektoriums in den 1970er Jahren änderte sich dies. In dieser Zeit wurde auf Abteilungsebene die Stelle der Pflegedienstleitung eingerichtet, welche zugleich für die flächendeckende Einführung eines Pflegemanagement neuen Typs stand: „Aus der Mutter Oberin wurde die

Pflegedirektorin bzw. die Pflegedienstleitung. Parallel wurden von einer steigenden Zahl von Weiterbildungsinstituten Kurse für Leitungsaufgaben in der Pflege etabliert und zeitlich auf bis zu zwei Jahre ausgeweitet" (Moers 2003: 30). Darüber hinaus hat sich das Berufsverständnis durch die Ablösung der Bezeichnung Krankenschwester mittlerweile gewandelt. Die Bezeichnung hatte lange Zeit Bestand und wurde erst zum 1. Januar 2004 aufgehoben, weil sie durch den Nachfolgeberuf Gesundheits- und Krankenpfleger/in abgelöst wurde. Wurde die Pflege früher in Grund- und Behandlungspflege unterteilt wurde, etablierte sich inzwischen das Prinzip der sog. Funktionspflege, welche Tätigkeiten der direkten und indirekten Pflege umfasst (Elkeles 1997). Das Prinzip der Funktionspflege sieht einzelne Arbeitsaufträge vor, welche von der Schichtleitung definiert werden, um dann in Form von Runden durch die Pflegekraft ausgeführt zu werden. Seit Ende der 1990er Jahre versucht man das Konzept der Funktionspflege wiederum durch ganzheitliche Pflegekonzepte abzulösen (Büssing 1997; Glaser 2006).

Auch in der Berufsgruppe der Pflegekräfte gibt es unterschiedliche Ausbildungswege für die Arbeit in allgemeinen und psychiatrischen Krankenhäusern, die im Folgenden kurz skizziert werden.

1.4.2.1 Gesundheits- und Krankenpflegekräfte

Die Tätigkeit von Gesundheits- und Krankenpflegekräften im Krankenhaus ist laut Arbeitsplatzbeschreibung der Bundesagentur für Arbeit folgendermaßen charakterisiert: „Gesundheits- und Krankenpfleger/innen pflegen und versorgen eigenverantwortlich kranke und pflegebedürftige Menschen, führen eigenständig ärztlich veranlasste Maßnahmen aus, assistieren bei Untersuchungen und Behandlungen und dokumentieren Patientendaten. Sie arbeiten vorwiegend in Krankenhäusern und Rehabilitationskliniken" (Bundesagentur für Arbeit 2008c).

Ihre Arbeit findet vornehmlich in den Patientenzimmern der Krankenstationen statt. Zudem stehen sie den Patientinnen und Patienten zur Seite, indem sie

sie beispielsweise in die Behandlungsräume oder in die Operationssäle begleiten. Darüber hinaus sind Pflegekräfte für die Anfertigung von Pflegeberichten und Abrechnungen am Computer zuständig. Die schulische Ausbildung von Gesundheits- und Krankenpflegekräften ist bundesweit einheitlich geregelt und erfolgt an den Berufsfachschulen für Krankenpflege innerhalb von 3 Jahren in Vollzeit. Zu den Kernkompetenzen, die sie während der Ausbildung erwerben zählen:

- Krankenhaus-, Praxishygiene,
- Krankenhausinformationssysteme,
- Krankenpflege,
- Patientenbetreuung,
- Pharmakologie,
- Spritzen intramuskulär und subkutan sowie
- Stationsdienst.

1.4.2.2 Fachkrankenschwestern und -pfleger für Psychiatrie

Für die Pflege von Menschen mit psychiatrischen Erkrankungen sind Fachkrankenschwestern und -pfleger für Psychiatrie verantwortlich. Zum Teil übernehmen sie neben der Pflege auch Betreuungsaufgaben. In erster Linie arbeiten sie in der Psychiatrie, bei sozialpsychiatrischen Pflegediensten oder in Krankenhäusern. Die zweijährige Ausbildung zum Fachkrankenpfleger/-schwester in der Psychiatrie ist ein landesrechtlich geregelter Weiterbildungsberuf im Gesundheitswesen und findet an staatlich anerkannten Weiterbildungseinrichtungen für Gesundheitsberufe statt. Die Abschlussbezeichnungen können in den einzelnen Bundesländern unterschiedlich sein (Bundesagentur für Arbeit 2008d). Zu den Kernkompetenzen, die während der Weiterbildung erworben werden zählen:

- Gruppenarbeit,
- Krankenpflege,
- Patientenbetreuung sowie
- Psychiatrie (Pflege, Assistenz).

Wie aus den zu erwerbenden Kernkompetenzen ersichtlich wird, ist *die zentrale Aufgabe aller Akteure die Betreuung von Patientinnen und Patienten*, und zwar ganz gleich welcher Berufsgruppe oder welchem Krankenhaustyp die Akteure angehören. „Alle Berufsgruppen im Krankenhaus haben das gemeinsame Ziel, die Patienten optimal zu versorgen, so daß deren Gesundheit wieder hergestellt wird" (Büssing/Barkhausen 1997: 186). Die Funktion, die jeder Akteur bei dieser Aufgabenbearbeitung übernimmt, differiert allerdings stark im Hinblick auf den Status und der Hierarchie.

1.4.3 Genderaspekte

An dieser Stelle gehe ich kurz auf zwei Trends ein, die gegenwärtig als Verweiblichung der Medizin und Vermännlichung der Pflege diskutiert werden.

In den oben skizzierten Anfängen gab es keine strenge Abgrenzung zwischen den medizinischen Berufen und medizinischen Hilfsberufen. Erst mit der Akademisierung und Professionalisierung im 19. und 20. Jahrhundert setzte diese Entwicklung ein. Nichtsdestotrotz konnte sich bis weit in die Mitte des 20. Jahrhunderts der Arztberuf als männliche Domäne behaupten. Schon früher wurden Frauen in den bis dahin existierenden Medizinschulen nicht als Lehrlinge aufgenommen und dies änderte sich auch lange Zeit nicht mit der Akademisierung. Noch 1872 „rechtfertigte der Münchener Anatomie- und Physiologieprofessor T. L. von Bischoff den Ausschluss von Frauen vom Medizinstudium mit dem geringeren Hirngewicht der Frauen; er schloss daraus eine mindere Befähigung zur geistigen Beschäftigung." (Buddeberg-Fischer 2001: 1839). Durch den Abbau von Zugangsbarrieren für Frauen an Gymnasien und Universitäten wendet sich zunehmend das Blatt (s. Abb. 2). So berichtete der Giessener Pharmakologieprofessor Dreyer anlässlich des Jubiläums „100 Jahre Frauenstudium" an der Justus Liebig Universität auf der Absolventenfeier 2008, dass mittlerweile 60 Prozent aller Medizin-Studierenden in Gießen weiblichen Geschlechts seien. In seinem Festvortrag versuchte er sogar anhand eines Vergleiches des Chromosomensatzes beider Geschlechter zu beweisen, dass Frauen eigentlich besser für diesen Beruf geeignet seien als ihre männlichen Kollegen.

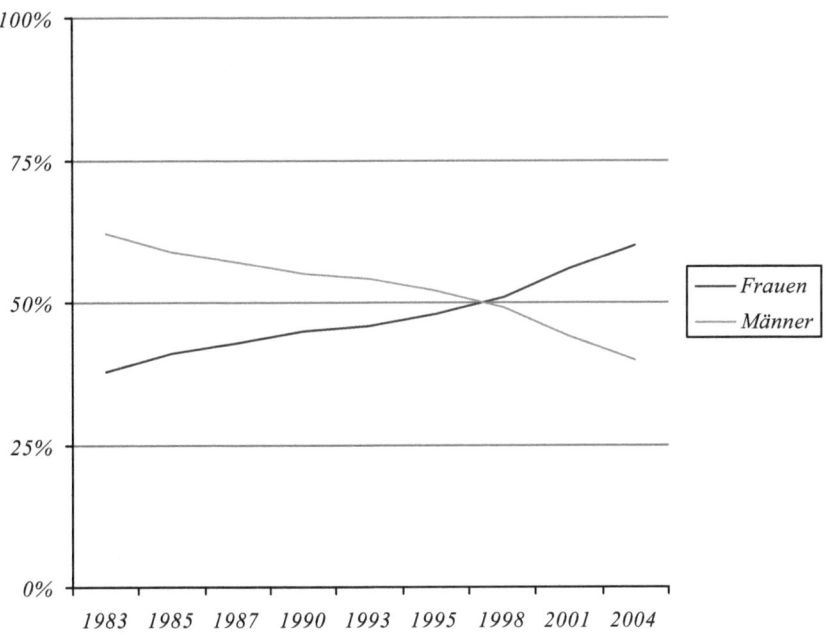

Abbildung 2: Anteil weiblicher und männlicher Studierender im Fach Medizin. (Quelle: Statistisches Bundesamt (2005), eigene Berechnung).

Für den Bereich der Pflege sind keine vergleichbaren Daten vorhanden. Angaben zum ärztlichen und nichtärztlichen Personal wurden erst ab 1991 in den Grunddaten der Krankenhäuser und Vorsorge- oder Rehabilitationseinrichtungen erfasst. Der Männeranteil bundesweit liegt seit 1991 konstant auf einem Niveau von 14 %. Schaut man sich die geschichtliche Entwicklung des Berufsstandes der Pflegekräfte an, war es lange Zeit nicht selbstverständlich, dass Männer heutzutage überhaupt in diesem Berufsfeld arbeiten. Wie oben bereits geschildert wurde, gehörte die Krankenpflege lange Zeit zu den Aufgaben der geistlichen

Orden. Allerdings war die Krankenpflege zu Beginn des 19. Jahrhunderts kein reiner Frauenberuf. „Sie galt – so weit sie nicht aus religiösen Motiven ausgeübt wurde – als Tätigkeiten für niedere Volksschichten, und zwar für beiderlei Geschlechter" (Bischoff-Wanner 2003: 24). In der Folge stritt man darüber, ob eher Männer oder Frauen zur Pflege geeignet wären und entschied sich letztendlich „zu Gunsten" der Frauen. Begründet wurde dies vor allem mit Hilfe zeitgenössischer Vorstellungen der weiblichen Tugenden, wie Selbstlosigkeit und aufopferungsvolle Hingabe. Wie bereits oben erwähnt, wurde erst im 20. Jahrhundert – losgelöst von dem religiösen Kontext – „Schwester" die offizielle Berufsbezeichnung für weibliche Pflegekräfte. Diese Form der Anrede bringt allerdings auch einige Probleme mit sich. Da die Anrede „Schwester" üblicherweise mit dem Vornamen verknüpft wird, erschwert der Ärzteschaft und den Patientinnen und Patienten zugleich, eine ausgewogene Nähe-Distanz zu halten. Die Berufsbezeichnung für Männer bot von sich aus nie den Gebrauch des Vornamens an. Erst durch das Inkrafttreten des Krankenpflegegesetzes wurde die Bezeichnung Krankenschwester als offizielle Bezeichnung für die weiblichen Angehörigen des Krankenpflegeberufs in Deutschland abgeschafft und durch die neutrale Form Gesundheits- und Krankenpfleger/in abgelöst. Frauen, denen vor Ende 2003 das Führen dieser Berufsbezeichnung erlaubt wurde, dürfen sich nach § 23 Abs. 2 KrpflG weiterhin Krankenschwester nennen. Sie dürfen allerdings auch die neue Berufsbezeichnung Gesundheits- und Krankenpflegerin führen. „Die Berufsbezeichnung Krankenschwester und damit die weibliche Konnotation der Krankenpflege verliert ihren zentralen Stellenwert zur Kennzeichnung des gesamten Berufsstandes" (Panke-Kochinke 2003: 153).

Wie man sieht, hat sich der Anteil von Männern im Pflegeberuf in den letzten Jahren auf einem konstanten Niveau eingependelt. Daher kann nicht unbedingt von einer Vermännlichung der Pflege gesprochen werden. Dagegen ist in der Tat eine zunehmende Feminisierung der Medizin zu verzeichnen, welche sich allerdings bislang keineswegs in der Besetzung von Führungspositionen niedergeschlagen hat.

1.5 Zusammenfassung

Für die Organisation und ihre Akteure lässt sich zusammenfassend zunächst einmal sagen, dass die Organisation Krankenhaus in den Ausprägungen somatisch bzw. allgemein und psychiatrisch gemein hat, dass sie vornehmlich christlich-karitativen Ursprungs sind und Krankenhäuser erst im Zuge der Industrialisierung zum Zentrum ärztlicher Praxis wurden. Das Krankenhaus als Organisation wurde „...vom Asyl für Arme und für sozial ungesicherte Kranke [...] zur wichtigsten Behandlungsstätte der Gegenwart" (Rohde 1974: 47). Deutlich wurde auch, dass die Professionalisierung und Ausdifferenzierung von psychiatrischen und allgemeinen Krankenhäusern vor allem durch eine Forschungsorientierung und daher vornehmlich über die Berufsgruppe der Ärzteschaft stattfand. Die Integration der Psychiatrie in die Medizin erfolgte erst spät und hat sich in der Vergangenheit durch die fortschreitende Medikalisierung der Therapie in der Psychiatrie manifestiert. Unterschiede gab und gibt es vor allem im Bereich der Behandlungsprozesse von Patientinnen und Patienten und in der Charakterisierung der Pflege. Darüber hinaus kann das Krankenhaus als Expertenorganisation bezeichnet werden, welche sich durch eine starke berufsgruppenspezifische Hierarchie und einer damit verbundenen Professionskultur auszeichnet. Dieser hohe Spezialisierungsgrad der Akteure im Krankenhaus führt zu einer starken Dezentralisierung innerhalb der Organisation, welche ein hohes Maß an Koordinationsleistung der beteiligten Akteure voraussetzt und daher den gezielten Transfer von Wissen erfordert.

Ein genauerer Blick auf die Akteure des Krankenhauses zeigt, dass diese durch ihre Ausbildung auf verschiedenen Wegen und Formen unterschiedliches Wissen und unterschiedliche Kompetenzen erwerben. Während alle Akteure in den allgemeinen Krankenhäusern eine Art Grundausbildung erhalten, müssen Akteure in psychiatrischen Krankenhäusern darüber hinaus eine zwei- bzw. fünfjährige Weiterbildung absolvieren. Dies betrifft auch die Facharztausbildung von Ärztinnen und Ärzten sowie die Weiterbildung von Pflegekräften in Funktionsbereichen in allgemeinen Krankenhäusern. Im Mittelpunkt aller Akteure steht die

Patientenbetreuung – ganz gleich ob es sich dabei um Pflegekräfte bzw. Ärztinnen oder Ärzte oder ein psychiatrisches bzw. allgemeines Krankenhaus handelt. Pflegekräften wird, nicht zuletzt durch ihre kürze Ausbildung, eine assistierende Funktion im Arbeitsprozess zuteil. Welche Auswirkungen dies auf den Transfer von Wissen hat, wird im vierten Kapitel und im empirischen Teil dieser Arbeit weiter vertieft. Wichtig an dieser Stelle ist, schon einmal darauf hinzuweisen, dass Pflegekräfte der Ärzteschaft von organisatorischer Seite aus nicht unterstellt sind. Allerdings übernehmen Pflegekräfte im Arbeitsprozess eine assistierende Funktion, was im Arbeitsprozess mit den Patienten und Patientinnen zu einem speziellen Machtgefüge bzw. Statusunterschieden zwischen Ärzteschaft und Pflegekräften führt. Diese Statusunterschiede sind unter anderem auf ein unterschiedlich entwickeltes Professionsverständnis zurückzuführen, welches unter soziologischer Perspektive im nächsten Kapitel thematisiert.

2 Das Krankenhaus im Fokus der Soziologie

Seit längerer Zeit spielt das Krankenhaus als zentraler Ort medizinischen und psychiatrischen Handelns eine bedeutende Rolle soziologischer Untersuchungen. Schon Oswald Hall (1951) hat die grundlegenden Aufgaben und Interessen der Soziologie im Kontext der Medizin bzw. des Krankenhauses auf den Punkt gebracht, indem er sagt: "When the sociologist studies medicine, he is studying work. Medicine has no unique interest for sociology. The justification for its study lies in the light it throws on more general forms of social organization." (Hall 1951: 639). Allerdings konzentrieren sich soziologische Studien zum Krankenhaus bislang vorwiegend auf allgemeine und weniger auf psychiatrische Krankenhäuser. Ausnahme bilden die mittlerweile weit zurückliegenden Studien von Parsons (1957), Goffman (1973) und Strauss et al. (1963) sowie für die Pflege in psychiatrischen Krankenhäusern ein jüngerer Ansatz von Schulz (2003) und Schulz/Behrens (2006). Neuere wissenschaftliche Erkenntnisse aus der Krankenhausforschung können daher meist nur indirekt im Hinblick auf psychiatrische Krankenhäuser abgeleitet werden. Ähnliches gilt für den Bereich der Pflegewissenschaften. Das nationale und internationale Selbstbild der Pflegewissenschaft ist das einer Praxisdisziplin (Moers/Schiemann 2006). Hier geht es vor allem darum, wissenschaftliche Erkenntnisse für den Einsatz in der Pflegepraxis zu entwickeln (z.B. Forschung zum Umgang mit Angehörigen in Pflegesituationen, Forschung zum Schmerzmanagement, Forschung zum Erleben von und dem Umgang mit Krankheit etc.). Ein eigenständiger soziologischer Diskurs, im Sinne einer Pflegesoziologie, entwickelt sich im Bereich der Pflegewissenschaft erst langsam (z.B. Behrens 2005; Schroeter/Rosenthal 2005; Görres/Friesacher 2005). Zur weiteren Einordnung der Arbeit in den soziologischen Kontext wird daher nachfolgend auf die Entwicklung und den Stand der Forschung im Bereich der Medizin- und Krankenhaussoziologie Bezug genommen.

2.1 Medizinsoziologie

Die Ausgangspunkte medizinsoziologischer Überlegungen sind, wie der Begriff schon vermuten lässt, sowohl in der Soziologie als auch in der Medizin zu finden und implizieren ein gewisses Spannungsverhältnis zwischen den beiden Disziplinen.

Einerseits thematisiert die Soziologie bereits seit dem 19. Jahrhundert gesundheitliche Probleme und medizinische Aspekte der Gesellschaft, beispielsweise Engels (1965/1845), der in seinem Werk „Die Lage der arbeitenden Klasse in England" auf gesundheitliche Missstände aufmerksam machte. Auch Durkheims Studie „Der Selbstmord" (1973/1897) wird als ein frühes Werk der Soziologie betrachtet, welches medizinische Überlegungen mit einbezieht (Borgetto/Kälble 2007; Badura/Strodtholz 2003; Stollberg 2001). Andererseits wies beispielsweise der Mediziner Virchow Mitte des 19. Jahrhunderts mit seinen sozialepidemiologischen Untersuchungen zur Cholera-Epidemie den Einfluss gesellschaftlicher Lebensbedingungen auf die Entstehung und den Verlauf von Krankheiten nach (Borgetto/Kälble 2007; Borgetto/von Troschke 2001).

Das Spannungsverhältnis zwischen der Soziologie und der Medizin setzt sich in Deutschland bis heute fort. So gründete die Medizinische Soziologie 1972 die *Deutschen Gesellschaft für Medizinische Soziologie e.V.* mit dem Ziel, Grundlagen- und anwendungsbezogene Forschungsthemen zu fördern. Im Gegenzug wurde 1973 im Rahmen der Deutschen Gesellschaft für Soziologie (DGS) die Sektion *Medizinsoziologie* eingerichtet, die sich im Jahr 2000 in die *Sektion Medizin- und Gesundheitssoziologie* umbenannt hat. Mittlerweile ist man bestrebt die Kräfte zu bündeln und gemeinsame Arbeitsgruppen zu bilden. Überdies sind die Akteure häufig Mitglieder in beiden Fachgesellschaften. Fest steht, dass es bis heute – anders als auf internationaler Ebene – keine ausgewiesenen

Lehrstühle für Medizinsoziologie an den sozialwissenschaftlichen Fakultäten deutscher Hochschulen gibt. Im Gegensatz dazu wurde die *Medizinische Soziologie* 1970 mit der Approbationsordnung für Ärzte (AOÄ) in Deutschland als eigenständiges Fachgebiet in die ärztlichen Ausbildung integriert und mit eigenen Lehrstühlen an den Medizinischen Fakultäten institutionalisiert (Borgetto/Kälble 2007; Elling 2006).

Kaum rezipiert wurde die medizinsoziologische Forschung in der DDR. Dieser Tatbestand verwundert kaum, da in der sozialistischen Gesellschaft die Medizinsoziologie eine *spezielle* Funktion innehatte. Zum einen wurde erwartet, dass die Medizinsoziologie eine politisch-ideologische Beeinflussung des Gesundheitsverhaltens der Bevölkerung bewirkte. Zum anderen hatte die Medizinsoziologie die Aufgaben, Daten und Informationen zur Gestaltung der Sozialpolitik des SED-Staates beizusteuern. Im Lexikon der Sozialpolitik der DDR ist nachzulesen, dass die marxistisch-leninistischen Soziologie die Wechselbeziehungen von „Gesellschaft, Gesundheit bzw. Krankheit und Verhalten der Individuen, Gruppen und Institutionen" (Winkler 1987: 273, Stichwort: Medizinsoziologie) umfasste. Der Medizinsoziologie wurde in der DDR insgesamt ein interdisziplinärer Charakter mit dem Forschungsschwerpunkt „Gesundheit" zugeschrieben.

Den Ausgangspunkt für (west-)deutsche *soziologische* Forschung in der Medizin bildet das 1958 von König und Tönnesmann herausgegebene Sonderheft der Kölner Zeitschrift für Soziologie mit dem Titel „Probleme der Medizin-Soziologie".[1] Zentraler Aufsatz dieses Sonderheftes ist die Übersetzung des zehnten Kapitels aus Parsons „The Social System". In „Struktur und Funktion der modernen Medizin" überträgt er sein Konzept sozialer Rollen als Strukturen sozialer Systeme auf das Arzt-Patienten Verhältnis. Ein Beitrag, der viele Soziologen motiviert hat, soziologische Fragestellungen auf die Medizin zu übertragen. Eine weitere internationale Note verleiht Elling (1970) dem Sonderheft mit seinem Beitrag über die Rolle und die Interessen der medizinischen Soziologie in den USA, die sich zu diesem Zeitpunkt schon in die Bereiche Medizin als sozia-

---

[1] Im Folgenden wird auf die zweite Auflage des Sonderheftes Bezug genommen, das 1970 erschien.

les System, medizinische Institutionen, das Verhältnis zwischen Arzt und Patient und die Arbeit und Fachausbildung in der Medizin ausdifferenziert hatten.

In den Beiträgen deutscher Soziologen geht es vornehmlich um Grundsatzfragen im Hinblick auf die Ausrichtung der Soziologie zur Medizin. Tönnesmann (1970) beispielsweise stellt sich die Frage, ob die bis zum damaligen Zeitpunkt durchgeführten Forschungsarbeiten überhaupt ausreichen, um eine eigenständige medizinisch-sozialwissenschaftliche Forschungsrichtung zu begründen. König (1970), von Uexküll (1970) und Tönnesmann (1970) nehmen in ihren Aufsätzen zur Einordnung soziologischer Fragestellungen jeweils Bezug auf die von Straus (1957), und später auch von Schelsky (1958), differenzierten Begriffe „Soziologie *der* Medizin" (sociology *of* medicine) und „Soziologie *für die* Medizin" (sociology *in* medicine). Während die Medizin im Sinne der „Soziologie der Medizin" Hilfswissenschaft mit beratender Funktion bleibt, nimmt die Soziologie diese Hilfsfunktion im Sinne der „Soziologie für die Medizin" ein. Soziologische Erkenntnisse können im letztgenannten Verständnis direkt für medizinisches Handeln genutzt werden. Diese von Straus eingeführte Unterscheidung hat für den deutschen Forschungskontext nach wie vor eine gewisse Gültigkeit. So lassen sich zwei mehr oder weniger voneinander abgeschottete Traditionen (Borgetto/Kälble 2007) der Medizinsoziologie unterscheiden:

Medizinsoziologie 53

Soziologie in der bzw. für die Medizin *sociology in medicine*	Soziologie der Medizin *sociology of medicine*
▪ medizinische Soziologie als theoretisches und empirisches Fach in der Medizinerausbildung (häufig in Kombination mit Medizinischer Psychologie) ▪ wissenschaftliche Untersuchung der Einflüsse gesellschaftlich vorgegebener Lebensbedingungen auf die Entstehung von Gesundheit und Krankheit ▪ epidemiologische Studien, welche die Häufigkeiten, Verteilung und Ursachen von Erkrankungen erheben ▪ Orientierung an der Praxisrelevanz für die medizinische Versorgung	▪ starke Orientierung an der Soziologie ▪ Anwendung soziologischer Theoreme und Hypothesen auf das Feld der Medizin ▪ z.B. Studien zu Gesundheitssystemforschung oder Untersuchungen zur Reaktion von Gesellschaften und Staaten auf Phänomene von Gesundheit und Krankheit
fest institutionalisiert an den medizinischen Fakultäten in Deutschland	*keine Institutionalisierung an soziologischen Fakultäten in Deutschland*

Tabelle 1: Differenzierungen der Medizinsoziologie (eigene Darstellung).

Zur Beantwortung der forschungsleitenden Frage wird ein Forschungsansatz gewählt, der von der Anlage her einer „Soziologie *der* Medizin" (sociology of medicine), insbesondere der soziologischer Forschung zum Krankenhaus zuzuordnen ist, wobei an geeigneter Stelle auch auf Forschungsarbeiten des oben genannten Diskurses rekurriert wird.

Die soziologische Forschung im Bereich der Medizin hat sich in letzter Zeit schwerpunktmäßig in Richtung Gesundheitssystem und Gesundheitspolitik (z.B. Siegrist/Marmott 2008; Wendt 2006) sowie in Richtung sozialstruktureller Einflüsse auf Gesundheit und Krankheit (z.B. Jungbauer-Gans 2006; Wolf 2006; Dragano/Siegrist 2006; Richter/Hurrelmann 2006) weiterentwickelt. Soziologische Forschung zum Krankenhaus ist dabei in letzter Zeit insgesamt ein wenig aus dem medizinsoziologischen Blick geraten. Bisherige Forschungsarbeiten rund um das Thema Krankenhaus werden daher kurz und überblicksartig dargestellt, um die verschiedenen Facetten soziologisch orientierter Krankenhausforschung aufzuzeigen.

2.2 Krankenhaussoziologie

Wenngleich die soziologische Forschung zum Krankenhaus ein wenig in den Hintergrund gerückt ist, ist diese – in Anbetracht der soeben skizzierten Anfänge medizinsoziologischer Forschung – ebenfalls durch eine frühe Vielfalt an Forschungsansätzen gekennzeichnet: beispielsweise durch die struktur- und funktionsanalytische Studie von Rohde (1962/1974), die interaktionistischen Studien von Strauss et al. (1963; 1982) bzw. Glaser und Strauss (1965) sowie Goffmans „Asyle" (1973), die philosophisch-historische Sicht in „Die Geburt der Klinik" von Foucault (1973), die professionssoziologische Grundlagenforschung von Freidson (1975; 2001), arbeitssoziologische Untersuchungen von Siegrist, Badura und Feuerstein (Siegrist 1978; Badura/Feuerstein 1994) oder durch neoinstitutionalistische Ansätze im Umfeld von Scott (1994; 2001) bzw. Scott et al. (2000). Nachfolgend werden zunächst Klassiker soziologischer Krankenhausforschung skizziert, bevor im Anschluss neuere Forschungsarbeiten zum Krankenhaus vorgestellt werden. Ziel ist es, die Forschungslücke im Diskurs der Krankenhaussoziologie aufzuzeigen, die im Rahmen dieser Arbeit geschlossen werden soll.

2.2.1 Die Klassiker

Rohde legt 1962[2] mit seinem Buch „Soziologie des Krankenhauses" einen Grundstein im deutschsprachigen Raum zur Untersuchung von soziologischen Aspekten in der Medizin und insbesondere im Krankenhaus. Er definiert die Medizin im soziologischen Verständnis als „...ein Verhaltensgefüge, das auf die

---

[2] Im Folgenden wird auf die zweite Auflage des Werkes Bezug genommen, das 1974 erschien.

handelnde Auseinandersetzung mit Störungen der Gesundheit hin orientiert ist" (Rohde 1974: 23). Im Sinne von Goffman und Foucault versteht er die Medizin als eine soziokulturelle Institution, weil sie zum einen als Teil der Kultur zu verstehen ist, welche aus Wissen, Überzeugungen, Rollenbildern, Werten, Ideologien, Einstellungen, Bräuchen, Riten und Symbolen besteht und zum anderen mit anderen institutionellen Komplexen, wie der Politik, Religion, Kunst, Erziehung und Wirtschaft zu einem funktionsfähigen Ganzen integriert ist (Parsons 1970; Rohde 1974). Neben einer sozialgeschichtlichen Einleitung über die Entstehung von Krankenhäusern und der damit einhergehenden Professionalisierung von Pflegekräften und Ärzten, thematisiert er Innen- und Außenaspekte des Krankenhauses, indem er sich struktur- und funktionsanalytischen Fragenkomplexen zuwendet. Schon damals erkennt er allerdings, dass struktur- und funktionsanalytische Untersuchungen im Falle des Krankenhauses schwer voneinander zu trennen sind: „Stets enthält die eine Voraussetzungen für die andere mit. So ist etwa die strukturelle Unterordnung der Rollen des medizinischen Hilfspersonals unter die des Arztes zugleich eine funktionale Voraussetzung ihrer Art der Zusammenarbeit; umgekehrt bedeutet das funktionale Element der vertrauensvollen Hingabe an die ärztliche Autorität zugleich auch eine strukturelle Unterordnung des Patienten" (Rohde 1974: 24).

Eine arbeitssoziologische Herangehensweise wählt Siegrist (1978) in seinem Buch „Arbeit und Interaktion im Krankenhaus". Mit Hilfe qualitativer Untersuchungen zeichnet er ein genaues Bild der Arbeitssituation auf Krankenstationen nach. Aufgrund der spezifischen Kooperationsform der assoziativen Kooperation im Krankenhaus schätzt er die Technisierbarkeit von Arbeitsvollzügen als sehr gering ein. Arbeitsvollzüge im Krankenhaus können zumeist nur durch unmittelbares Hand-in-Hand-Arbeiten erfolgen. „Hier besteht kein Kooperationsangebot, sondern ein Kooperationszwang. Er ist vergleichbar mit Formen gemeinsamer Bearbeitung eines Gegenstandes in der industriellen Produktion" (Siegrist 1978: 76). Das Betten schwerkranker bzw. bewegungseingeschränkter Patienten nennt er als ein Beispiel regelmäßiger teamartiger Kooperation auf den Stationen innerhalb des Pflegepersonals. In der Studie von Siegrist wird deutlich, dass arbeitsspezifische Status- und Informationsgrenzen das soziale Klima der Zusammenarbeit auf Stationen nachdrücklich belasten.

Einen weiteren Aspekt soziologischer Forschung zum Krankenhaus bieten die Arbeiten von Gross und Badura zum Thema Interaktion (Gross/Badura 1977; Gross 1983). Sie richten ihr Augenmerk auf personenbezogene Dienstleistungen unter der Prämisse des uno-actu-Prinzips, d.h. der direkten Interaktion zwischen den Dienstleistungsgebern, der Ärzteschaft bzw. Pflegekräften, und Dienstleistungsnehmern in Gestalt der Patienten (Gross/Badura 1977: 365). Die Interaktion zwischen Ärzteschaft und Pflegekräften lässt sich zwar besonders gut anhand von personenbezogenen Dienstleistungen untersuchen (Dunkel/Voß 2004; Böhle/Glaser 2006), allerdings sind im Falle des Krankenhauses die Patienten nicht nur Konsumenten dieser Dienstleistung, d.h. der Wiederherstellung ihrer Gesundheit, vielmehr sind sie an diesem „Produktionsprozess" auch aktiv beteiligt. Müller und Behrens (1989) kritisieren daher, dass es keinen umfassenden Begriff von Krankenhausarbeit innerhalb der Medizinsoziologie gibt: „Es wurde bisher kaum versucht, einen Arbeitsbegriff zu formulieren, der Arbeit im Krankenhaus als personale Dienstleistung versteht und vor diesem Hintergrund medizinsoziologische bzw. arbeitswissenschaftliche Aspekte diskutiert" (Müller/Behrens 1989: 85).

Badura und Feuerstein (1993; 1994) versprechen sich ebenfalls einen Erkenntnisgewinn durch sozialwissenschaftliche Fragestellungen, Konzepte und Methoden im Hinblick auf die Untersuchung der stationären Versorgung in allgemeinen Krankenhäusern. Allerdings ist für Badura die Entwicklung der Arbeit im Krankenhaus vor allem durch eine zunehmende Spezialisierung und Technisierung gekennzeichnet (Badura 1994: 22). Insbesondere die Technisierung macht er dafür verantwortlich, dass sich der ärztliche Blick auf somatische Vorgänge konzentriert und somit die Arbeitsteilung zwischen medizinischen Spezialdiensten, z.B. Chirurgen und Internisten und zwischen Ärzteschaft und Pflegepersonal beeinflusst (Badura 1993: 35). Feuerstein (1993) widmet sich der Problematik an den Schnittstellen Arzt-Patient und Arzt-Pflegekraft in einem immer komplexer werdenden medizinischen System. So beanstandet er, dass Patienten im Versorgungsablauf nicht nur mit einer Vielzahl technischer Verfahren, sondern auch mit verschiedenen klinischen Einrichtungen (Stationen, Funktionsabteilungen) und einer großen Zahl – teils relativ unabhängig voneinander – handelnder Personen (Ärzteschaft, Pflegekräften) konfrontiert werden. Durch die stark ausgeprägte Arbeitsteiligkeit befürchtet er, dass die Einheit und Ganzheitlichkeit des Behandlungsschemas verloren geht (Feuerstein 1993: 43).

2.2.2 Neuere Arbeiten

Neben diesen, in der Medizinsoziologie mittlerweile als Klassiker geltenden Publikationen, sind soziologisch orientierte Forschungsarbeiten zum Thema Krankenhaus von Müller et al. (1997), Boos (2002), Vogt (2003), Beil-Hildebrandt (2003), Vogd (2004) und Schubert (2006) in jüngster Zeit erschienen. Deutlich wird das Spektrum soziologischer Fragestellungen und Forschungsmöglichkeiten im Krankenhaus.

Müller, Münch und Badura (1997) haben eine umfassende empirische Studie zur Arbeitsbelastung von ärztlichem und pflegerischem Personal durchgeführt und zeigen exemplarisch am Fall eines Projekts zur gesundheitsförderlichen Arbeits- und Organisationsgestaltung, wie im Rahmen eines Gesundheitszirkels Mitarbeiter und Mitarbeiterinnen in einem Modellkrankenhaus zu Mitgestaltern in der Organisation Krankenhaus werden können. Die Studie zeigt, dass vor allem ein hohes Maß an Handlungsspielraum, Teamzusammenhalt und sozialer Unterstützung einen positiven Einfluss auf das psychosoziale Wohlbefinden von Mitarbeitern im Krankenhaus hat.

Vogt (2003) erforscht im Rahmen einer arbeitspsychologischen Studie die Visite als Planungs- und Steuerungsinstrument in der Therapie und in der Pflege. Sie untersucht die unterschiedlichen Funktionen der Visite auf zwei Stationen der Inneren Medizin und unterscheidet dabei patientenbezogene Funktionen und teambezogene Funktionen, wobei letztere Funktion vor allem von der Dominanz der Ärzteschaft geprägt ist. Der Zeitpunkt der Visite wird oftmals einzig und allein durch die Ärztinnen und Ärzte festgesetzt, nach denen sich das Pflegepersonal zu richten hat. Pflegekräfte spielen in der Visitenforschung bislang eine untergeordnete Rolle, obwohl sie in der Regel mit anwesend sind. „Die regelmäßig stattfindende Visite stellt für Kommunikation im Krankenhaus, bei der Patientinnen und unterschiedliche Berufsgruppen über verschiedene Hierarchieebenen beteiligt sind, einen Rahmen dar" (Vogt 2003: 63). Ergebnis ihrer Studie ist, dass Visiten kein geeignetes Planungs- und Steuerungsinstrument sind, weil unterschiedliche Anliegen der Beteiligten, d.h. Ärzteschaft, Pflegekräfte sowie Patienten und Patientinnen, in der Praxis zur Auftragsklärung nicht zusammengeführt werden.

Auch Siegrist (2005: 256) umschreibt die Visite als eine strukturell überladene Arbeitsaufgabe, weil „in ihr im Prinzip körperliche Untersuchung, Inspektion, Kontrolle des Therapieplanes, Einleitung und Überwachung diagnostischer Maßnahmen, Organisationsabsprachen und Informationsaustausch mit dem Pflegepersonal sowie Gespräche mit dem Patienten zu integrieren sind".

Boos (2002) beschreibt in seinem Buch „Soziales Dilemma und die Organisation des Krankenhauses" die Organisation des Krankenhauses durch die mangelnde Beurteilbarkeit und Beobachtbarkeit von Leistungsbeiträgen der einzelnen Akteure als eine soziale Dilemmasituation. Darüber hinaus befindet sich das Krankenhauswesen in der Schweiz ebenfalls mitten in einem Reformprozess. Boos kommt zu der Erkenntnis, dass sich die Einführung von Marktmechanismen kontraproduktiv auf die Arbeit der Akteure im Krankenhaus auswirkt. Zur Überwindung des Dilemmas hält er vor allem motivationale Aspekte für bedeutsam, die durch die Organisation des Krankenhauses unterstützt werden können. Dazu entwickelt er mit der „Organizing Map für Krankenhäuser" (Boos 2002: 205ff) ein Instrument, das zur Ausgestaltung (neuer) organisatorischer Strukturen dienen soll.

Beil-Hildebrand (2003) begleitet in ihrer ethnografischen Studie „Institutional Excellence im Krankenhaus. Rhetorik und Realität" die Versuche der geschäftsführenden Leitung eines Krankenhauses mit Hilfe eines neuen Leitbildes eine Kultur gemeinsam geteilter Werte zu entwickeln sowie die Mitgestaltungsmöglichkeiten aller Mitarbeiter zu fördern, um qualitative und wirtschaftliche Organisationsziele sicher zu stellen. Sie zeigt anhand der Berufsgruppe der Pflegekräfte die Diskrepanzen zwischen Rhetorik des Managements und Realität in diesem Prozess auf. Die Hauptanliegen des Krankenhausmanagements wurden vom Pflegepersonal nur ansatzweise verstanden, was Beil-Hildebrand zu dem Schluss kommen lässt, dass die propagierten Werte und Grundannahmen im Erhebungszeitraum nicht wirklich aufgenommen und schon gar nicht umgesetzt werden konnten (vgl. Beil-Hildebrand 2003: 326).

Vogd (2004) untersucht ebenfalls mit Hilfe eines ethnografischen Forschungsansatzes ärztliche Entscheidungsprozesse im Spannungsfeld von System- und Zweckrationalität. Er kommt zu dem Schluss, dass sich vor allem junge Ärztinnen und Ärzte durch unterschiedliche Rationalitäten in Interaktionssituationen konstant in double bind Situationen befinden. An sie werden überhöhte und zum Teil illegale Leistungsanforderungen gerichtet, welche sie aufgrund des Abhängigkeitsverhältnisses im Berufsalltag nicht beanstanden.

Im Fokus Schuberts (2006) Untersuchung steht die Praxis der Apparatemedizin, insbesondere unter der Perspektive von Ärztinnen sowie Ärzten und Technik im Operationssaal. Mit Hilfe videografischer Aufzeichnungen im chirurgischen Operationssaal zeigt er, wie Ärzte im Spannungsfeld von Routine und Flexibilität Technik nutzen.

Glaser (2006) analysiert arbeitsorganisatorische Rahmenbedingungen zur Förderung der Interaktionsarbeit in der Pflege. Unter Interaktionsarbeit versteht er vor allem die Interaktion zwischen Pflege und Patienten im Sinne einer ganzheitlichen Pflege und nicht die Interaktion zwischen Ärzteschaft und Pflegekräften. Neben diesen Arbeiten gibt es sowohl in der Medizin- als auch in der Professionssoziologie interaktionsbasierte Ansätze, welche vornehmlich die Arzt-Patient-Interaktion auf empirischer Basis untersucht haben (z.B. Emerson 1970; Goffman 1973; Roth 1974; Siegrist 1978; Raspe/Siegrist 1979; Danziger 1981; Bliesener 1982, Fehlenberg et al. 1986; Heath 1986; 1992).

2.2.3 Medizin und Technologie

Ein weiterer Forschungszweig innerhalb der soziologischen Forschung zum Krankenhaus ist der Bereich Medizin und Technologie (z.B. Cicourel 1990; Dent 1990; Heath/Luff 2000; Heath et al. 2003; Schubert 2006). Heath et al. (2003) berichten überblicksartig über den Forschungsstand zum Einsatz von Informations- und Kommunikationstechnologien in der medizinische Praxis. Forschungsarbeiten zum Thema lassen sich zu folgenden Kategorien klassifizieren:

- Shaping technologies
- Technology and professional practice
- Preserving identities
- Workplace studies: technologies in practice
- Information systems and medical work
- Call centers and technology mediated services
- Operating theatres

Trotz der Zunahme des Einsatzes von Informations- und Kommunikationstechnologien im Krankenhausalltag, so ihr Fazit, steckt die soziologische Forschung dazu noch in den Kinderschuhen:

> „The sociology of health and illness, indeed sociology in general, has been a little reticent in exploring the ways in which information and communication technologies feature in everyday practice in work and organisations. Of course there has been substantial comment and debate about the information society and the like, but how these tools and technologies are encompassed and embodied within practical social action and interaction remains a little neglected" (Heath et al. 2003: 76).

In einem bekannten Aufsatz zur Nutzung von Computersystemen zur Erfassung von Patientendaten hat Dent (1990) in einer vergleichenden Untersuchung die Nutzung dieses Systems in zwei verschieden Abteilungen mit gleicher fachlicher Ausrichtung erforscht. Es stellt sich heraus, dass allein aufgrund der unterschiedlichen organisationalen Rahmenbedingungen das Computersystem unterschiedlich stark genutzt wird. In einem Fall, einer eher forschungsorientierten Abteilung wurde das System von den Ärztinnen und Ärzten positiv beurteilt, was dazu führte, dass die Pflegekräfte eine eher ablehnende Haltung einnahmen. Im anderen Fall war es genau umgekehrt. Dort waren es die Pflegekräfte, die dem System gegenüber positiv eingestellt waren und es gerne nutzten, was wiederum dazu führte, dass die behandelnden Ärztinnen und Ärzte dem Ganzen skeptisch gegenüberstanden: „It was these social and organisational considerations and not the technical requirements relating to the computer system that had priority in explaining the consequences of its introduction" (Dent 1990: 430).

Eine etwas weiter gefasste soziologische Facette von Interaktion im Krankenhaus zeigen die in der Aufzählung genannten Workplace Studies, welche sich mit einer detaillierten Untersuchung von Arbeit, Technologie und Interaktion in komplexen Organisationen beschäftigen: „Die Workplace Studies beschäftigen sich mit den Feinheiten der Kooperation und Kollaboration in komplexen Organisationen, und zwar besonders mit der Art und Weise, wie Instrumente und Technologien in sozialen Handlungen und Interaktionen verwendet werden" (Knoblauch/Heath 1999: 168). Workplace Studies sind vor allem von der Ethnomethodologie und der Konversationsanalyse beeinflusst (Knoblauch/Heath 1999; Heath/Knoblauch 2000). Greatbatch et al. (1993; 1996) haben beispielsweise die Arzt-Patienten-Interaktion unter dem Einfluss relativ einfacher Informationssysteme in allgemeinmedizinischen Arztpraxen untersucht. Es stellte sich dabei heraus, dass die Patienten die Beschreibung ihrer Symptome sehr genau auf die Eingabegeschwindigkeit des Arztes am Computer abstimmten. Parallel dazu bemängelten Ärzte, dass ihre Aufmerksamkeit gegenüber den Patienten durch das System, insbesondere durch die Eingabe, stark eingeschränkt wurde (Greatbatch et al. 1996). Im Rahmen dieser Arbeit wird daher auch der Einfluss der Nutzung von Information- und Kommunikationstechnologien im Hinblick auf den Wissenstransfer untersucht.

Darüber hinaus sind im Rahmen professionssoziologischer Untersuchungen vor allem Arbeiten zum Verhältnis zwischen Experten und Klienten entstanden, welche insbesondere die professionelle Autonomie der Ärzteschaft im Blick haben (z.B. Freidson 1980; Dingwall/ Lewis 1983; Brody 1992), auf die im nächsten Kapitel eingegangen wird. Durch diese Autonomie wird der Ärzteschaft im Interaktionsprozess mit den Patientinnen und Patienten ein hohes Maß an Macht und Kontrolle verliehen. Einen dabei nicht zu vernachlässigenden Aspekt stellen daher die berufsständischen Auffassungen der beiden Akteursgruppen dar, die im Rahmen der Berufs- bzw. Professionssoziologie thematisiert wurden und Gegenstand des nächsten Kapitels sind.

2.3 Berufs- und Professionssoziologie

Wie in den Kapiteln zuvor deutlich wurde, blicken Akteure im Krankenhaus auf eine unterschiedliche Geschichte ihrer Berufe zurück, die mit einem gewissen Standesdünkel verbunden sind (Rohde 1974). Die in den 1970er und 1980er Jahren geführte Debatte zur Interdisziplinarität bzw. Interprofessionalität im Krankenhaus (z.b. Holzhey 1974; Siegrist 1978; Kocka 1987) wurde – im Gegensatz zu heutigen eher pragmatisch angelegten Diskussionen – weitestgehend erkenntnistheoretisch geführt. Daher ging es unter dem Stichwort Interprofessionalität in den 1970er Jahren vornehmlich um das Problem der Wissensordnung und weniger um das Problem der Kooperation.

In der Soziologie werden Berufe unter dem Etikett der Berufs- bzw. Professionssoziologie erforscht. Die Professionssoziologie lässt sich als Teilbereich der Berufssoziologie einordnen. Die Blütezeit der Berufssoziologie ist in den 1960er/-70er Jahren verortet, wo man sich vornehmlich der vergesellschaftenden und identitätsstiftenden Funktion von Berufen widmete (Hesse 1972; Hartmann 1972; Daheim 1973; Kurtz 2002a; 2002b). Schon Parsons (1939: 457) hat auf die gesellschaftliche Wichtigkeit der Existenz von Berufen hingewiesen: „It seems evident that many of the most important features of our society are to a considerable extent dependent on the smooth functioning of the professions".

In der Vergangenheit konnte sich die Berufssoziologie, im Gegensatz zur Professionssoziologie, nicht als eine eigenständige Soziologierichtung etablieren. Die Professionssoziologie wurde vor allem im englischsprachigen Raum durch die Arbeiten von Hughes (1951) und Freidson (1963; 1975; 2001) begründet.

Dort hat sich über die Jahre eine eigenständige Professionssoziologie etabliert; in Deutschland befindet man sich auf bestem Wege dorthin (Littek et al. 2005). Dies zeigt auch die verstärkte Veröffentlichung von Sammelbänden zum Thema Profession, etwa von Klatetzki und Tacke (2005) „Organisation und Profession" oder von Pfadenhauer (2005a) „Professionelles Handeln". Doch was zeichnet den Unterschied zwischen Professionen und Berufen aus?

Wichtig ist zunächst die korrekte Auffassung der englischsprachigen Literatur, denn *profession* ist nicht unbedingt mit *Profession*, sondern auch schlichtweg mit *Beruf* zu übersetzen. Darüber hinaus wurde der Begriff der *Profession* im 18. Jahrhundert in Deutschland größtenteils auf das Handwerk begrenzt. In England dagegen bezog man sich mit diesem Begriff auf die gelehrten Berufe, beispielsweise auf Juristen und Ärzte (Hesse 1972). Der Unterschied zwischen Beruf und Profession wurde in der angloamerikanischen Arbeitssoziologie vor allem unter dem Aspekt der Professionalisierung betrachtet, um Professionen funktional von anderen Berufen abzugrenzen. Inhaber einer Profession haben in der Regel ein Studium der klassischen Disziplinen der Universität absolviert. Professionalität ist somit an Wissenschaftlichkeit gebunden (Stichweh 1987). Daheim und Schönbauer (1993) verzichten ganz auf Begriffe *Profession* und *Professionelle*, um „... unnötige Diskussion vermeiden: ob z. B. Ingenieure oder Betriebswirte eine Profession bilden oder nicht" (Daheim/Schönbauer 1993: 63) und ziehen die Begriffe „Spezialisten- und Expertenarbeit" vor. Stehr (1994) geht sogar soweit, dass er Professionen den Wissensberufen unterordnet. Professionen als Inhaber von Expertise stellen die vorherrschende Berufsgruppe in modernen Gesellschaften dar (Kurtz 2003; Hitzler 1994; Abbott 1988). Darüber hinaus stehen Professionen miteinander im Wettstreit, was sich mannigfaltig in der Literatur niederschlägt, ob beispielsweise Lehrer oder Ingenieure eine eigenständige Profession bilden oder nicht. Auf Grundlage dieser Wettbewerbsvorstellung entwickelt Abbott (1988) in seinem Buch „The System of Professions: An Essay on the Division of Expert Labor" ein Konstrukt über Profession. Professionen, so Abbott, stehen in Konkurrenz um einen Kompetenzbereich (Abbott 1988: 2). Er unterscheidet dabei drei Handlungsebenen, d.h. zum einen existiert

Konkurrenz innerhalb der Profession (intraprofessionell), zum anderen herrscht Konkurrenz zwischen Professionen (interprofessionell) und darüber hinaus gibt es Faktoren sozialer oder ökonomischer Art, die alle Professionen tangieren (Abbott 1988: 315). Auf der Mikroebene herrschen im Krankenhaus beispielsweise innerhalb der Fachärzteschaft Kompetenz- und Statusrangeleien (Vogd 2004). Im interprofessionellen Bereich können Statusunterschiede zwischen der Ärzteschaft und Pflegekräften angeführt werden, die für die vorliegende Arbeit von bedeutender Relevanz sind.

Eine ähnliche Klassifizierung nimmt Albert (1998) vor, um verschiedene Professionsansätze voneinander abgrenzen zu können. Auch er unterscheidet Professionalisierungstheorien auf der Makro- und der Mikroebene. Auf der Makroebene differenziert er zwischen merkmalsorientierten, prozessualen, funktionalistischen, feministischen und systemischen Ansätze. Die folgende Tabelle zeigt in komprimierter Form die Inhalte ausgewählter Ansätze mit ihren theoretischen Vertretern:

Berufs- und Professionssoziologie

Makroebene	merkmals-orientiert	Professionen zeichnen sich durch bestimmte Merkmale aus (z.B. Professionen erbringen eine Leistung von hohem gesellschaftlichem Nutzen, Professionsmitglieder sind in einem Berufsverband, welcher Standards für Prüfungen und Zulassungen festlegt und die die Interessen der Mitglieder gegenüber Staat und Gesellschaft vertritt).
	z.B. Carr-Saunders (1955); Millerson (1964)	
	prozessual	Der Übergang von Beruf zur Profession zeichnet die Professionalisierung aus. Der Entwicklungsverlauf ist abhängig von der Ausprägung der Dimension des Wissens und der Dimension der Sozialorientierung.
	z.B. Hesse (1972); Hartmann (1972)	
	funktionalistisch	Professionen sind soziale Gruppierungen, die in einer wechselseitigen Beziehung zur Gesellschaft stehen. Von zentraler Bedeutung für alle Berufspositionen ist das Ausmaß ihres systematisierten Wissens. Zentral ist die Idee der Selbstkontrolle, welche die Grundlage für den Vertrag zwischen der Gesellschaft und den Professionen schafft.
	z.B. Parsons (1939); Goode (1972); Daheim (1970, 1973, 1992)	
	macht-theoretisch	Der Prozess der Professionalisierung wird als eine Strategie von Berufen, sich Kompetenzen zu sichern und letztlich ein Monopol zu erreichen. Professionen wird unterstellt, dass es ihnen weniger um die Lösung funktionaler Probleme der Gesellschaft, sondern vielmehr um den Aufbau ihrer spezifischen Machtpotentiale geht. Berufsverbände haben eine zentrale Position inne.
	z.B. Rüschemeyer (1973); Illich (1979)	

Tabelle 2: Professionsforschung auf der Makroebene (Zusammenfassung in Anlehnung an Albert 1998: 25-50).

Die merkmalsorientierten Gesichtspunkte treffen im Fall der Ärzteschaft in Deutschland nicht ganz zu. Die Berufsverbände der Ärzte sind verantwortlich für die berufsständischen Angelegenheiten. Die wissenschaftlichen Gesellschaften des jeweiligen Fachs dagegen regeln die Standards (sog. Facharztstandards) für Prüfungen. Im Fall der Ärzteschaft heißt dies konkret, dass die Regelungen für die Facharztprüfungen zwar in der Bundesärztekammer diskutiert werden, allerdings beschließen die Landesärztekammern die Facharztordnung, nach der angehende Fachärzte geprüft werden. Die Bundesärztekammer ist keine Körperschaft öffentlichen Rechts, die Landeskammern hingegen schon. Daher können die

Facharztprüfungen von Bundesland zu Bundesland mehr oder weniger stark variieren. Auf der Mikroebene lassen sich kompetenzorientierte von subjektorientierten Ansätzen unterscheiden.

Mikroebene	kompetenzorientiert	Wechsel von der von der Professions- zur Handlungskompetenzdebatte. Professionalisierung umfasst sowohl einen ganzen Beruf als auch den einzelnen Professionellen.
	z.B. Glagow et al. (1985); Arnold (1983)	
	subjektorientiert	Im Mittelpunkt dieser Ansätze steht die Person des Professionellen. Da der ‚idealtypische' Professionelle in der Realität nicht anzutreffen ist, geht es in dieser Betrachtungsweise um den Gesamtzusammenhang von Persönlichkeit, Sozialisation und Identität innerhalb des Professionalisierungsprozesses.
	z.B. Luckmann und Sprondel (1972); Bollinger und Hohl (1981)	

Tabelle 3: Professionsforschung auf der Mikroebene (Zusammenfassung in Anlehnung an Albert 1998: 25-50).

2.3.1 Professionsforschung auf der Makroebene

Professionalisierungskonzepte auf der Makroebene beziehen sich vornehmlich auf die gesellschaftlichen Dimensionen von Berufen und beschreiben einen Prozess der zunehmenden Institutionalisierung und Organisierung eines Berufes. Dieser Prozess ist an eine Reihe von Kriterien geknüpft, welche die Berufssituation bestimmen: Ein Beruf kann demzufolge mehr oder weniger professionalisiert sein. Wobei „Das Etikett ‚Professionalität' eine Art Ehrenabzeichen [ist], das man sich – wie jedes Abzeichen – schlecht selber verleihen kann, das man vielmehr angeheftet bekommen muss" (Pfadenhauer 2005a: 9). Littek, Heisig und Lane (2005) gehen allerdings davon aus, dass Professionen ihre Arbeit auf der Basis von exklusivem Wissen in gewissem Maße durchaus selbst kontrollieren. Auch Foucault (1973) machte darauf aufmerksam, dass Mediziner in der Vergangenheit immer ihre berufsständischen Interessen wahrten sowie sozialökonomischen Privilegien erhöhten, um dadurch ein Monopol für ihr theoretisch fundiertes Wissen aufbauen zu können. Freidson (1994) beschreibt diesen Umstand als professionelle Dominanz „professional dominance" (Freidson 1994: 31) und unterscheidet etablierte Professionen, wie Jura und Medizin von technischen Professionen, z.B. Sozialarbeit und Pflege. Carr-Saunders (1955) unterteilt Professionen in old established professions (z. B. Mediziner, Theologen, Juristen), new professions (z. B. Ingenieure, Physiker, Psychologen) und semi-professions (z. B. Krankenschwester, Sozialarbeiter) (Carr-Saunders 1955: 279ff.).

Etzioni (1969) verwendet ebenfalls den Begriff Semi-Professionen und definiert ihn folgendermaßen: „Their training is shorter, their status is less established, there is less of specialized body knowledge and they have less autonomy from supervision or societal control than 'the' professions" (Etzioni 1969: 5). Semi-Professionen, so Freidson, besitzen nur geringe Entwicklungsmöglichkeiten, weil sie stark unter dem Einfluss und in Abhängigkeit der dominanten Professionen stehen (Freidson 1994: 115ff). Zentral für Professionalität ist seiner Ansicht nach die Autonomie des Wissens und des Handelns. Er unterscheidet dabei professionelles Wissen als Spezialwissen von alltäglichen Wissensbeständen. Zugleich differenziert er innerhalb des professionellen Wissens zwischen dem für eine Profession charakteristischen Wissen und spezifischen Fähigkeiten (Freidson 2001). Einige Autoren gehen dazu über, den Begriff Semi-Profession für die Charakterisierung von Berufen der Erziehung und Pflege stärker zu etablieren (z.B. Etzioni 1969; Hesse 1972; Dewe et al. 1986).

Betrachtet man die Berufsgruppe der Pflegekräfte, so stellt man fest, dass es der Pflege seit mehr als einem Jahrzehnt zumindest in Teilbereichen gelingt durch eine nachholende Modernisierung die Professionalisierung voranzutreiben (Elkeles 1997; Jeschke/Dern 1992; Buck/Vitt 1996; Kälble 2008; Pundt 2006). In der Praxis versucht man derzeit pflegespezifische Anamnesen, Pflegevisiten, Pflegediagnosen etc. zu etablieren. Seit den 1990er Jahren hat man durch die Einrichtung der Pflegewissenschaft als wissenschaftliche Disziplin an Fachhochschulen – nach skandinavischem und angelsächsischem Vorbild – versucht, die Akademisierung der Pflege voranzutreiben (Albert 1998). In den letzten Jahren wurden diesbezüglich Weiterbildungsangebote für Gesundheitsberufe an Hochschulen ausgebaut und neue Kompetenzprofile erstellt, z.b. Health-Marketing, Pflegeberatung, Palliative Versorgung, Management im Gesundheitswesen, Case Management und Gesundheitsberatung (Pundt/Matzick 2008; Schaeffer 2008, 2006; Bade-Becker et al. 2003). In skandinavischen und angelsächsischen Ländern wurden bereits seit den 1970er Jahren Qualifikationsmöglichkeiten an Universitäten mit Masterabschluss für Pflegekräfte etabliert (Pundt/Matzick 2008).

Allerdings stellt die Akademisierung noch lange keinen hinreichendes Merkmal für Professionalisierung dar (Behrens 2005). Akademisierung ist professionssoziologisch immer nur als *ein* Teilprozess unter vielen anderen zu betrachten (Sarfatti Larson 1977). Neue Professionen haben Schwierigkeiten, „die angestrebte Rolle angemessen auszufüllen, und nunmehr wird sichtbar, daß die formale Ausbildung gängiger Professionsattribute allein noch keine Garantie für Professionalität darstellt" (Schaeffer 1994: 104). Professionalisierung ist daher nicht nur an eine Akademisierung gebunden, sondern auch an die Verwissenschaftlichung, d.h. mit eigenständiger Forschung an Universitäten:

> „Eine Akademisierung ohne Verwissenschaftlichung erhöht lediglich das Ausbildungs- und Qualifikationsniveau…Der Krankenpflege mangelt es grundlegend an einem eigenständigen Wissen, an Autonomie und an einer klaren Definition ihrer Inhalte. Die derzeitige Akademisierung wirkt sich im Grunde genommen nur auf die Teilprofessionalisierung einer bestimmten Gruppe der Krankenpflegekräfte aus" (Albert 1998: 76).

Doch selbst die Systematisierung von relevanten Wissen im Rahmen einer *neuen* (Pflege-) Wissenschaft ist kein Garant für die Durchsetzung einer exklusiven Zuständigkeit für bestimmte Aufgabenbereiche (Kälble 2008; Bals 2002; Kälble 2005). Wie ich später noch zeigen werde, ist die Pflege trotz zunehmender Verwissenschaftlichung durch das Heilberufgesetz nach wie vor an die ärztliche Diagnose gebunden. Allerdings sind Pflegekräfte für die Pflegetechniken und Pflegeinhalte selbst verantwortlich und somit der Anweisung durch die Pflegedienstleitung unterstellt.

Die Wissenschaftsorientierung mit dem damit verbundenen gesellschaftlichen Prestige von Professionen ist eines der wenigen Kriterien, über die im Diskurs der Professionssoziologie Einigkeit herrscht. Daraus resultiert zwischen Professionsangehörigen und ihren Klienten ein Kompetenz- bzw. Machtgefälle (Meuser 2005). Mintzberg (1979) klassifiziert das Krankenhaus als *Professional bureaucracy'* (s.o.). Auf das Krankenhaus bezogen, übernimmt die Berufsgruppe der Pflegekräfte Hilfsfunktionen für die Berufsgruppe der Ärzteschaft: „Nurses mediate between attendings of chief residents and other residents and students by familarizing themselves with aspects of the patient's chart, taking the patient's temperature, blood pressure, weight, and pulse before medical personnel conduct a history and physical examination" (Cicourel 1990: 226). Viele Autoren (z.B. Annandale 1989; Swick 2000; Lützenkirchen 2004) sind allerdings der Ansicht, dass seit Mitte des 20. Jahrhunderts die medizinische Profession an Macht verloren habe, weil sie sich zunehmend von ihren ursprünglichen öffentlichen und sozialen Zielvorstellungen entfernt habe. Annandale (1989: 611) umschreibt diese Befürchtung als „Proletarianization of the Medical Profession". Auch aktuell wird überlegt, inwiefern Pflegekräfte ärztliche Aufgaben im Krankenhaus übernehmen können und ihnen dies rechtlich zugestanden wird (Böhme 2008; Rausch 2007; Böhme/Hasseler 2006). Der Sachverständigenrat zur Begutachtung der Entwicklung im Gesundheitswesen (2007) erachtet beispielsweise eine veränderte Aufgabenverteilung und engere Kooperation der Gesundheitsberufe als sinnvoll. Innerhalb der Ärzteschaft wird dieser Wandel nicht als Arbeitsentlastung empfunden sondern durchaus als Deprofessionalisierung der Ärzteschaft interpretiert (von Troschke 2008; Lützenkirchen 2004). Der Macht- und Autonomieverlust schlägt sich vor allem in der Vorherrschaft politischer und ökonomischer Interessen im Versorgungssystem und der Modernisierung und Akademisierung der Pflege nieder (Kälble 2008; Pundt 2006; Kälble 2005). Darüber hinaus trägt die zunehmende Informiertheit von Patientinnen und Patienten zum Macht- und Autonomieverlust von Ärztinnen und Ärzten bei. So verliert die Ärzteschaft ihr Wissensmonopol bzw. ihr Expertenwissen, aufgrund der universellen Verfügbarkeit von Informationen im Internet an die Laien (Hoc 2002; Jadad 1999).

Ob eine derzeit beobachtbare Annäherung von Professionellen und Semi-Professionellen auf ökonomische Zwänge oder auf einen wie auch immer gearteten wissenschaftlichen Wandel zurückzuführen ist, gehört nicht zu den zu beantwortenden Fragen im Rahmen dieser Forschungsarbeit. Wichtig ist allerdings, dass sich durch die Veränderung der eben genannten Rahmenbedingungen die Notwendigkeit zur Kommunikation sowohl innerhalb als auch zwischen beiden Berufsgruppen erhöht. Dies impliziert zugleich, dass sich in Zukunft die Interaktion von Ärztinnen und Ärzten sowie Pflegekräften zur Behandlung von Patientinnen und Patienten stärker verdichten muss. Dass bereits jetzt ein gewisses Maß an Umdenken einsetzt, zeigt beispielsweise das Grußwort der Westdeutschen Anästhesietage 2008, die unter dem Motto „Ärzte und Pflegende – gemeinsame Verantwortung für den Patienten" standen:

> „Liebe Kolleginnen und Kollegen im ärztlichen und pflegerischen Bereich, sehr geehrte Damen und Herren,
> verwundert über die Anrede? Der Teamgedanke gewinnt immer mehr an Bedeutung und so erscheint es logisch, dass wir – Ärzte und Pflegende – in gemeinsamen Sitzungen darüber nachdenken, wie wir gemeinsames Wissen, Aufbauen, Handeln und Entscheiden optimieren können. Mit der Delegation ärztlicher Aufgaben an nichtärztliches Personal wollen wir darüber hinaus in einer gemeinsamen berufspolitischen Sitzung auseinandersetzen. Die – wie immer – praxisorientierten Workshops haben wir diesmal so organisiert, dass besonders die Samstagstermine für Ärzte und Pfleger geeignet sind, die wir gleichermaßen ausdrücklich zur Teilnahme ermuntern wollen" (Westdeutsche Anästhesietage 2008: 2).

Nichtsdestotrotz sprechen sich Anästhesistinnen und Anästhesisten im Rahmen der Münsteraner Erklärung (2008) zur Parallelnarkose, die von der Deutsche Gesellschaft für Anästhesiologie und Intensivmedizin (DGAI) und vom Berufsverband Deutscher Anästhesisten (BDA) gemeinsam herausgegeben wurde, sehr deutlich gegen die Ausweitung der Befugnisse des Anästhesieassistenzpersonals aus – vor allem im Hinblick auf die rechtliche Verantwortung und Sicherheit der Patientinnen und Patienten.

2.3.2 Professionsforschung auf der Mikroebene

Neben den Professionsansätzen auf der Makroebene, gibt es in letzter Zeit verstärkt die Tendenz, sich kompetenz- und subjektorientierten Aspekten von Professionen zuzuwenden, welche auf der Mikroebene, den individuellen Akteuren selbst, angesiedelt sind. Im Rahmen dieser beiden Ansätze ist Wissenschaftlichkeit ebenfalls ein bedeutsames Element von Professionen. Professionalität, so Swick (2000), bedeutet heutzutage vor allem, wissenschaftliches Expertenwissen als Dienstleistung anzubieten. Darüber hinaus spielt auf der Mikroebene die Professionssozialisation eine zentrale Rolle, weil hier das Augenmerk auf den Zusammenhang von Persönlichkeit, Sozialisation und Identität innerhalb des Professionalisierungsprozesses gerichtet wird (Albert 1998). Von der Persönlichkeit her verschmilzt der Professionelle durch die Sozialisation dermaßen mit seiner Tätigkeit, dass er Arbeit und Freizeit nicht mehr strikt voneinander trennt und diese dadurch identitätsprägend ist.

„Im Zuge der professionellen Sozialisation wird dem Novizen – über die spezifischen technischen Fertigkeiten und fachlichen Kenntnisse hinaus – Verantwortungsbewusstsein und eine paternalistische Haltung gegenüber seiner Klientel vermittelt. Arbeits- bzw. Leistungsideal ist die umfassende, ganzheitliche Problembewältigung, die wiederum darauf rekurriert, dass der Professionelle über mehr verfügt als ‚nur' über technisches und instrumentelles Spezialwissen – nämlich über ein systematisiertes und zertifiziertes – Expertenwissen" (Pfadenhauer 2005b: 10).

Deutlich wird hier, dass vor allem kognitive Fähigkeiten der professionellen Akteure einen zentralen Stellenwert haben. Da diese kognitiven Fähigkeiten auch bei der Untersuchung Wissenstransfers eine zentrale Rolle spielen, wird nachfolgende kurz auf die Ansätze der Professions- bzw. Berufssozialisation eingegangen. Beiden Ansätzen liegen ähnliche Annahmen zugrunde und werden meist undifferenziert verwendet. Insgesamt wird im empirischen Teil zu überprüfen sein, ob sich der Wissenstransfer bei Ärztinnen bzw. Ärzten und Pflegekräften grundlegend voneinander unterscheidet.

2.4 Berufssozialisation

Im Rahmen der Forschung zur Berufssozialisation wird zwischen der Sozialisation *für* den Beruf und *durch* den Beruf unterschieden (Bammé et al. 1983; Walter 1995). Zunächst findet gewissermaßen eine vor-berufliche Sozialisation durch die Familie, Freunde und die Schule statt. Diese mündet in die erste Berufswahl. Die Sozialisation durch den Beruf führt dann zu persönlichkeitsprägenden Erfahrungen durch den Arbeitsprozess. Diese Form der Sozialisation prägt einen berufsspezifischen Habitus:

> „Ein Arzt unterliegt zum Beispiel aufgrund seiner sozialen Herkunft, seiner (gehobenen) schulischen und universitären Laufbahn einer anderen beruflichen Sozialisation als zum Beispiel eine Krankenschwester, welche nur über eine mittlere schulische Laufbahn und eine im Vergleich wesentlich kürzere Berufsausbildung verfügt" (Albert 1998: 56).

Doch auch im Beruf selbst finden durch verschiedene Anforderungen und Möglichkeiten Sozialisationsprozesse statt, so dass Berufssozialisation als lebenslanger Prozess verstanden werden sollte (Bammé et al. 1983), der in Interaktion mit anderen Akteuren stattfindet (Grundmann 2006).

Zur Verdeutlichung des kognitiven Sozialisationsprozesses dient an dieser Stelle das fünfstufige Entwicklungskonzept von Dreyfus und Dreyfus (1988). Mit Hilfe des Modells lassen sich auch allgemeine organisationale Sozialisationseffekte beschreiben. Sie konstruieren ein Stufenmodell, bei dem auf dem Weg vom Novizen zum Experten bestimmte Fähigkeiten entwickelt werden, die es dem Experten ermöglichen, völlig intuitiv zu handeln.

know how	Expertentum (Expertise)
	Gewandtheit (Proficiency)
knowb that	Kompetenz (Competence)
	Fortgeschrittener Anfänger (Advanced Beginner)
	Neuling (Novice)

Abbildung 3: Novizen und Experten (in Anlehnung an Dreyfus/Dreyfus 1988).

Das Modell unterliegt einer Progression, d.h. ein Akteur lernt – ähnlich wie bei der Typisierung von Berger/Luckmann (2004; s. Kap 4.1) – zunächst am besten, wenn er novizenhaft Regeln befolgt und diese in Situationen 1:1 anwendet. Später als fortgeschrittener Anfänger, Kompetenter und Gewandter schafft es der Akteur, bestimmte Aspekte auszuwählen, bis seine besten Leistungen schließlich durch Erfahrungen und das intuitive Erkennen von Ähnlichkeiten ihn zum Experten auf einem bestimmten Gebiet – sowohl beruflich als auch möglicherweise privat – auszeichnen (vgl. Dreyfus/Dreyfus 1988: 60). Die ersten vier Stufen sind durch analytische Fähigkeiten der Organisationsmitglieder gekennzeichnet, bei der letzten Stufe kommt Intuition als entscheidender Faktor hinzu. Der Experte besitzt die Fähigkeit zum holistischen Erkennen von Ähnlichkeiten. Novizen hingegen orientieren sich an festen Regeln, die kontextunabhängig angewendet werden können. Handlungssicherheit wird durch die strikte Einhaltung der Regeln gewonnen, daher ist das Verhalten unflexibel.

Cicourel (1990: 225) bezieht sich in seinen Ausführungen zwar nicht direkt auf den Ansatz von Dreyfus und Dreyfus, nichtsdestotrotz beschreibt das Verhalten von Novizen in Krankenhäusern am Beispiel von angehenden Ärztinnen und Ärzte folgendermaßen sehr treffend: „Novices take more time to interview a patient and conduct a physical examination and the kinds of information elicited will vary considerably". Strukturen werden in diesem Stadium lediglich reproduziert. Fortgeschrittene Anfänger beziehen die konkrete Situation, in der gehandelt werden soll, mit ein. Es können kontextbezogene Ziele genannt werden, unterschiedliche Wege werden in Betracht gezogen, um die Ziele zu erreichen. Auf der Stufe der Kompetenz werden dann hierarchisch geordnete Verfahren benutzt, um ein Problem zu lösen. Der Gewandte meistert komplexe Situationen mit vielen Alternativen, indem er umfassend analysiert: „designated experts must be aware of their activities" (Cicourel 1990: 225). Experten schließlich verfügen über automatisierte Routinen, d.h. sie entscheiden und handeln in großem Maß rein intuitiv. In Anlehnung an Abbott (1992) beschreibt Schubert (2008: 147) professionelles ärztliches Handeln folgendermaßen: „Während am Anfang (Diagnose) und zum Ende (Behandlung) des ärztlichen Tuns noch relativ klare, formelartige Arbeitsschritte vorherrschen, sind in der Mitte des ‚Spiels' professionelles Wissen, Patientenbesonderheiten und Zufälle durch undurchsichtig miteinander verwischt. Unter den Bedingungen von unzureichender Information und Zeitknappheit die ‚richtigen' Rückschlüsse zu ziehen, ist eines der zentralen Elemente professionellen ärztlichen Handelns".

Das Konzept von Dreyfus und Dreyfus (1988) bietet für die Untersuchung des Wissenstransfers den entscheidenden Vorteil, dass hiermit kognitive Sozialisationseffekte unabhängig von der Zugehörigkeit einer Berufsgruppe bzw. Profession beschrieben werden können. Damit im Kontext dieser Arbeit erstens die Professionalisierungsbestrebungen der Pflegekräfte in den letzten Jahrzehnten hinreichend gewürdigt werden, werden Ärztinnen bzw. Ärzte und Pflegekräfte im Krankenhaus im Folgenden professionsneutral mit dem Begriff Berufsgruppe unterschieden.

2.5 Zusammenfassung

Zusammenfassend lässt sich sagen, dass allein die Zusammenschau dieser soziologisch orientierten Forschungsarbeiten zum Krankenhaus zeigt, dass sich und vor allem wie sich die forschungstheoretische Annäherung an die Organisation Krankenhaus im Laufe der Zeit gewandelt hat. Dies zeigt nicht nur die Veränderungen soziologischer Interessenlagen. Die verschiedenen Ansätze zeugen auch von einer bemerkenswerten Vielfalt soziologischer Forschungsmöglichkeiten im Krankenhaus. Allerdings ist das Krankenhaus als Forschungsobjekt seit längerer Zeit – im Gegensatz zur internationalen Forschung – aus dem Blick deutscher soziologischer Forschung geraten (Schubert 2006). Neben diesem Manko wurde soziologische Forschung zum Thema Krankenhaus in der Vergangenheit vornehmlich als Forschung in allgemeinen bzw. somatischen Krankenhäusern betrachtet. Die soziologische Erforschung psychiatrischer Krankenhäuser ist bislang – mit wenigen Ausnahmen (z.B. Schulz/Behrens 2006) – verhältnismäßig stiefmütterlich behandelt worden und ist daher als ein blinder Fleck der Krankenhaussoziologie zu bezeichnen. Diese Arbeit soll ein erster Ansatzpunkt sein, diese Forschungslücke in Teilen zu schließen.

Es lässt sich weiter festhalten, dass sich soziologische, insbesondere interaktionsbasierte, Forschung zum Krankenhaus bislang im Wesentlichen auf das Arzt-Patientenverhältnis sowie Mensch-Maschinen Interaktionen bezog. Wie aus den soeben skizzierten älteren und jüngeren Ansätzen soziologischer Forschung zum Krankenhaus wird deutlich, dass sich die interprofessionelle Kooperation zwischen Medizin und Pflege als *das zentrale* Problem der internen Organisation des Krankenhauses darstellt (vgl. Siegrist 1978; Feuerstein 1993; Henning et al. 1998; Greenfield 1999; Schmerfeld/Schmerfeld 2000; Grahmann/Gutwetter 1996; Stratmeyer 2002; Lorenz 2000; Benner et al. 2000). Diagnostiziert wird ein Kommunikations- und Kooperationsproblem zwischen Ärzteschaft und Pflegekräften. Allerdings wurde der Einfluss unterschiedlicher organisationaler Rahmenbedingungen, die auf den Wissenstransfer von Ärzteschaft und Pflegekräften im Krankenhausalltag wirken, in der Vergangenheit noch nicht erforscht.

Im empirischen Teil der Arbeit muss daher überprüft werden, ob es hinsichtlich des Wissenstransfers aufgrund der soeben skizzierten Differenzen Unterschiede zwischen der Berufsgruppe der Ärztinnen bzw. Ärzte und der Berufsgruppe der Pflegkräfte gibt. Zusätzlich muss geprüft werden, ob die Berufssozialisation in psychiatrischen und allgemeinen Krankenhäusern Auswirkungen auf den Wissenstransfer hat. Darüber hinaus gilt es zu untersuchen, ob kognitive Sozialisationseffekte (Novize vs. Experte) innerhalb beider Berufsgruppen Einfluss auf den Wissenstransfer haben. Etwa, ob der Wissenstransfer bei Pflegekräften eher im informellen Rahmen abläuft und der Wissenstransfer innerhalb der Ärzteschaft stärker in institutionalisierten Formen, wie Tagungen, durch Fachliteratur etc. stattfindet, weil sie in diese Formen der Wissenserweiterung durch ihre Ausbildung hineinsozialisiert wurden.

Da der Fokus dieser Arbeit auf die Voraussetzungen des Wissenstransfers der beiden Berufsgruppen Ärzteschaft und Pflegekräfte im Krankenhaus gerichtet ist, welches die Besonderheiten der beiden Krankenhaustypen einbezieht, geht es im folgenden Kapitel zunächst um die Darstellung des Diskurses zum Wissenstransfer sowie der zugrunde gelegten Definition des Wissenstransferbegriffs.

3 Wissenstransfer

Wissenstransfer stellt ein Mehrebenenphänomen dar. Wissenstransfer findet nicht nur *in* und *zwischen* Organisationen statt, sondern er findet vor allem zwischen Individuen statt. Wie auch andere wissenschaftliche Diskurse, so unterliegt auch der Diskurs zum Wissenstransfer immer dem Erkenntnisstand der Zeit. In diesem Zusammenhang ist das Verständnis über Wissen besonders elementar. Die vorherrschenden Paradigmen zum Wissensbegriff beschränkten sich in der Vergangenheit nicht nur auf eine Disziplin, sondern sie speisten sich stets aus anderen Disziplinen. So gründet sich das Verständnis zum Begriff Wissen in der Verhaltensphysiologie, Psychologie, Biologie, Philosophie, Soziologie und in jüngster Vergangenheit auch in der Ökonomie. Bevor in diesem Kapitel die verschiedenen Facetten des Wissenstransfers näher betrachtet werden, geht es zunächst erst einmal darum, sich Klarheit über den Wissensbegriff zu verschaffen.

3.1 Lerntheoretische Differenzierungen

In der bisherigen Forschung zum Wissensbegriff herrschen drei grundlegende Sichtweisen zum Begriff *Wissen* vor:

- behavioristische,
- kognitivistische und
- konstruktivistische Ansätze.

Die drei Ansätze zum Verständnis von Wissen sind im Kern Lerntheorien und spiegeln eine chronologische Entwicklung von Überlegungen wider, die zu ihrer jeweiligen Blütezeit von anderen wissenschaftlichen Disziplinen rezipiert und weiterentwickelt wurden.

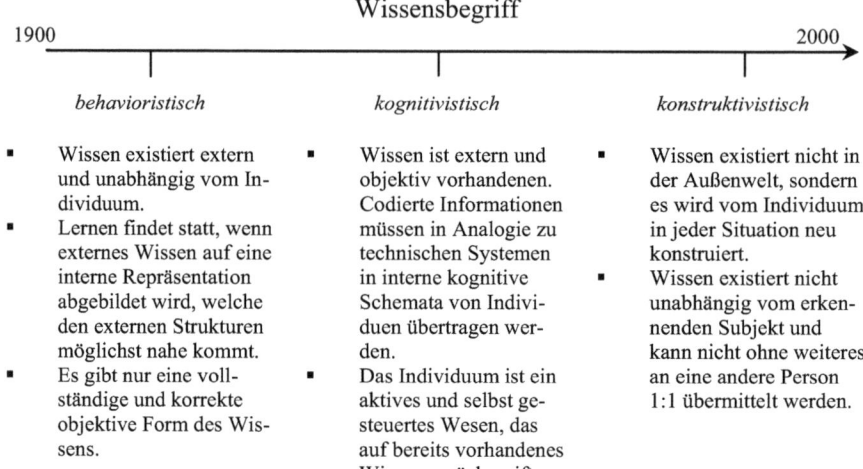

Abbildung 4: Theoretische Zugänge zum Wissensbegriff (eigene Darstellung).

Bevor nachfolgend ein vornehmlich konstruktivistischer Wissensbegriff zugrunde gelegt wird, werden zunächst behavioristische und kognitivistische Grundpositionen kurz dargestellt.

Der Behaviorismus lässt sich in seiner Grundposition dem Objektivismus zuordnen. Behaviorismus bezeichnet eine Richtung der Psychologie, deren Begründer der Amerikaner John B. Watson (1913) war. Wissen wird hier als etwas angesehen, das extern und unabhängig vom Individuum existiert: „"...meaning is something that exists in the world quite aside from experience" (Duffy/Jonassen 1992: 2). Der Behaviorismus betrachtet den Menschen als ein eher passives und fremd gesteuertes Wesen, welches durch äußere Reize lernt (vgl. Euler 1992: 45). Das Gehirn wird von den Behavioristen als *black box* aufgefasst, d.h. die internen Prozesse, die zum Lernen führen, werden beim Behaviorismus außer Acht gelassen. Wenn das Gehirn einen Reiz erhält, reagiert es deterministisch darauf. Es geht also nicht um bewusste Steuerungsprozesse durch das Individuum, sondern um eine Verhaltenssteuerung von außen (Baumgartner/Payr 1994: 101). Da auf bestimmte Reize oder Stimuli bestimmte Verhaltensreaktionen – auch Response genannt – folgen, wird von einem Stimulus-Response-Modell (S-R-Modell) gesprochen. Lernen wird durch eine Veränderung des Verhaltens definiert und ist nach Ansicht der Behavioristen im Wesentlichen durch Bestrafung und Belohnung steuerbar. Gelernt wird nach diesem Verständnis, wenn externes Wissen auf eine interne Repräsentation abgebildet wird, welche den externen Strukturen möglichst nahe kommt. Daher gibt es nur eine vollständige und korrekte objektive Form des Wissens. Behavioristische Grundsätze sind auch in soziologische Überlegungen eingeflossen, so etwa in die verhaltenstheoretische Soziologie, wie sie von Homans (1950) vertreten wird.

Im Gegensatz zu der behavioristischen Position spielen Denk- und Verstehensprozesse der Lernenden/Individuen beim Kognitivismus eine zentrale Rolle. Dieser Unterschied war so bedeutsam, dass er in den 1960er Jahren unter dem Stichwort *kognitive Wende* bekannt wurde, deren bekanntesten Vertreter Piaget (1966) und Gagné (1965) sind. Lernen wird unter kognitiver Perspektive als Informationsverarbeitungsprozess betrachtet, wobei das Hirn als ein informationsverarbeitendes Gerät, in etwa wie es der Computer ist, betrachtet wird (vgl. Baumgartner/Payr 1994: 105). Lernende haben dabei die Aufgabe, die kodierten Informationen in ihre internen kognitiven Schemata zu übertragen. Erkennbar sind im Kognitivismus daher auch durchaus objektivistische Züge, da von einem extern und objektiv vorhandenen Wissen ausgegangen wird, welches als *Eingabe* vom Gehirn des Lernenden – in Analogie zu technischen Systemen – verarbeitet wird und daraus *Ausgaben* generiert. Dennoch wird der Mensch beim Kognitivismus als ein aktives und selbst gesteuertes Wesen aufgefasst, das in Lernsituationen auf bestimmte Einstellungen, Erfahrungen, Ziele und bereits vorhandenes Wissen zurückgreift. Diese Komponenten bieten dem Individuum Handlungskompetenz, die als seine subjektiven Erfahrungsstrukturen (vgl. Euler 1992: 45) bezeichnet werden können. Wissen bedeutet im Kognitivismus, dass ein adäquater Verarbeitungsprozess innerhalb des Individuums stattfindet. Problemlösendes

Denken steht hierbei im Vordergrund. Überdies werden beim Kognitivismus – im Gegensatz zu behavioristischen Überlegungen – individuelle Differenzen auf Seiten der Lernenden anerkannt. Handeln ist daher die Folge von Reizen (positiv / negativ) und Reaktionen. Einen zusammenfassenden Überblick der Vertreter kognitivistisch geprägter organisationssoziologischer Ansätze geben von Krogh und Roos (1995). So sind in diesem Zusammenhang neben Chomsky (1972) und March und Simon (1958) auch die Ansätze von Goldman (1986) und Minsky (1986) als Vertreter einer kognitiven Sichtweise zu nennen.

Der Konstruktivismus nimmt eine entscheidende Akzentverschiebung in der Theoriedebatte vor. Der konstruktivistische Ansatz basiert auf einer erkenntnistheoretischen Grundposition, deren Ursprung vor allem in der Biologie und Philosophie zu suchen ist und deren Tragweite bis in die Sozialwissenschaften reicht. Prominente Vertreter dieses Ansatzes sind Maturana und Varela (1980), von Foerster (1985) und Watzlawick (1985). Die Wirklichkeit wird nach der Position des Konstruktivismus subjektiv erfunden bzw. konstruiert und lässt sich – im Gegensatz zu ontologischen Auffassungen – nicht objektiv entdecken.

Neo: „*Das hier ist nicht wirklich?*"
Morpheus: „*Was ist die Wirklichkeit? Wie definiert man das, Realität? Wenn Du darunter verstehst was Du fühlst, was Du riechen, schmecken oder sehen kannst, ist die Wirklichkeit nichts weiter als elektrische Signale interpretiert von Deinem Verstand.*"

Abbildung 5: Szene aus dem Film Matrix 1999, Min. 35:08ff.

Mit seiner Betonung der aktiven subjektiven Interpretation und Konstruktion bildet der Konstruktivismus eindeutig die Gegenposition zum Objektivismus.

Es lassen sich insgesamt drei verschiedene konstruktivistische Grundrichtungen unterscheiden (Kieser 2001: 297), wobei die letzten beiden für die nachstehenden Überlegungen relevant sind: Erstens Ansätze des radikalen Konstruktivismus, welche auf die Biologen Maturana und Varela (1980) zurückgehen und den menschlichen Erkenntnisprozess als operativ geschlossenes System beschreiben, zweitens sozialkonstruktivistische Ansätze (Berger/Luckmann 2004), welche versuchen die postmoderne Philosophie auf die Organisationsforschung zu übertragen und drittens kognitive Ansätze. Kognitive konstruktivistische Ansätze (z.b. Ausubel 1968; Bruner 1961) gehen davon aus, dass das Verhalten von Individuen durch subjektive Annahmen über Regeln und Zusammenhänge gesteuert wird.

In konstruktivistisch orientierten Theorien wird davon ausgegangen, dass das Gehirn ein informationell geschlossenes System ist, das auf zirkulärer Kausalität beruht und autonom strukturdeterminiert ist (Baumgartner/Payr 1999: 107 f.). Konstruktivistische Lehr- und Lernprozesse werden seit geraumer Zeit im Bereich der Lernpsychologie und der Mediendidaktik diskutiert (Kerres 2001; Schulmeister 2002). Wissen soll dabei nicht passiv vom Lernenden rezipiert, sondern aktiv konstruiert werden. Entscheidend ist, dass Wissen nicht in der Außenwelt (im systemtheoretischen Sinne: Umwelt) existiert, sondern dass es vom Individuum konstruiert wird und das in jeder Situation neu. Wissen existiert nicht unabhängig vom erkennenden Subjekt und kann nicht ohne weiteres an eine andere Person 1:1 übermittelt werden (vgl. Schulmeister 2002: 73f). Die eigenen Vorerfahrungen der Lernenden spielen bei der Aufnahme und Verarbeitung einen wichtigen Part. Lernen gilt besonders dann als effektiv, wenn es in einer möglichst authentischen und interaktiven Lernumgebung stattfindet, weil dies den Lerneffekt fördert (Geldermann/Spieß 2001). Handlungen stehen im Vordergrund dieser Lerntheorie und Handeln kann nur in einem sozialen Kontext stattfinden. Lernen sollte demnach möglichst kontextuell gebunden oder situiert sein (vgl. Geldermann/Spieß 2001: 75). Bezogen auf Lehr- und Lernarrangements bedeutet dies, dass das neu erworbene Wissen in möglichst unterschiedlichen Situationen angewendet werden sollte. Kerres und de Witt (2002: 9) fassen die Anforderungen an ein konstruktivistisches orientiertes Lernszenario folgendermaßen zusammen:

- Lernen basiert auf der eigenständigen, aktiven Auseinandersetzung eines Individuums.
- Lerninhalte sind in größere, sinnhafte Einheiten zu strukturieren, damit der Lernstoff im Zusammenhang erfasst werden kann.
- Lernen geschieht in der aktiven Auseinandersetzung mit komplexen, authentischen Aufgabenstellungen.
- Lernförderlich ist die Konfrontation mit verschiedenen Sichten eines Problems.
- Lernen erfordert die Einbettung in einen sozialen Kontext und die Teilhabe an einer Gemeinschaft von Experten und Expertinnen.

Betrachtet man die im Rahmen dieser Arbeit im Vordergrund stehende Organisation Krankenhaus, so wird an dieser Stelle deutlich, dass Ärzte bzw. Ärztinnen und Pflegekräfte in ihrer Ausbildung beispielsweise durch Hospitationen, Famulatur und Pflichtpraktika oftmals situiert lernen. Eine der theoretischen Prämissen dieser Arbeit liegt daher in einem konstruktivistischen Verständnis des Wissensbegriffes. Wie später gezeigt wird, gehen die Prinzipien des Konstruktivismus in die hier gewählte Operationalisierung des Wissenstransfers ein.

3.2 Organisationstheoretische Differenzierungen

Neben der zuvor vorgenommen Betrachtung des Wissensbegriffes aus der Retrospektive der Lerntheorien sind im Kontext dieser Arbeit zwei weitere konstruktivistisch geprägte Grundannahmen von Wissen relevant. Wissen wird zum einen gegenüber Information und Daten (Aamodt/Nygård 1993; Willke 1998) abgegrenzt und zum anderen wird zwischen implizitem und explizitem Wissen unterschieden (Nonaka/Takeuchi 1995). Beide Ansätze haben einen entscheidenden Beitrag für die Forschung und Praxis zum Thema Wissensmanagement geliefert.

Der Diskurs zum Thema Wissensmanagement ist interdisziplinärer ausgerichtet. Hauptvertreter der Wissensmanagementansätze sind in den Wirtschaftswissenschaften (z.B. Probst et al. 1997; Pawlowsky 1998; North 2003), in der Informatik (z.B. Herrmann et al. 2004; Gronau 2005; Lehner 2000) und in der Organisationsforschung zu finden (z.B. Wilkesmann/Rascher 2005; Howaldt et al. 2005). Allen Ansätzen gemeinsam ist, dass Ziel, Lern- und Wandlungsprozesse des Wissens einerseits innerhalb andererseits auch zwischen Organisationen initiiert und arrangiert werden sollen, wobei Wissenstransfer zu einer der „...schwierigsten und am meisten unterschätzen Aufgaben im Wissensmanagement..." (von Krogh/Köhne 1998: 236) zählt.

3.2.1 Daten, Informationen, Wissen

Mit einer einheitlichen Definition von Wissen hat man sich im organisationstheoretischen Diskurs in der Vergangenheit schwer getan. Durchgesetzt hat sich mittlerweile eine Eingrenzung des Wissensbegriffs, wie sie Aamodt und Nygård (1995) aufgrund der uneinheitlichen Verwendung differenzieren. Sie unterscheiden die Begriffe Daten von Informationen und Informationen wiederum von Wissen. Luhmann (1987) unterscheidet zwischen Informationen und Sinn: „Information reduziert Komplexität insofern, als sie eine Selektion bekannt gibt und damit Möglichkeiten ausschließt" (Luhmann 1987: 103). Weiter heißt es „Wenn Sinn und Information als evolutionäre Errungenschaft zur Verfügung stehen, kann mithin eine eigene Sinnevolution in Gang kommen, die ausprobiert, welche Schemata der Informationsgewinnung und -verarbeitung sich in ihren Anschlußqualitäten (vor allem prognostisch und handlungsmäßig) bewähren." (Luhmann 1987: 104). Aamodt und Nygård verstehen in ihrem Ansatz unter Daten, Informationen und Wissen Folgendes (s. Tab. 4):

Data are syntactic entities	Data are patterns with no meaning; they are input to an interpretation process, i.e. to the initial step of decision making.
Information is interpreted data	Information is data with meaning; it is the output from data interpretation as well as the input to, and output from, the knowledge-based process of decision making.
Knowledge is learned information	Knowledge is information incorporated in an agent's reasoning resources, and made ready for active use within a decision process; it is the output of a learning process.

Tabelle 4: Daten, Information, Wissen (Aamodt/Nygård 1995: 197).

Unter *Daten* ist gewissermaßen der Rohstoff zu verstehen, welcher in Form von Zahlen, Texten oder Symbolen repräsentiert wird. Bezogen auf das Krankenhaus wäre dies zum Beispiel ein Erythrozytenwert von 3,9 *10^{12}/l bei einer Patientin. Zur *Information* werden diese Daten aber erst, wenn sie für eine Person eine gewisse Relevanz besitzen, d.h. Erythrozyten haben die Aufgabe den Sauerstofftransport im Blut sicherzustellen. Der Erythrozytenwert wird gemessen in der Anzahl der roten Blutkörperchen pro Liter Blut.

Informationen, die in einen zweiten Kontext von Relevanzen eingebunden sind, kann man dann als *Wissen* bezeichnen (vgl. Minssen 2006: 213ff; Herrmann/Kienle 2004; Wilkesmann 2005). Der Normalwert für Erythrozyten bei Frauen liegt zwischen 4,1 und 5,1 *1012/l. Verfügt der Körper, wie in diesem Fall, über zu wenige rote Blutkörperchen, leidet die Patientin unter einer Blutarmut (Anämie) und muss entsprechend behandelt werden.

„Wissen stützt sich auf Daten und Informationen, ist im Gegensatz zu diesen jedoch immer an Personen gebunden. Es wird von Individuen konstruiert und repräsentiert deren Erwartungen über Ursache-Wirkungs-Zusammenhänge" (Probst et al. 1999: 46).

Informationen sind also interpretierte Daten in Form von Symbolen und Zeichen. Dieser Interpretationsprozess beinhaltet die Integration der aufgenommenen Information in vorhandenes Wissen, so dass wiederum neues Wissen entsteht. Der Pfeil im Schaubild (s. Abb. 6) ist daher sowohl nach oben, als auch nach unten gerichtet. Denn nur durch entsprechendes Vorwissen kann entschieden werden, ob es sich um brauchbare Informationen handelt.

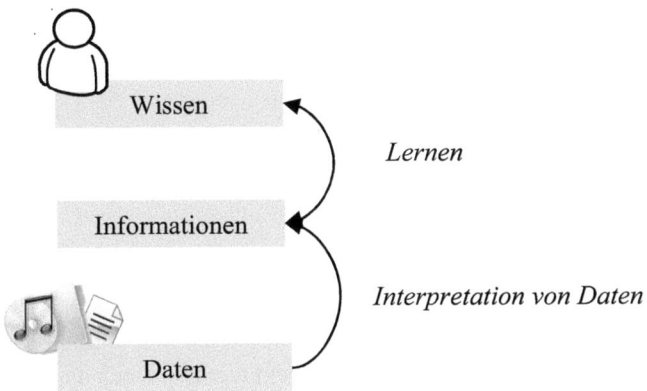

Abbildung 6: Daten, Information, Wissen (eigene Darstellung).

Die eben skizzierte Unterscheidung zwischen Daten, Information und Wissen wird ebenfalls im Ansatz des *Systemischen Wissensmanagements* von Willke (1998) vorgenommen. Individuelles Wissen wird dabei als das Ergebnis von individuellen Lernprozessen (Willke 1998) betrachtet. Wissen wird daher auch als die Summe der Kenntnisse und Fähigkeiten aufgefasst, die Individuen zur Lösung von Problemen verwenden. Darunter fallen sowohl theoretische Erkenntnisse als auch praktische Alltagsregeln und Handlungsanweisungen. Wissen kann aber nicht nur als Ergebnis, sondern ebenfalls als Prozess betrachtet werden. Den Prozess der Integration von Informationen in bestehendes Wissen fassen Aamodt und Nygård unter dem Begriff Lernen zusammen (s. Abb. 6).

Festzuhalten bleibt, dass Vorwissen eine notwendige Voraussetzung dafür ist, damit aus Daten Informationen werden, um daraus wiederum neues Wissen gewinnen zu können. Wenn im empirischen Teil dieser Arbeit nach Wissenstransfer gefragt wird, dann wird er immer als der von der befragten Person wahrgenommene Wissenstransfer operationalisiert. Nur die befragte Person selbst kann entscheiden, ob sie etwas gelernt hat oder Wissen versucht hat zu vermitteln. Die *objektive* Weitergabe von Daten oder Informationen sagt demnach noch nichts über Wissenstransfer aus.

3.2.2 *Wissensinteraktion*

Nonaka und Takeuchi (1995) unterscheiden in Anlehnung an Polanyi (1967) zwei grundlegende Arten von Wissen: implizites und explizites Wissen. Wissen wird oftmals als etwas Formales, Systematisches und somit Explizites aufgefasst. Explizites Wissen kann in Worten und Zahlen ausgedrückt werden. Doch das mit Hilfe von Daten, wissenschaftlichen Formeln, festgelegten Verfahrensweisen oder universellen Prinzipien fassbare Wissen stellt gewissermaßen nur die Spitze des Eisbergs dar. Wissen wird von Nonaka und Takeuchi daher als etwas hauptsächlich Implizites gesehen (Nonaka/Takeuchi 1995). Bezieht man diese Definition auf die zuvor gemachte Unterscheidung zwischen Daten, Information und Wissen, so handelt es sich im Fall von explizitem Wissen im Grunde genommen um Daten. Implizites Wissen ist das persönliche Wissen eines Individuums. Dieses Wissen reicht von subjektiven Eindrücken und Intuitionen bis hin zu tief verankerten Handgriffen. Erst beim Erklären von Handlungen beispielsweise kann implizites zu explizitem Wissen umgewandelt werden. Wissen muss – im Gegensatz zu Informationen, welche in expliziter Form vorliegen – durch Kommunikation und Interaktion auf individueller Ebene rekonstruiert werden. Explizites Wissen ist daher ohne die implizite Dimension Wissen unvorstellbar (vgl. Neuweg 1999: 318). Im Umkehrschluss bedeutet dies, dass sich beide Wissensarten gegenseitig bedingen.

Neuweg (1999) hat darauf aufmerksam gemacht, dass Polanyi selbst den Begriff des impliziten Wissens selten verwendet hat. Polanyi spricht vielmehr von „knowing" als von „knowledge". Er unterstellt der impliziten Dimension des Wissens eine Zweigliedrigkeit und unterscheidet zwischen zwei Bewusstseinsebenen: dem unterstützenden und dem zentralen Bewusstsein. Wenn die Wahrnehmung des zentralen Bewusstseins auf das unterstützende Bewusstsein gelenkt wird, beispielsweise ein Redner sich auf die Grammatik statt auf die Rede selbst fokussiert, dann wirkt die Ausführung der Handlung ungeschickt. „Im Zusammenhang mit der Ausführung einer Tätigkeit heißt das, dass wir eine Reihe von Einzelheiten wissen, ohne imstande zu sein, diese zu identifizieren" (Renzl 2003: 39). Polanyi hat dies mit dem viel zitierten Satz „we can know more than we can tell" (Polanyi 1967: 4) umschrieben. Auch wenn Nonaka und Takeuchi Polanyis Konzept der impliziten Dimensionen des Wissens anders interpretiert haben, so haben sie implizites Wissen erstmals auf die Organisation angewandt und dadurch die Aufmerksamkeit auf eine, bis dahin kaum wahrgenommene, Ressource in Organisationen gelenkt. Den wechselseitigen Übergang zwischen implizitem und explizitem Wissen betrachten Nonaka und Takeuchi als entscheidenden Wettbewerbsvorteil einer Organisation und haben damit gleichzeitig die zentrale Herausforderung des Wissensmanagements benannt. Allerdings muss man sich genauer anschauen, auf welcher Ebene Wissen generiert bzw. transferiert wird.

3.3 Ebenen des Wissenstransfers

Seit geraumer Zeit wird dem Thema Wissenstransfer innerhalb und zwischen Organisationen mehr und mehr Aufmerksamkeit geschenkt, was sich letztendlich auch an einer ständig steigenden Zahl von internationalen Publikationen zu diesem Thema manifestiert (van Wijk et al. 2008). Im Kontext der Organisationsforschung versteht man unter Wissenstransfer vor allem, dass das Wissen, welches in den Köpfen der Akteure vorhanden ist, in eine organisationale Wissensbasis überführt werden soll, damit daraus neues Wissen entstehen kann. Der Begriff Transfer impliziert von seiner ursprünglichen Bedeutung her allerdings nicht unbedingt die Erschaffung neuer Strukturen und neuen Wissens. Vom Begriff her geht es vielmehr um die Anwendung schon vorhandener Strukturen auf neue Gegebenheiten (Messner 1978). Schaut man sich die geführten Diskurse zum Wissenstransfer genauer an, so muss an dieser Stelle festgehalten werden, dass das Verständnis über den Transfer von Wissen ebenfalls den oben chronologisch skizzierten Paradigmen unterlag: In den 1960er Jahren ging man davon aus, dass Wissen ohne Verlust oder Veränderung transferierbar ist: „...the understanding of knowledge, based on the assumption that knowledge may be transferred from one context to another, without being transformed by this transfer" (Krücken et al. 2007: 681). Überträgt man diesen Begriff auf den Transfer von Wissen, so geht es primär um die Übertragung von Informationen, nämlich von einer Ursprungssituation, -organisation, -gruppe oder -person auf eine neue Situation, Organisation, Gruppe oder Person. Deutlich wird dies auch an dem von Schneider beschriebenen Paketmodell (Schneider 1996: 17ff), welches das Wissen eines Akteurs ohne Verlust zum nächsten transferierbar erscheinen lässt. Wie schon aus den zuvor gemachten Grundannahmen hervorgeht, ist es allerdings nicht möglich Wissen wie ein Objekt von A nach B zu transportieren (s. Abb. 7).

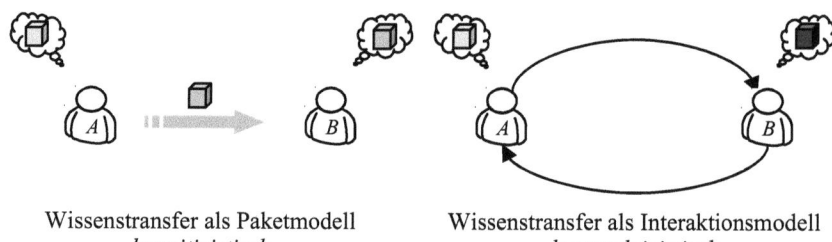

Wissenstransfer als Paketmodell *kognitivistisch*   Wissenstransfer als Interaktionsmodell *konstruktivistisch*

Abbildung 7: Wissenstransfermodelle (in Anlehnung an Schneider 1996: 19).

In jüngeren Ansätzen wird Wissenstransfer daher häufig als Interaktion zwischen implizitem und explizitem Wissen definiert (z.B. Nonaka/Takeuchi 1995). Es bleibt allerdings zu berücksichtigen, dass jede Form von Sprache – ergo Explizierung – eine Vereinfachung bzw. eine Abstraktion von Erlebtem bedeutet. Wissen kann also nicht wie ein Paket von einer Person zur nächsten weitergegeben werden: „Denn um diese Paket schnüren zu können, bedarf es relativ genauer Kenntnis über dessen Inhalte..." (Renzl 2005: 61). Rückt man in der Forschung zum Wissenstransfer weiter in Richtung Gegenwart, so reicht im Sinne konstruktivistischer Überlegungen selbst das Abwerben einzelner Schlüsselpersonen nicht aus, weil der Wissensvorsprung zumeist darin begründet ist, dass es sich um gemeinsam geteiltes und handlungsrelevantes Wissen handelt, welches in einem Handlungskontext gemeinsam konstruiert wurde (Müller-Stewens/Osterloh 1996; Osterloh/von Wartburg 1998). Wissenstransfer setzt daher auch einen zumindest teilweisen Kontext-Transfer voraus, damit das Wissen dementsprechend handlungsrelevant werden kann. Streng genommen kann man aus konstruktivistischer Perspektive nicht von Wissenstransfer, geschweige denn von Daten- bzw. Informationstransfer sprechen. Nichtsdestotrotz wird im Folgenden auf den Begriff Wissenstransfer rekurriert, weil sich der Begriff in der Vergangenheit im wissenschaftlichen Diskurs als solcher etabliert hat, um Prozesse des Austauschs und der Generierung von Wissen zu beschreiben (Blaich 2004). Zur Anschlussfähigkeit an diesen Diskurs wird dieser Begriff des Wissenstransfers hier ebenfalls verwendet, allerdings wird eine konstruktivistische Ausrichtung zugrunde gelegt, die eine behavioristische und kognitivistische Sicht auf den Transfer von Wissen ausdrücklich ausschließt.

Im Folgenden wird zunächst auf die unterschiedlichen Ansätze des Wissenstransfers eingegangen, denn unter dem Begriff Wissenstransfer werden verschiedenen Ebenen des Transfers von Wissen subsumiert. Grob differenzieren lassen sich Ansätze, die sich auf die organisationale Ebene des Wissenstransfers beziehen, von Ansätzen, die auf der individuellen Ebene angesiedelt sind. Auf den gegenwärtigen Forschungstand zu den verschiedenen Dimensionen des Wissenstransfers wird im Folgenden Bezug genommen.

3.3.1 Die individuelle Handlungsebene

Nur selten wird auf die individuelle Ebene des Wissenstransfers im organisationstheoretisch geprägten Diskurs explizit eingegangen, obwohl man sich schon seit geraumer Zeit darüber einig ist, dass Wissen personengebunden ist (z.B.

Probst et al. 1997; Wilkesmann/Rascher 2005) und daher Wissenstransfer von der Akteursebene aus gedacht werden *müsste*.

3.3.1.1 Lerntransferforschung

Ein weites Forschungsfeld, welches sich der individuellen Ebene des Wissenstransfers widmet, ist im Bereich der Pädagogischen Psychologie, insbesondere der Lernpsychologie, angesiedelt. Wissenstransfer wird hier als die Übertragung von Wissen und Gelerntem auf eine andere Situation verstanden (Krapp/Weidemann 2001). Wissenstransfer wird dabei häufig unter dem Stichwort Lerntransfer diskutiert, wobei die Begriffe zum Teil synonym gebraucht werden. Lerntransfer stellt nach Mandl et al. (1991: 5) ein Konstrukt dar, wenn „in einem Zusammenhang (Source) ein Lernprozess stattgefunden hat und der Lerner insbesondere dann in einem zweiten (veränderten) Zusammenhang (Target) mit einer Aufgaben- oder Problemstellung konfrontiert wird, auf die eine Anwendung des Gelernten sinnvoll oder hilfreich ist". Diese Definition des Lerntransfers kommt der oben skizzierten Differenzierung von Wissen als in einen zweiten Kontext von Relevanzen eingebundene Informationen sehr nahe. Die Merkmale der Anwendungskontexte können sich allerdings mehr oder weniger stark unterscheiden. Messner (1978) differenziert daher zwischen verschiedenen Varianten der Wissensanwendung (s. Abb. 8). Wenn Wissen unter vertrauten Bedingungen in unveränderter Form angewandt wird, handelt es sich lediglich um eine Reproduktionsleistung. Findet die Wissensanwendung unter vertrauten Bedingungen in veränderter Form, so handelt es sich um eine Transformationsleistung.

Ebenen des Wissenstransfers 91

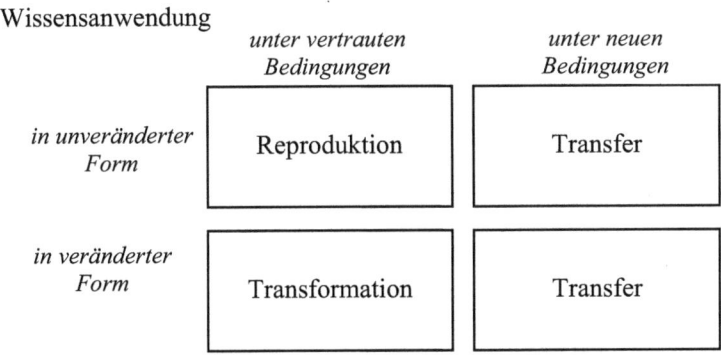

Abbildung 8: Wissensanwendung (in Anlehnung an Messner 1978: 53).

Um Transfer handelt es sich nach Messner lediglich, wenn die Anwendung des Wissens unter neuen Bedingungen in unveränderter bzw. veränderter Form stattfindet. Diese Definition wurde für die Verwendung im Schulalltag konzipiert, um das Niveau der erbrachten Schülerleistung beurteilen zu können. Für den Lern- bzw. Wissenstransfer im organisationalen Kontext ist diese Definition der Wissensanwendung zu eng. Daher werden alle vier Varianten der Wissensanwendung als Lerntransfer verstanden, wobei die von Messner differenzierten Formen der Wissensanwendung nur indirekt in die nachfolgenden Überlegungen einfließen.

In verschiedenen Ansätzen der Lerntransferforschung können die Prozesse des Lerntransfers hinsichtlich folgender Eigenschaften charakterisiert werden:

- Transferdistanz,
- Transfernachhaltigkeit,
- Transfercharakter sowie
- Transferniveau.

Unter *Transferdistanz* wird der unterschiedliche Grad der Ähnlichkeit von Lernumgebung und dem Anwendungsfeld verstanden (Solga 2008; Laker 1990; Baldwin/Ford 1988). Die Transferdistanzen sind in allen oben beschriebenen Transferdimensionen von Messner (1978) wieder zu finden. Eine geringe Transferdistanz, beispielsweise in Form einer medizintechnischen Schulung, wird als naher Transfer verstanden. Hier kann im Anschluss an die Schulung das erworbene Wissen direkt angewendet werden (vgl. Solga 2008: 270). Eine große Transferdistanz, beispielsweise bei einem Outdoor-Training für Ärztinnen und Ärzte zur Verbesserung der Teamfähigkeit, führt in der Regel zu einem weiten Transfer. Eine zu große Transferdistanz kann immer dann beobachtet werden, wenn das erworbene Wissen träge bleibt und das neu Erlernte außerhalb der ursprünglichen Lernsituation nur schwer genutzt werden kann (Renkl 1996). Daher ist die zweite Unterscheidung, die *Transferdauer* ebenso wichtig. Je nachdem wie dauerhaft das Erlernte im Handlungsfeld anwendbar ist, unterscheidet man zwischen langfristiger und kurzfristiger Transferdauer (Laker 1990; Baldwin/Ford 1988). Lern- und Wissenstransferprozesse sind im Krankenhaus häufig so angelegt, dass sich ein langfristiges Verständnis für medizinische Zusammenhänge entwickelt. Anderseits kann patientenbezogenes Wissen eher von kurzer Dauer sein. Darüber hinaus wird in der Lerntransferforschung zwischen einem positiven und negativen *Transfercharakter* unterschieden. Wenn die Übertragung des Gelernten die Durchführung einer neuen Lernaufgabe befördert, spricht man von einem positiven Transfer, im umgekehrten Fall von einem negativen Transfer. Sind keinerlei Auswirkungen beobachtbar, liegt nach Ellis (1967: 3) ein Null-Transfer („zero transfer") vor. Allerdings ist hier die Einschränkung zu beachten, dass der Transfer in diesem Fall stets auf ein vorab festgelegtes Lernziel ausgerichtet ist. Die Weiterentwicklung von bereits gemachten Lernerfahrungen wird in diesem Ansatz ignoriert. Der letzte große Bereich der Lerntransferforschung beschreibt *Transferniveaus* mit einer horizontalen und vertikalen Ausrichtung (z.B. Hasselhorn/Mähler 2000; Mandl et al. 1991; Solga 2008). Bei horizontal ausgerichteten Transferprozessen wird das Gelernte lediglich unter veränderten Bedingungen angewandt, wohingegen bei vertikaler Ausrichtung das Gelernte dazu genutzt wird, neue und anspruchsvollere Kompetenzen zu erlangen: „Vertikaler Transfer ist sukzessives Dazulernen, ausgelöst durch horizontale Lerntransfers" (Solga 2008: 271).

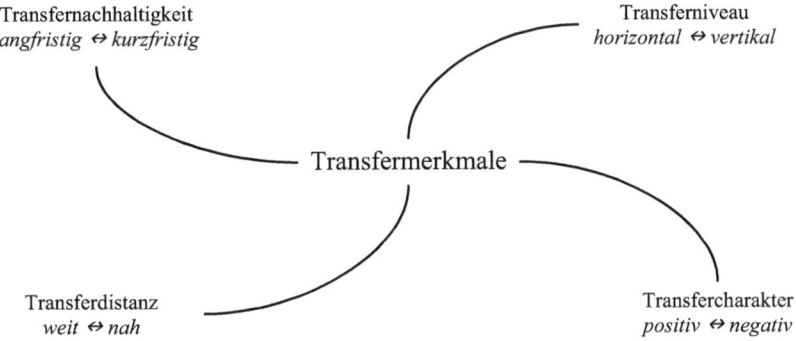

Abbildung 9: Transfermerkmale (eigene Darstellung).

Die soeben kurz skizzierten Unterscheidungsmerkmale des Lerntransfers beschreiben die Beschaffenheit und die Auswirkung von Transferprozessen. Allerdings werden in den Ansätzen entscheidende Faktoren nicht berücksichtigt: Erstens wird kaum auf die persönlichen und intellektuellen Merkmale des Lerners eingegangen. Colqitt et al. (2000) konnten in ihrer Studie belegen, dass kognitive Merkmale den Lernerfolg bestimmen, wohingegen Persönlichkeitsmerkmale die Lernmotivation beeinflussen. Zweitens geht es beim Lerntransfer in großen Organisationen letztendlich auch um Kosten-Nutzen Relationen von Personalentwicklungsmaßnahmen. Organisationen, die in entsprechenden Maßnahmen investieren, sollten erwarten können, dass die neu erworbenen Kompetenzen in den Arbeitsalltag fließen (Mandl et al. 1991; Solga 2008). Hier ergibt sich ein Evaluationsproblem, weil nur schwer überprüfbar ist, was und wie viel von dem neu Erlernten im Alltag Anwendung findet. Denn in der Praxis ist es häufig so, dass „most training investments do not produce full and sustained transfer of new knowledge and skills to the job" (Broad/Newstrom 1992: 7). Drittens beziehen sich die Ansätze auf eine klassische unterrichtsförmige Lernsituation, in der auf ein klar definiertes Lernziel hingearbeitet wird. Jedoch findet Lernen außerhalb des Ausbildungskontextes selten in der hier zugrunde gelegten klassischen Form statt. In einer Zeit, in der der Arbeitskraft-Unternehmer (vgl. Pongratz/Voß 2000; Voß/Pongratz 1998) als neuer Typ von Arbeitenden diskutiert wird, bekommt diese Argumentation eine besondere Brisanz. Arbeitgeber tragen – entgegen der langjährigen Position vieler Arbeitnehmer und auch der Gewerkschaften – nicht die alleinige Verantwortung für die Weiterbildung ihrer Beschäftigten (Elsholz 2002). „Denn der Arbeitskraftunternehmer ist zur Bewältigung der Anforderungen entgrenzter Arbeitsverhältnisse darauf verwiesen, selbst aktiv gezielte Re-Strukturierungen und damit Neu-Begrenzungen seines Arbeitens und der dazu erforderlichen Bedingungen vorzunehmen" (Pongratz/Voß 2000: 228). Kontinuierliche Wissensaneignung wird so zum individuellen Prozess und entzieht sich einer zentralen Steuerung. Die traditionellen Formen der formalisierten und institutionalisierten Weiterbildung verlieren im Kontext des lebenslangen Lernens an Bedeutung. (vgl. Schiersmann/Strauß 2003: 146). Im Zuge von selbstorganisiertem und informellem Lernen geht man allerdings keineswegs von der Unbeeinflussbarkeit von Lernprozessen aus. Informelles Lernen beruht vorwiegend auf der eigenen (nicht von anderen angeleiteten) Verarbeitung von Erfahrungen (vgl. Dohmen 2001: 47) und beinhaltet zu einem wesentlichen Teil Lernen im sozialen Umfeld und Lernen am Arbeitsplatz: „Informal learning includes anything we do outside of organized courses to gain significant knowledge, skill or understanding. It occurs either on our own or with other people. As this survey confirms, informal learning is like an iceberg – mostly invisible on the surface and immense" (Livingstone 2002: 2). Nichtsdestotrotz lässt sich an dieser Stelle festhalten, dass der Diskurs des Lerntransfers für die Anwendung auf den Transfer von Wissen im organisationalen Kontext zu eng gefasst ist, weil er sich primär auf schulische Kontexte, d.h. auf formale Lehr- und Lernprozesse bezieht. Als eine Art Bindglied zwischen Ansätzen auf der individuellen und organisationalen Ebene kann der Ansatz von Nonaka und Takeuchi (1995) betrachtet werden, der nachfolgend skizziert wird.

3.3.1.2 Wissensumwandlung in sozialen Prozessen

Nonaka und Takeuchi (1995) unterscheiden in ihrem Ansatz hinsichtlich der Wissenserzeugung in Organisationen zwei verschiedene Interaktionsebenen:

1. Interaktion von implizitem und explizitem Wissen und
2. die Interaktion zwischen Individuum und der Organisation.

Im Original heißt es

„...our discussion of organizational knowledge creation consists of two major components: the forms of knowledge interaction and the levels of knowledge creation. The two forms of interaction – between tacit knowledge and explicit knowledge and between the individual and the organization – will then bring about four major processes of knowledge conversion, which all together constitute knowledge creation..." (Nonaka/Takeuchi 1995: IX).

Die beiden Interaktionsformen führen sie in ihrem SECI-Modell zusammen, welches vier verschiedene Arten der Wissensumwandlungen in sozialen Prozessen vorsieht: Sozialisation, Externalisierung, Internalisierung und Kombination (s. Abb. 10). Innerhalb dieser Dimensionen findet eine spiralförmige Wissensentwicklung statt, die sich dynamisch von der individuellen Ebene in Richtung organisationale Ebene bewegt. Die vier Arten der Wissensumwandlung stellen dabei den Motor des Wissensentwicklungsprozesses dar.

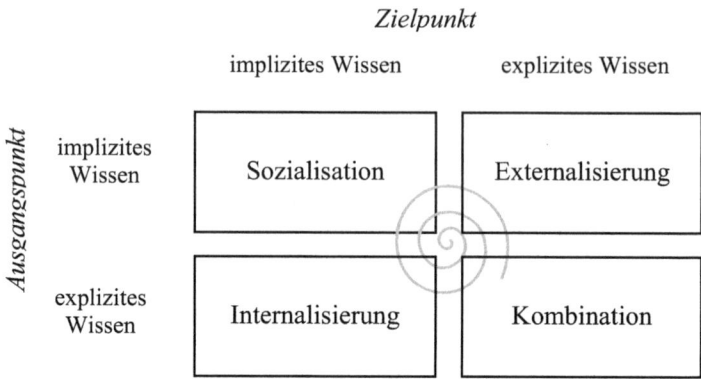

Abbildung 10: SECI-Modell (in Anlehnung an Nonaka/Takeuchi 1995: 62).

Bei der *Sozialisation (Socialisation)* wird implizites Wissen von einer Person zum impliziten Wissen einer anderen Person umgewandelt. Dies geschieht ohne jede Artikulation und Formalisierung der Handlung. Man bezeichnet den Vorgang auch als *Lernen am Modell* oder *Nachahmungslernen* (vgl. Bandura 1976). Ganz anders sieht es bei der *Externalisierung (Externalization)*, d.h. der Explizierung von Wissen aus. Hier wird implizites Wissen durch gewisse Formalisierungen zu explizitem Wissen transformiert, indem das verinnerlichte Wissen der einzelnen für andere Akteure zugänglich gemacht wird. Individuelles und über eine Vielzahl von Akteuren verteiltes Wissen kann somit zu geteiltem Wissen werden. Im dritten Fall der Wissensumwandlung geht es um die *Kombination (Combination)*. Explizites Wissen, beispielsweise in Form von Besprechungen, wird als explizites Wissen weitergereicht. Das letzte Element der Wissensumwandlung in sozialen Prozessen ist die *Internalisierung (Internalization)*. Hier wird explizites Wissen zu implizitem Wissen umgewandelt. Kritisch anzumerken an dieser Stelle ist allerdings, dass die Konstruktionsleistungen der einzelnen Akteure im SECI-Modell von Nonaka und Takeuchi weniger im Vordergrund stehen. Das Modell erweckt daher auf den ersten Blick den Eindruck, als könne rein theoretisch das gesamte implizite Wissen in expliziter Form dargestellt werden. Darüber hinaus scheint dieses Wissen von einem Akteur zum nächsten, wie im Paketmodell, transportierbar zu sein. Wissen muss allerdings, wie bereits oben erwähnt, von den am Wissensprozess beteiligten Personen verarbeitet werden, indem das (mit)geteilte Wissen im jeweiligen Kontext von den Beteiligten interpretiert und weiterentwickelt wird. Aus diesem Grund sollte man bei diesem Modell von Wissensinteraktion sprechen. Der Begriff der Wissensinteraktion wurde im Wissensmanagementdiskurs bzw. in der Literatur zum organisationalen Lernen bislang kaum verwendet (Renzl 2003). In der Soziologie dagegen können interaktionistische Ansätze auf eine recht lange Tradition zurückblicken (z. B. Blumer 1969; Goffman 1969; Strauss 1985; Knoblauch/Heath 1999). Goffman definiert Interaktion als „wechselseitige Handlungsbeeinflussung, die Individuen aufeinander ausüben, wenn sie füreinander anwesend sind" (Goffman 1969: 18). Interaktion ist an ein Individuum gebunden, d.h. die Möglichkeit einer Mensch-Maschinen-Interaktion schließt er kategorisch aus. Mit seinen Überlegungen hat er die strategische face-to-face-Interaktion als eigenständiges Untersuchungsfeld der Soziologie eingeführt und differenziert dabei nicht-zentrierte von zentrierter Interaktion. Nicht-zentrierte Interaktion setzt lediglich die Kopräsenz von mindestens zwei Individuen voraus. Unter der zentrierten Interaktion versteht er, dass die an der Interaktion beteiligten Individuen kooperieren, indem ihre Aufmerksamkeit für einen bestimmten Zeitraum visuell und kognitiv aufeinander und auf eine gemeinsame Tätigkeit gerichtet sind, wie im Fall von Wissensinteraktion. Wissensinteraktion wird diesem Verständnis nach immer von zwei Seiten her bestimmt: Zum einen vom Wissensgeber (Person A), der sein Wissen implizit oder explizit verbreitet und zum anderen von seinem Gegenüber, dem Wissensnehmer (Person B). Die Wandlungsprozesse im SECI-Modell von Nonaka und Takeuchi vollziehen sich ebenfalls immer von einem Ausgangspunkt, der mit Hilfe bestimmter Aggregatszustände des Wissens (implizit/explizit) in Richtung Zielpunkt erreicht werden soll: Wissen muss von Person A expliziert werden, damit es von Person B rezipiert und internalisiert werden kann. Eine andere Möglichkeit wäre, dass die Person A die Person B beobachtet und auf diese Weise Handgriffe, Verhaltensweise oder ähnliches von Person A internalisiert. In beiden Fällen ist Wissensinteraktion auf der individuellen Handlungsebene angesiedelt und ließe sich auch als konstruktivistisch angelegten Lehr- und Lernprozess zwischen Wissensgeber und Wissensnehmer beschreiben. So bleibt an dieser Stelle festzuhalten, dass der Begriff Wissensinteraktion vom Grundverständnis her immer die Anwesenheit von mindestens zwei Akteuren voraussetzt.

Allerdings findet der Erwerb und die Weitergabe von Wissen – auch im Krankenhäusern – tagtäglich nicht nur in Form von ritualisierten Formen sozialer Interaktion (z.b. Übergaben, Dienstbesprechungen etc.), sondern auch in Form von externalisierten, mediengebundenen Wissen (z.b. Fachliteratur oder Patientenakten) statt. Viele Autoren (z.b. Kogut/Zander 1992; Spender 1996) unterstützen die These, dass explizites Wissen durchaus in Form von Schriftstücken, formalen Regeln oder Prozessen kodifiziert und transferiert werden kann. Hansen et al. (1999) unterscheiden daher zwischen einer Kodifizierungs- und Personalisierungsstrategie. Die Kodifizierungsstrategie, auch people-to-documents strategy genannt, umfasst das Abspeichern von implizitem Wissen eines Akteurs in eine Datenbank, so dass andere Akteure dieses Wissen abrufen können. Bei der Personalisierungsstrategie (people-to-people strategy) wird Wissen in Form von Face-to-Face Interaktion, oder aber innerhalb persönlicher Netzwerke via E-Mail, Telefon oder Videokonferenz ausgetauscht. Eine Erweiterung dieses Begriffs nimmt Earl (2001) vor, indem er informelle und formale Varianten innerhalb und zwischen Teams bzw. Individuen mit einbezieht. Ein etwas weiter gefasstes Verständnis zu dieser Art von Wissensprozessen stellt daher der Begriff des Wissenstransfers dar, zu dem sich ein vielfältiger Diskurs im Bereich des organisationalen Lernens in der Vergangenheit bereits etabliert hat und auf den im Folgenden Bezug genommen wird.

3.3.2 Die organisationale Ebene

Von Krogh und Köhne (1998) unterscheiden die Varianten eines internen und des externen Wissenstransfers. Bei der externen Variante des Wissenstransfers werden Unternehmensgrenzen überschritten und der Austausch mit externen Partnern gesucht. Der interne Wissenstransfer dagegen beschränkt sich auf Aktivitäten zwischen Personen, Abteilungen und Niederlassungen – auch über nationale Grenzen hinweg – innerhalb des eigenen Unternehmens. Auf der organisationalen Ebene kann daher zwischen einem Wissenstransfer innerhalb und zwischen Organisationen unterschieden, d.h. es gibt interorganisationale und intraorganisationale Formen des Wissenstransfers (s. Abb. 11).

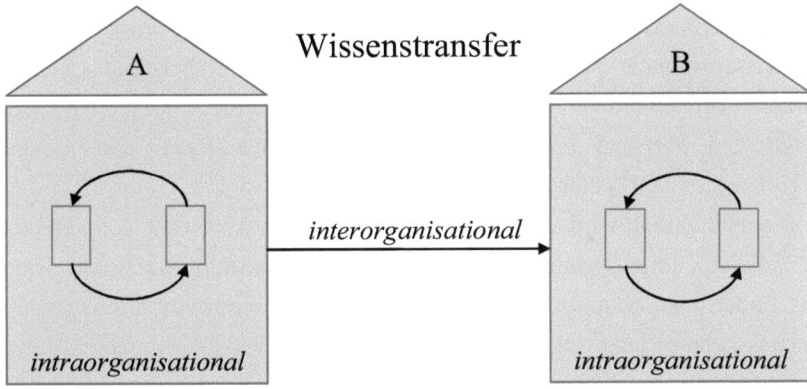

Abbildung 11: Organisationale Wissenstransferformen (eigene Darstellung).

Organisationaler Wissenstransfer kann nach van Wijk et al. 2008 folgendermaßen definiert werden: „Organizational knowledge transfer refers to the process through which organizational actors – team, units, or organizations – exchange, receive and are influenced by the experience an knowledge of others" (van Wijk et al. 2008: 832).

Neben dem Begriff Wissenstransfer werden Wissensaustauschprozesse auch unter den Begriffen knowledge sharing (Hansen et al. 1999; Tsai 2001) oder knowledge flows (Gupta/Govindarajan 2000) diskutiert. Als eine Art Mischform des inter- und intraorganisationalen Wissenstransfers werden Wissenstransferprozesse im Sinne von Fusionen genannt (Weber/Camerer 2003), welche jedoch eher die Ausnahme als die Regel darstellen.

3.3.2.1 Interorganisationaler Wissenstransfer

Interorganisationaler Wissenstransfer umfasst immer die Beteiligung von mindestens zwei Organisationen und wird in der Regel als Sender-Empfänger Modell (vgl. Paketmodell auf der individuellen Ebene) beschrieben. Interorganisationaler Wissenstransfer wird in den Forschungsansätzen darüber hinaus als das Nachbilden von Unternehmensstrategien (Winter/Szulanski 2001) oder durch Mobilität von Personal (Song et al. 2003; Gittleman/Kogut 2003; Neumann/Holzmüller 2007) diskutiert.

Personalmobilität wird einerseits durch das gezielte Abwerben von Personal erreicht, die von einer Organisation in eine andere Organisation wechseln. Andererseits findet interorganisationaler Wissenstransfer in Form von Grenzgängern (boundary-spanner) statt. Das gezielte Abwerben von Personal geschieht etwa, wenn eine Chefärztin für ein anderes Krankenhaus oder ein Wissenschaftler für eine andere Universität bzw. Forschungseinrichtung gewonnen wird. Die Arbeit von Berry und Broadbrent (1987) belegt, dass personengebundenes implizites Wissen zur Lösung komplexer Aufgaben notwendig ist. In beiden eben genannten Fällen findet neben dem Personaltransfer ein entsprechender Transfer von Wissen statt. Nicht ganz zu Unrecht wurde daher dem ehemaligen Manager von General Motors, Jose Ignacio Lopez, beispielsweise öffentlich vorgeworfen, sein persönliches Wissen und seine jahrelange Erfahrung zu VW mitgenommen zu haben. Aktuelle Forschungsarbeiten zur Mobilität von Personal legen z.B. Song, Almeida und Wu (2003) vor. Sie haben den Begriff "Learning-by-hiring" geprägt, womit die „…acquisition of knowledge through the hiring of experts from other firms" (Song et al. 2003: 351) gemeint ist. Andererseits gibt es im Bereich der Mobilität von Personal gewissermaßen Organisationen, die Grenzgänger (Boundary-Spanner) zum Transfer von Wissen zwischen Organisationen beschäftigen (vgl. Waibel/Endres 1999; Neumann/Holzmüller 2007; Gittleman/Kogut 2003). „Als Boundary-Spanner werden Personen bezeichnet, die an den Schnittstellen von Unternehmen agieren und dort für das Unternehmen wichtige Aufgaben übernehmen [...] Sie „überbrücken" die Schnittstellen, oder Grenzen (Boundaries), von Unternehmen und ermöglichen so einen Informationsfluss durch diese Schnittstelle" (Neumann/Holzmüller 2007: 89). Hierfür finden sich vielfältige Beispiele in der politischen Praxis etwa in Form von Expertenkommissionen, zu denen Wissenschaftler von der Politik angefragt werden, zu aktuellen Themen ihre wissenschaftlich fundierten Meinungen zu äußern. Ähnlich ist es in der Politikberatung, wo Wissenschaftler wie Dahrendorf und Giddens, politische Prozesse initiieren und begleiten. Oder aber als fest institutionalisierte wissenschaftspolitische Beratungsgremien, beispielsweise der Wissenschaftsrat in Deutschland, der Bund und Länder in Fragen der strukturellen und inhaltlichen Entwicklung des Hochschulsystems berät und dazu Empfehlungen ausspricht. Genau genommen vollzieht sich der interorganisationale Wissenstransfer auch hier über die Akteurebene. Der zweite Strang zur Erforschung des interorganisationalen Wissenstransfers beschäftigt sich auf einer höheren Abstraktionsebene und begreift interorganisationalen Wissenstransfer als Nachbildung (Replication) einer Strategie oder eines Prozesses.

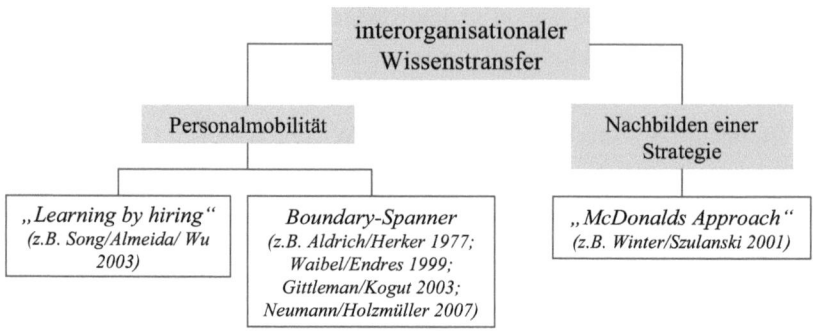

Abbildung 12: Forschungsansätze zum interorganisationalem Wissenstransfer (eigene Darstellung).

Den Grundstein zu Erforschung des interorganisationalen Wissenstransfers als Replikationsprozess haben Winter und Szulanski (2001) in ihrem Artikel „Replication as Strategy" gelegt und damit eine kritische Debatte über die Reichweite von Best-Practice Verfahren im betriebswirtschaftlichen Diskurs eröffnet (Baden-Fuller/Winter 2007; Szulanski/Jensen 2006). Replikation wird folgendermaßen definiert: „Replication is about leveraging knowledge and is successful when "broadly equivalent" outcomes are realized by 'similar means'" (Baden-Fuller/Winter 2007: 9). Ihrer Ansicht nach gelingt das Nachbilden einer Strategie durch die Übertragung von Geschäftsmodellen und von organisationalen Routinen aus verschiedenen Gründen eher selten. Dafür verantwortlich sind erstens Wissenslücken der zu Rate gezogenen Experten und zweitens Mängel in vorhandenen Dokumentationen und drittens die unkalkulierbaren Kontextbedingungen. Die Ursache dafür liegt hauptsächlich im stillschweigenden Wissen, welches den Experten nicht bewusst ist bzw. nicht expliziert werden kann. „A central source of difficulty in replication is the fact that most successful organizational processes build on tacit knowledge, which in turn is embedded in a specific context" (Baden-Fuller/Winter 2007: 5). Doch selbst der bestmögliche Versuch, vorhandenes Wissen von der Organisation A zur Organisation B zu transferieren, muss aufseiten der Organisation B dieses Wissen nachgebildet werden (Kogut/Zander 1992; Nelson/Winter 1982). Darüber hinaus sind die nachgebildeten Routinen von den Kontextbedingungen der Organisation abhängig:

> „To illustrate, consider the example of a restaurant chain that wishes to leverage a well developed system that it has perfected in location A to another location B. Obviously B will have different customers from A, and surely we do not want to conclude that replication is imperfect if the customers in B eat differently from those in A – at least, not if the system is equally capable of handling the different preferences of those at A and B. But what if the typical customer at B not only has different tastes, but spends much less than what the customers in A normally spend because they do not like the menu options?" (Baden-Fuller/Winter 2007: 7).

Dennoch gibt es zwei zentrale Ansätze, um auf der interorganisationalen Ebene Wissen zu transferieren: Vorlagen (templates), Richtlinien (principles) und Hintergrundwissen (background knowledge). Im Fall von Vorlagen geht es um das *Wie* „Let us explain why this works and the reasons why it should be done this way and then try to make it work yourself – we will comment on any mistakes we see", wohingegen es bei Richtlinien um das Warum geht "Watch very carefully how this is done; then try hard to copy it exactly – but don't ask why" (Baden-Fuller/Winter 2007: 4). Der Erfolg dieser beiden Ansätze wird in den Anwendungsbeispielen deutlich. Der Einsatz von Vorlagen wird am Beispiel von McDonald's illustriert. Hier handelt es sich um hochgradig standardisierbare Abläufe, die weltweit nachgebildet werden. Richtlinien, wie beim Totaly Quality Management (TQM) beispielsweise, versuchen Wissen auf einer tieferen Ebene nachzubilden und werden vornehmlich in wissensintensiven Bereichen eingesetzt.

Beim interorganisationalen Transfer von Wissen kann es allerdings nicht nur um die 1:1 Nachbildung einer Strategie oder eines Prozesses, wie im gerade vorgestellten Ansatz (z.B. von einem Unternehmen zu einem Tochterunternehmen), sondern auch um die Angleichung von Organisationen gehen. Diese im Neoinstitutionalismus diskutierte Herstellung von Strukturähnlichkeit (*Isomorphie*), insbesondere der mimetischen Isomorphie (s. Kapitel 3.2.2) zwischen

Organisationen wird im Diskurs des interorganisationalen Wissenstransfers bislang kaum berücksichtigt. Auf eine mögliche Anbindung dieses Ansatzes wird an dieser Stelle verzichtet, weil er nicht zur Beantwortung der Fragestellung beiträgt. Die Idee des neoinstitutionalistischen Ansatzes wird später im Kontext der Forschungsheuristik aufgegriffen.

Ergänzend sei an dieser Stelle der überblickartige Aufsatz von Easterby-Smith et al. (2008) zu erwähnen. Sie benennen vier zentrale Faktoren, die den interorganisationalen Wissenstransfer beeinflussen (Easterby-Smith et al. 2008: 679f):

- Machtbeziehungen *(power relations)*,
- Vertrauen und Risiko *(trust and risk)*,
- Strukturen und Mechanismen *(structures and mechanisms)* und
- soziale Beziehungen *(social ties)*.

Der erste Punkt bezieht sich auf die vorhandene Machtasymmetrie, die zwischen den beteiligten Organisationen entsteht, wenn Wissenstransfer stattfindet (Inkpen/Beamish 1997). Zudem muss die Organisation, die Wissen in die eigene Organisation transferieren möchte, davon überzeugt sein, dass sie tatsächlich etwas von der anderen Organisation lernen kann (Kale/Anand 2006). Der zweite Punkt schließt direkt an den ersten Punkt an. Wenn eine Organisation Wissen an eine andere Organisation abgibt, verliert sie mitunter ihren Wettbewerbsvorteil. Es muss also ein gewissen Vertrauen zwischen den beiden Organisationen herrschen, damit Wissenstransfer stattfinden kann (Ko et al. 2005). Strukturen und Mechanismen als dritter Punkt beeinflussen Organisationen, wo und wie der Wissenstransfer stattfindet. Manche Organisationen schmieden dazu strategische Allianzen, um sich abzusichern (Hagedoorn/Narula 1996). Soziale Beziehungen informeller Art zwischen den Organisationen haben als vierten Punkt ebenso einen Einfluss auf den Wissenstransfer. Dieser letzte Punkt ist besonders relevant, wenn die Organisationen geographisch weit voneinander entfernt sind (Bell/Zaheer 2007; Sammara/Biggero 2008). Eine Reihe dieser Einflussfaktoren werden auch im Hinblick auf den intraorganisationalen Wissenstransfer genannt, der nachfolgend dargestellt wird.

3.3.2.2 Intraorganisationaler Wissenstransfer

Intraorganisationaler Wissenstransfer, d.h. der Wissenstransfer innerhalb einer Organisation wird oftmals als entscheidender Wettbewerbs-, Innovations- und Erfolgsfaktor angesehen (Kogut/Zander 1992; Tsai/Ghoshal 1998; Lane et al. 2001; Argote/Ingram 2000; Foss/Pedersen 2002; Argote et al. 2003; van Wijk et al. 2008). In der Vergangenheit haben sich gewissermaßen zwei Ansätze herausgebildet, die den intraorganisationalen Wissenstransfer erforschen: Forschungsarbeiten zu MNCs und zum organisationalen Lernen (s. Abb. 13).

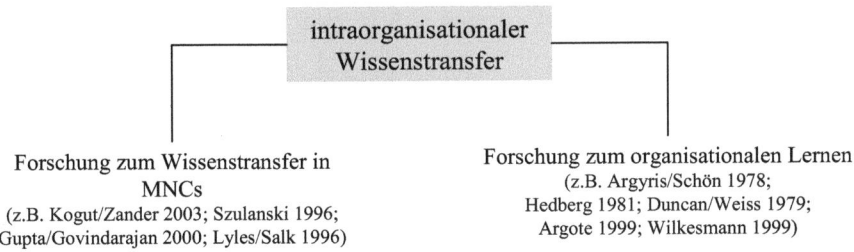

Abbildung 13: Forschungsansätze zum intraorganisationalen Wissenstransfer (eigene Darstellung).

3.3.2.3 Forschungsansätze zum Wissenstransfer in MNCs

Ein großer Zweig zur Erforschung intraorganisationaler Wissenstransferprozesse entspringt der Forschung zu multinationalen Unternehmen (Multi National Corporation, MNC). Bisherige Forschungsarbeiten dazu stammen hauptsächlich aus dem betriebswirtschaftlichen Kontext. MNCs sind als Großunternehmen grenzüberschreitend tätig und erarbeiten sich weltweit Wissen in ihrem Marktsegment (Schlegelmilch/Chini 2003). Dies wird als entscheidender Wettbewerbsvorteil gesehen, weil der Wissensaustausch innerhalb der Organisationsgrenzen vonstatten gehen kann und man daher nicht auf interorganisationalen Wissenstransfer angewiesen ist. Gupta und Govindarajan (2000) sowie Kogut und Zander (2003) beispielsweise behaupten, dass dies einer der Hauptgründe sei, weswegen MNCs überhaupt existieren: „the primary reason why MNCs exist is because of their ability to transfer and exploit knowledge more effectively and efficiently in the intra-corporate context than through external market mechanisms" (Gupta/Govindarajan 2000: 473). So verwundert es nicht, dass ein Großteil der Forschung zum Wissenstransfer auf Forschungsarbeiten zu MNCs basiert (z.B. Lyles/Salk 1996; Simonin 1999; Tsang 1999; Szulanski 1996, 2000; Gupta/Govindarajan 2000; Tsai 2000, 2001). Ansätze zur Erforschung des Wissenstransfers im Kontext von MNCs lassen sich in zwei Gruppen aufteilen: Erstens in jene Ansätze, welche sich mit Barrieren des Transfers auseinandersetzen, und zweitens in jene Ansätze, welche die Faktoren zur Unterstützung des Wissenstransfer untersuchen. Verschiedene Autoren der ersten Gruppe haben gezeigt, dass Wissenstransfer innerhalb der Organisationen nicht immer unbedingt effektiv und effizient stattfindet (z.B. Szulanski 1996; Szulanski et al. 2004). Daher werden häufig in diesem Kontext Barrieren und Grenzen des intraorganisationalen Wissenstransfers thematisiert, etwa sprachliche „people cannot share knowledge if they do not speak a common language" (Davenport/Prusak 1998: 98). So ist in der Regel in MNCs Englisch die offizielle Umgangssprache, in der auch alle Dokumente verfasst werden müssen. Darüber hinaus werden räumliche, zeitliche und kulturelle Barrieren (Schlegelmilch/Chini 2003) genannt. Ein Ausgangspunkt vieler Forschungsarbeiten ist der Aufsatz " Exploring Internal Stickiness: Impediments to the Transfer of Best Practice Within the Firm" von Szulanski (1996) geworden. In Anlehnung an von Hippel (1994) geht Szulanski davon aus, dass Wissen in einer Organisation nur eingeschränkt verfügbar, d.h. klebrig (sticky) ist und daher mehr oder weniger schwierig von ihrer Quelle zu lösen, an der sie klebt, und zu anderen ‚Orten' in der Organisation zu bringen:

„...incremental expenditure required to transfer that unit of information to a specified locus in a form usable by a given information seeker. When this expenditure is low, information stickiness is low; when it is high, stickiness is high" (von Hippel 1994: 430). Szulanski (1996) untersucht in seinem häufig zitierten Aufsatz den Transfer von 122 Best Practice Transfers innerhalb von acht Unternehmen aus unterschiedlichen Industriezweigen darauf hin, ob der intraorganisationale Wissenstransfer hauptsächlich aufgrund der

- Aufnahmenfähigkeit *(absorptive capacity)*,
- der kausalen Vielfältigkeit *(causal ambiguity)* oder
- aufgrund des Verhältnisses zwischen der Transferquelle und dem Empfänger *(arduous relationship between the source and the recipient)* scheitert.

Der erstgenannte Punkt wurde erstmals von Cohen und Levinthal (1990) beschrieben und ist zu einem zentralen Element der Forschung zum Wissenstransfer geworden. Sie verstehen unter dem Begriff absorptive capacity „the ability to recognize the value of new information, assimilate it, and apply it to commercial ends" (Cohen/Levinthal 1990: 128). Ihre Definition bezieht sich dabei nicht nur auf die Fähigkeit von Organisationen, sondern auch von Individuen, Wissen und Informationen zu beurteilen, in sich aufzunehmen und zu nutzen. Zwar starten Cohen und Levinthal von der individuellen Perspektive „An organization's absorptive capacity will depend on the absorptive capacity of ist individual members"(Cohen/Levinthal 1990: 131), wechseln dann jedoch sehr schnell auf die organisationale Ebene. Hauptvoraussetzungen, welche die Aufnahmefähigkeit beeinflussen sind "...prior related knowledge (including basic skills and learning experience) and organizational factors, such as the structure of communication and distribution of knowledge" (van den Bosch et al. 2003: 3).

Der Transfer von Wissen kann, so der zweite Punkt bei Szulanski, aufgrund der Beschaffenheit des Wissens (causal ambiguity) verhindert werden. Kausale Vieldeutigkeit wird vor allem durch implizites Wissen hervorgerufen, wobei über den Erfolg bzw. Misserfolg des reproduzierten Wissens nur spekuliert werden kann (s. Abb. 14).

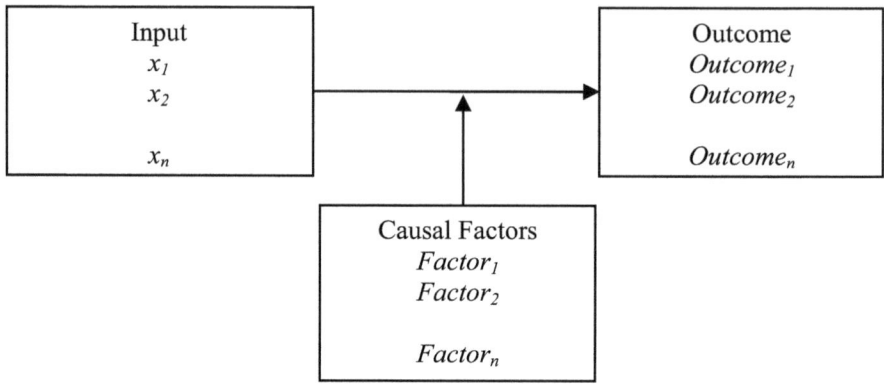

Abbildung 14: Causal Ambiguity (in Anlehnung an Priestly 2003: 127).

Ein anschauliches Beispiel für das Problem der kausalen Vieldeutigkeit gibt Priestly (2003: 18):

> "For example, in the 1890s, Procter and Gamble had been manufacturing Ivory Soap (outcome) for several years utilizing the same ingredients (inputs) and the same processes (causal factors). When an employee had inadvertently left one of the soap making machines on during his lunch break, he returned to a frothy mixture unlike any soap mixture ever seen at Procter and Gamble. Because none of the inputs had changed, Procter and Gamble elected to package and distribute the soap as normal. Several months later, Procter and Gamble was inundated with orders for the "floating soap". At this point, Procter and Gamble was operating under causal ambiguity – having forgotten about the frothy accident several months before, they were unclear as to what ingredient (input) or process (causal factor) could have generated the outcome of floating soap. Eventually the connection to the extra air in the soap making process was discovered and "It Floats" became an advertising slogan for Ivory Soap."

Darüber hinaus können persönliche Differenzen oder motivationale Probleme Wissenstransfer verhindern: "Such exchange may be less effective when the source and the recipient have a difficult relationship, the source lacks motivation to share, the source is not perceived as reliable, the recipient lacks motivation to share, lacks absorptive capacity, or lacks the ability to discard old practices and sustain new ones, and finally, when organizational context does not provide incentive or support for the exchange" (Szulanski et al. 2002: 9).

Die andere Gruppe von Forschungsansätzen zum intraorganisationalen Wissenstransfer wendet das Blatt und widmet sich nicht der Erforschung von Barrieren, sondern der Erforschung von Voraussetzungen für den erfolgreichen intraorganisationalen Wissenstransfer in MNCs. Zu einem zentralen Ansatz dieser Gruppe zählt der Aufsatz „Knowledge Flows within Multinational Cooperations" von Gupta und Govindarajan (2000). In ihrer Studie untersuchen sie in 75 MNCs mit insgesamt 374 Niederlassungen verschiedene Elemente für einen erfolgreichen Wissenstransfer in Organisationen. Folgende stellen sich dabei für den intraorganisationalen Wissenstransfer als relevant heraus:

1. der wahrgenommene Wert des Wissens (value of the source unit's knowledge stock),
2. die Verfügbarkeit von Transferkanälen *(existence and richness of transmission channels)*,
3. die motivationale Veranlagung aufseiten des Empfängers *(motivational disposition of the target unit)* und
4. die Aufnahmefähigkeit des Empfängers *(absorptive capacity of the target unit)*.

Gupta und Govindarajan gehen davon aus, dass je wichtiger der Wert des Wissens einer Niederlassung für das restliche Unternehmen wahrgenommen wird, umso interessanter und wertvoller ist dieses Wissen. Auch Pérez-Nordtvedt et al. (2008) zeigen, dass sich der Wille aufseiten des Empfängers sowie die Attraktivität der Quelle sich positiv auf die Effektivität des Wissenstransfers auswirken: "recipient learning intent and source attractiveness positively impact the effectiveness of knowledge transfer" (Pérez-Nordtvedt et al. 2008: 774). Wissenstransfer kann darüber hinaus ohne das Vorhandensein von Transferkanälen nicht vonstatten gehen, so der zweite Punkt, den Gupta und Govindarajan (2000) anführen. Neben der Verfügbarkeit spielt auch die Beschaffenheit des Transferkanals eine Rolle, z.B. die Zugangsmöglichkeit, d.h. ob es sich um eine formale oder informelle Variante handelt. Für den dritten Punkt, der motivationalen Veranlagung des Empfängers führen sie als mögliche Barriere das Not-Invented-Here Syndrom (NIH) an, welches dazu führt, dass bereits existierendes Wissen durch andere Niederlassungen oder Abteilung aufgrund des Entstehungsortes nicht beachtet wird (Katz/Allen 1982). Doch selbst wenn die Bereitschaft gegeben ist, Wissen von anderen anzunehmen, hängt der Grad der Aufnahmefähigkeit des Empfängers (absorptive capacity) davon ab, inwieweit dieses Wissen nicht nur erworben, sondern dieses auch genutzt wird. Um Wissen zu nutzen, muss neues Wissen durch den Empfänger in bestehendes Wissen integriert werden, damit es zukünftig handlungsrelevant werden kann.

Neben den Forschungsarbeiten zum Wissenstransfer im Kontext von MNCs, hat sich parallel ein zweiter Strang rund um das Thema intraorganisationales Lernen entwickelt: der Diskurs zum organisationalen Lernen.

3.3.2.4 Forschungsansätze zum organisationalen Lernen

Der Diskurs zum intraorganisationalen Wissenstransfer schließt auch an einige Arbeiten zum organisationalen Lernen an. Ansätze zum organisationalen Lernen haben in der Vergangenheit stets an Fülle zugenommen, was einerseits die Relevanz dieses Themenfeldes innerhalb der Organisationsforschung widerspiegelt, andererseits einen einfachen Überblick zum Diskurs erschwert. Verschiedene Autoren haben Versuche unternommen, die einzelnen Ansätze zu klassifizieren (Lehner 2000). Klimecki und Thomae (1997) unterscheiden beispielsweise zwischen erfahrungs-, informations-, interpretations- und wissensorientierten Ansätze zum organisationalen Lernen. Wilkesmann (1999) differenziert zwischen systemtheoretischen und handlungstheoretischen Ansätzen des organisationalen Lernens. Im Hinblick auf den intraorganisationalen Wissenstransfer wird hier auf die Systematisierung von Shrivastava (1983) zurückgegriffen, da die Reihenfolge der einzelnen Ansätze gewissermaßen die Chronologie des Diskurses zum organisationalen Lernen darstellt. In Anlehnung an Shrivastava lassen sich folgende zentrale Ansätze des organisationalen Lernens unterscheiden (Shrivastava 1983: 9):

1. organisationales Lernen als Umweltanpassung *(organizational learning as adaption)*
2. organisationales Lernen als Entwicklung geteilter Grundannahmen *(organizational learning as assumption sharing)*
3. wissensbasierte Ansätze des organisationales Lernens *(organizational learning as developing knowledge of action-outcome relationships)*
4. organisationales Lernen als institutionalisierte Erfahrung *(organizational learning as institutionalized experience).*

Zentral und exemplarisch für die erste Gruppe von Ansätzen ist folgendes Zitat von Hedberg (1981: 3): „Learning takes place when organizations interact with their environment". Hedbergs Ansatz geht von einem behavioristischen Lernverständnis aus, d.h. Lernen in der Organisation wird durch einen äußeren Reiz aus der Umwelt gesteuert und findet adaptiv statt. Er unterschiedet drei Stufen des Lernens: Erstens einfache Routineanpassung (adjustment learning), zweitens eine Verhaltensanpassung, welche durch das Verlernen von alten Routinen erfolgt (turnover learning) und drittens eine Veränderung von Handlungen und Strukturen (turnaround learning). Das Erfolgkriterium in Hedbergs Ansatz ist das Organisationsgedächtnis, welches materiale und kognitive Ordnung der Organisation darstellt und durch die zweite und dritte Stufe verändert werden kann. Ebenfalls in die erste Gruppe fällt der entscheidungstheoretischen Ansatz von March und Olson (1976). Ihrer Ansicht nach sind Organisationen als rational begrenzte Objekte konstruiert. Dies führt dazu, dass ihre Entscheidungen und somit die Entscheidungen in Organisationen mit einem Unsicherheitsfaktor versehen sind. Organisationen reagieren auf einen, aus der Umwelt stammenden Stimulus, welcher sich in einem veränderten Verhalten der Organisationsmitglieder niederschlägt. Dieser führt wiederum zu einer Reaktion der Umwelt, wodurch es der Organisation gelingt, dieses Feedback mit der Erwartung abzugleichen (vgl. March/Olson 1976: 67). March (1991) differenziert in einem späteren Aufsatz dieses Lernen in Organisationen nochmals, indem er exploitative learning von explorative learning unterscheidet. Unter exploitative learning versteht er, neues Wissen zu akquirieren, unter explorative learning versteht er bestehendes Wissen zu verbessern. Shrivastava (1983) charakterisiert diese Ansätze zusammenfassend mit „Organizations adapt to changes in their environment by readjusting their goals, intentions and search rules" (Shrivastava 1983: 10).

Zu einem der zentralsten Ansätze der zweiten Gruppe (der oben skizzierten Ansätze) zum organisationalen Lernen, zählt der Ansatz von Argyris und Schön (1979). Lernen in Organisationen wird als selbstreferenzieller Prozess angesehen, der zur Entwicklung gemeinsam geteilter Grundannahmen führt. „Organizational learning occurs [...] responding to changes in the internal and external environments of the organizational theory-in-use" (Argyris/Schön 1979: 29). Organisationales Lernen entsteht dabei durch einen Widerspruch zwischen theory-in-use und espoused theory. Lernen in Organisationen kann in Anlehnung an Argyris und Schön drei Reflexions- und Lernprozesse auslösen, welche in folgende drei Ergebnismöglichkeiten münden können: Erstens, die Lernmöglichkeit wird verworfen und die Informationen werden als irrelevant erklärt (single-loop learning). Zweitens kann die Lernmöglichkeit direkt zu einem inneren Lernprozess und zu Veränderungen in der Organisation führen (double-loop learning). Hier werden die generierten Informationen zu Wissen, da sie in einen zweiten Kontext von Relevanzen des Systems eingebunden werden (vgl. Willke 1998) und somit zu dauerhaften Veränderungen innerhalb der Organisation führen (deutero-learing). Drittens, kann das Lernen selbst zum Gegenstand des Lernens werden. Diese übergeordnete Lernform ist in der Praxis allerdings zumeist vereinzelt in Organisationen (z.B. Projektgruppen) anzutreffen (vgl. Wiesenthal 1995). Beim übergeordneten Lernen muss das neu geschaffene Wissen als neues Organisationswissen gewissermaßen neu abgespeichert und vor allem gelebt werden, damit alte dominante mentale Modelle verändert werden. So bleibt festzuhalten, dass "Organizational theories in-use result from shared assumptions. Learning involves changes in these theories" (Shrivastava 1983: 10), wenngleich Fiol und Lyles (1985) dieses Verständnis von organisationalem Lernen etwas allgemeiner ausdrücken „Organizational Learning means the process of improving actions through better knowledge and understanding" (Fiol/Lyles 1985: 803).

Die dritte Gruppe der Ansätze zum organisationalen Lernen fasst Shrivastava so zusammen: „Learning is the process by which knowledge about action-outcome relations is developed" (Shrivastava 1983: 10). Zu den einschlägigen Ansätzen zählt der Aufsatz von Duncan und Weiss (1979). Sie gehen im Kern davon aus, dass Organisationen über eigene Wissensbestände verfügen, welche unabhängig von deren Mitgliedern auch Kenntnisse über die Effektivität organisationaler Handlungen umfassen. „Organizational Learning is here defined as the process by which knowledge about action-outcomes relationships and the effect of the environment on theses relationships is developed" (Duncan/Weiss 1979: 84). Organisationales Lernen findet vor allem dadurch statt, indem das öffentlich und gemeinsam geteilte Wissen, die Wissensbasis der Organisation, erweitert wird. „Organizational effectiveness is thus determined by the quality of the knowledge base available to the organization for making the crucial strategic choices" (Shrivastava 1983: 13). Duncan und Weiss unterscheiden dabei drei Formen der Weiterentwicklung der Wissensbasis. Entweder wird vorhandenes Wissen ergänzt, offenbar falsches Wissen ausgetauscht oder richtiges Wissen wird durch Zusatzinformationen bestätigt. Eine steuernde Funktion übernehmen dabei „...organizational members who at any point in time have the power to influence the strategies, goals, and the organization" (Duncan/Weiss 1979: 77). Organisationen verbessern nach diesem Ansatz ihre organisationale Wissensbasis auf Grundlage eines kontinuierlichen Lernprozesses.

Zur vierten Gruppe zählen Ansätze, die sich mit der Institutionalisierung von Wissen und Lernprozessen in Organisationen auseinandersetzen. Ausgangspunkt war die Arbeit von Wright (1936), der bei der Herstellung von Flugzeugen beobachtete, dass sich die Dauer zur Fertigung bzw. Erledigung einer Aufgabe im Arbeitsprozess mit der Zeit aufgrund des gestiegenen Erfahrungswissens verkürzte. Dieser Ansatz, der unter den Begriffen Lernkurve bzw. learning by doing bekannt wurde, wurde in späteren Arbeiten im Bereich der Unternehmensberatung um den Begriff der Erfahrungskurven erweitert (z.B. Abernathy/Wayne 1974; Conley 1970). Der Diskurs zu organisationalen Lernkurven hat sich durch seine vielfältige empirische Absicherung innerhalb der Forschung zum organisationalen Lernen stark etabliert. Lernkurveneffekte konnten für verschiedene Zweige der industriellen Produktion nachgewiesen werden, z.b. für den Bau von Flugzeugen (Wright 1936; Benkard 2000), Schiffen (Rapping 1965), Lastwagen (Argote/Epple 1990), Stahlverarbeitung (Lapré/van Wassenshove 2001) sowie in der Halbleiterindustrie (Hatch/Mowery 1998). Die erstellten Lernkurven zeigten stets, dass die Kosten für die Produktion einer zu produzierenden Einheit mit steigender Produktionserfahrung sanken. Zugrunde gelegt wird die Annahme, dass die kumulative Erfahrungsentwicklung die Lernkurve stetig ansteigen lässt. Abernathy und Wayne (1974) haben allerdings schon früh darauf hingewiesen, dass sich eine Lernkurve nicht unendlich steigern lässt. Reagans et al. (2005) konnten zudem nachweisen, dass Lernkurven nicht nur konstant ansteigen, sondern sich auch unter Umständen U-förmig als umgedrehte Normalparabel zeigen. Die zeitliche Ausdehnung des Transferprozesses hat einen starken Einfluss auf die Ausgestaltung der Lernkurve. Tyre und Orlikowski (1994) sprechen in diesem Zusammenhang vom *window of opportunity*. In ihrer Studie konnten sie nachweisen, dass Akteure nach der Einführung einer Software nur für eine kurze Zeitspanne bereit sind, Mängel oder Verbesserungsvorschläge zu benennen. Hat sich dieses Fenster geschlossen, nimmt die Bereitschaft Mankos der Software zu melden, rapide ab.

Zu betonen ist an dieser Stelle, dass Änderungen in Organisationen nicht per se als Ergebnis des Erfahrungszuwachses auftreten. Vielmehr geht es im Lernkurvenansatz darum, zu untersuchen, ob Erfahrungszuwächse überhaupt zu Verhaltensanpassungen führen können. Argote et al. (2003) sowie Reagans et al. (2005: 870) haben aus dem Kontext bisheriger empirischer Forschung folgende drei Faktoren zusammengefasst, die einen positiven Einfluss auf die Lernkurve in Organisationen haben:

- die Fähigkeiten Einzelner *(proficiency of individual workers)*,
- die Fähigkeit Wissen anderer zu nutzen *(ability of firm members to leverage knowledge accumulated by others)* sowie
- die Kapazitäten, um Aktivitäten innerhalb der Organisation zu koordinieren *(capacity for coordinated activity inside the organization)*.

Die Fähigkeiten von einzelnen Mitarbeitern variieren mit dem Grad der Fluktuation in der Organisation (Carley 1992) sowie mit dem individuellen Grad an Erfahrung (Shafer et al. 2001). Darüber hinaus hängt der individuelle Wissens- und Erfahrungszuwachs von den Möglichkeiten ab, vom Wissen anderer zu profitieren. „Knowledge transfer can take the form of individual mobility or it can result from the transfer of more efficient routines and practices across organizational units" (Reagans et al. 2005: 870). Die Fähigkeit, Aktivitäten innerhalb der Organisation zu koordinieren, kann einerseits das Ergebnis verbesserter Materialflüsse sein, was vor allem im produzierenden Gewerbe von großer Bedeutung ist. Andererseits kann diese Fähigkeit auch verbessert werden durch „individual training and working together and learning who knows what and how to trust each other and coordinate their activity" (Reagans et al. 2005: 870).

Im Gegensatz zu den Ansätzen des interorganisationalen Wissenstransfers, in denen Wissenstransfer als reines Sender-Empfänger Modell betrachtet wird, wird intraorganisationaler Wissenstransfer oftmals als intraorganisationales Lernen verstanden: "Intraorganizational learning involves the processes through which organizational units (e.g., groups, departments, or divisions) change as a result of experience. The units could learn from their own experience or from the experience of other units" (Argote/Ophir 2002: 181). Intraorganisationaler Wissenstransfer ist daher an verschiedene Voraussetzungen gebunden, beispielsweise an die Möglichkeiten innerhalb der Organisation die Abteilung *(personell rotation)* zu wechseln (Kane et al. 2005; Gruenfeld et al. 2000, Almeida/Kogut 1999) oder in Form von Gruppenarbeit Wissen auszutauschen (Wehner et al. 1996; Endres/Wehner 2000).

Ansätze, welche die Voraussetzungen des Wissenstransfers untersuchen, lassen sich in Anlehnung an Adler und Kwon (2002), Inkpen und Tsang (2005) sowie van Wijk et al. (2008) in drei Felder unterteilen (s. Abb. 15).

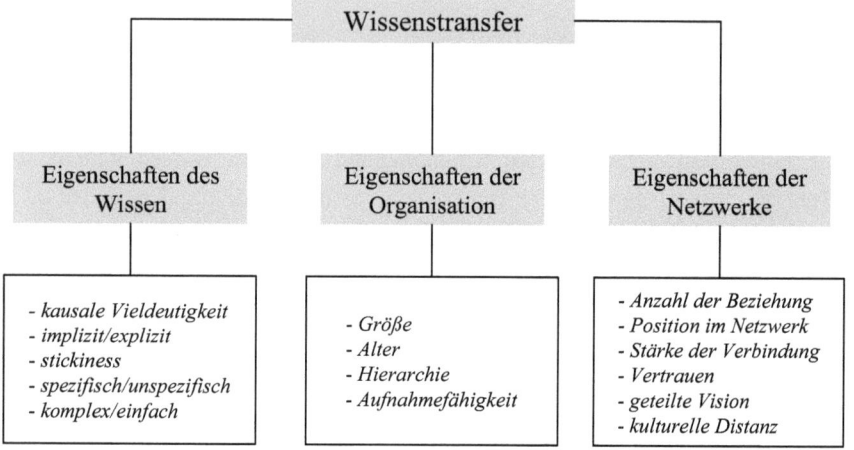

Abbildung 15: Voraussetzungen des intraorganisationalen Wissenstransfers (eigene Darstellung).

Van Wijk et al. (2008) nutzen diese Aufteilung in ihrer Meta-Studie, in der sie die Ergebnisse von 75 empirischen Studien zu Voraussetzungen des inter- und/oder intraorganisationalen Wissenstransfer untersuchen. Sie unterscheiden dabei Untersuchungen zu den Eigenschaften des Wissens, zu den Eigenschaften der Organisation und zu den Eigenschaften der Netzwerke, in denen Wissenstransfer stattfindet.

In den Eigenschaften des Wissens sind die ersten zentralen Voraussetzung verortet. So lässt sich, wie man bereits weiter oben gesehen hat, Wissen nur bedingt explizieren: „There are many reasons why it is difficult to transfer knowledge across units in the same organization. For example, the knowledge the organizations acquire may be tacit or not easily articulated" (Argote 1999: 176). Implizites Wissen ist schwer transferierbar, da implizites Wissen in individuelle, kognitive Prozesse eingebettet ist. Darüber hinaus muss das explizierte Wissen wiederum in den bestehenden Wissenskontext anderer Akteure eingebunden werden. „The transfer of knowledge: in contrast to information, which is explicit, knowledge has to be re-constructed by each individual. This process happens through communication and interaction with explicit information - verbal or visual" (Burkhard 2005: 12). Durch die komplexe Beschaffenheit des Wissens entsteht ein Paradoxon. Einerseits schützt es die Organisationen, weil Konkurrenten die Nachahmung erschwert wird, andererseits verhindert diese spezielle Beschaffenheit des Wissens aber auch den Wissenstransfer innerhalb der eigenen Organisation (Coff et al. 2006).

Durch die Eigenschaften der Organisation kann der Wissenstransfer durch die Größe, das Alter, hierarchische oder weniger hierarchische Strukturen sowie durch die Aufnahmefähigkeit unterstützt werden. Hinsichtlich des Einflusses der Organisationsgröße gibt es unterschiedliche Ergebnisse (van Wijk et al. 2008). Während Gupta und Govindarajan (2000) einen positiven Effekt feststellen, identifiziert Tsang (2002) keinen bzw. Makino und Delios (1996) sogar einen negativen Effekt. Auch hinsichtlich des Alters der Organisation wird unterschiedlich argumentiert. Cyert und March (1963) und Frost et al. (2002) argumentieren, dass alte Organisationen aufgrund ihrer Tendenz in Traditionen zu verhaften gegenüber jüngeren benachteiligt sind, was ihre Lernfähigkeit betrifft. Andere Studien (z.B. Yli-Renko et al. 2001; Gray/Meister 2004) belegen, dass es hierfür keinen Zusammenhang gibt. Die dezentrale Steuerung von Organisationen führt häufig zu flacheren Hierarchien, die, so einige Autoren (z.B. Sheremata 2000; Gupta/Govindarajan 2000), wiederum den Wissenstransfer erleichtern. Einigkeit herrscht einzig und allein über die unterstützende Funktion der Aufnahmefähigkeit (absorptive capacity) für den Wissenstransfer in Organisationen (Cohen/Levinthal 1990; Gupta/Govindarajan 2000; Szulanski 1996; van den Bosch et al. 2003; Jansen et al. 2005).

Die Eigenschaften des Netzwerks unterscheiden sich in Hinblick auf die Größe, d.h. der Anzahl der Beziehungen, der Position im Netzwerk, die Stärke der Verbindungen, Vertrauen, geteilte Visionen sowie auf die kulturelle Distanz.

Eine höhere Anzahl von Beziehungen erhöht die Wahrscheinlichkeit und erleichtert den Zugang zu relevantem Wissen (Gupta/Govindarajan 2000). Eine zentrale Position im Netzwerk stärkt den Transfer von Wissen (Tsai 2001). Darüber hinaus erleichtern starke Verbindungen zwischen den Netzwerkpartnern den Wissenstransfer (Reagans/McEvily 2003). Vertrauen hat ebenfalls einen ebenso positiven Einfluss auf den Transfer von Wissen (Szulanski et al. 2004) sowie gemeinsam geteilte Visionen (Lane et al. 2001). Eine starke kulturelle Distanz dagegen verhindert Wissenstransfer (Mowery et al. 1996).

Folgende der oben genannten Einflussfaktoren haben van Wijk et al. (2008) als die zentralen positiven Faktoren für den intra-organisationales Wissenstransfer in ihrer Meta-Studie identifiziert: Größe (size), Aufnahmefähigkeit (absorptive capacity), Vertrauen (trust), Stärke der Verbindung (tie strength) sowie geteilte Visionen (shared visions). Einen negativen Einfluss auf den intraorganisationalen Wissenstransfer haben die Vieldeutigkeit des Wissens (knowlegde ambiguity) und eine kulturelle Distanz (cultural distance).

3.4 Zusammenfassung

Schaut man sich die geführten Diskurse zum Wissenstransfer an, so zeigt sich, dass das Verständnis über den Transfer von Wissen den oben chronologisch skizzierten Paradigmen unterlag. Darüber hinaus können Ansätze auf der individuellen von jenen auf der organisationalen Ebene unterschieden werden. Nur bedingt anschlussfähig an den Forschungsgegenstand sind die Ansätze aus Lerntransferforschung, welche sich zwar auf der individuellen Ebene bewegen, sich allerdings vornehmlich auf unterrichtsförmige Transferzusammenhänge beziehen und somit im Kontext dieser Arbeit nur begrenzt anwendbar sind. Auf organisationaler Ebene lassen sich inter- von intraorganisationalen Ansätzen des Wissenstransfers unterscheiden, wobei letztere für die Erklärung von Wissenstransferprozessen im Krankenhaus eine größere Nähe zum Forschungsgegenstand aufweisen. Forschung zum intraorganisationalen Wissenstransfer speist sich dabei aus zwei Quellen: Einerseits aus den betriebswirtschaftlich und empirisch orientierten Forschungsarbeiten zum Wissenstransfer in MNCs, diese Arbeiten haben Voraussetzungen bzw. Barrieren des Wissenstransfers analysiert. Andererseits speist sich der Diskurs zum intraorganisationalen Wissenstransfer auch aus den Forschungsarbeiten zum organisationalen Lernen, welche sich vornehmlich mit den Mechanismen des intraorganisationalen Wissenstransfers auseinandergesetzt haben und ihn als intraorganisationales Lernen verstehen. Interessanterweise untersucht dieser – von Shrivastava (1983) zuletzt genannte – Diskurs zum organisationalen Lernen ebenfalls die Auswirkungen und Voraussetzungen des Wissenstransfers innerhalb von Organisationen. Hier schließt sich gewissermaßen der Kreis der oben skizzierten Forschungsansätze. Bemerkenswert ist, dass das Verhältnis dieser recht unterschiedlich entstandenen Diskurse gerade *nicht* von einer gegenseitigen Ignoranz gekennzeichnet ist, sondern die gegenseitige Wahrnehmung der jeweiligen Forschungsarbeiten dazu geführt hat, dass sich aus diesem Zusammenspiel vor allem in der letzten Zeit ein gemeinsamer Diskurs zum intraorganisationalen Wissenstransfer herausbilden konnte.

3.4.1 Grenzen

In den bisherigen wissenschaftlichen Betrachtungen zum Wissenstransfer – ganz gleich auf welcher Ebene – wird eine lineare prozessorientierte Sicht auf den Transfer von Wissen zugrunde gelegt, d.h. der Transfergedanke geht in sequentieller Form hauptsächlich in eine Richtung, nämlich von einer Ursprungssituation, -organisation oder -person auf eine neue Situation, Organisation oder Person. Wissen wird von einem Wissenssender an einen Wissensempfänger übermittelt (vgl. Davenport/Prusak 1998). Wie aus den konstruktivistischen, lerntheoretischen Ansätzen und aus den Überlegungen zur Wissensumwandlung in sozialen Prozessen schon deutlich wurde, sprechen mehrere Gründe gegen eine solche (lineare) Betrachtungsweise: Erstens ist es nicht möglich, Wissen wie ein Objekt von A nach B zu transportieren. Zweitens unterstellt die lineare prozessorientierte Betrachtungsweise stets eine angebotsorientierte Perspektive für den Transfer von Wissen. Doch nicht immer haben Wissensempfänger die übertragenen Informationen ausdrücklich angefordert. Drittens erweckt das Sender-Empfänger Modell, welches den bisherigen Ansätzen zugrunde gelegt wird, den Eindruck, dass durch eine Informationsasymmetrie ein gewisses Machtgefälle zwischen dem Wissensgeber und dem Wissensempfänger herrscht. In manchen Fällen, z.B. im Fall des Verhältnisses eines Lehrlings (Novizen) zu seinem Meister (Experten), eines Schülers zu seinem Lehrer oder wenn „…ältere, ausscheidende Mitarbeiter („Wissensgeber") selektiv und strukturiert ihr geschäftsrelevantes Know-how an nachrückende Mitarbeiter („Wissensnehmer") weitergeben" (Piorr et al. 2006: 83), trifft diese Sicht zwar durchaus zu. Wissenstransfer sollte allerdings gerade im alltäglichen Arbeitskontext als wechselseitiger und potentiell egalitärer Prozess betrachtet werden, denn oftmals gilt „…the best teachers are often the best learners" (Easterby-Smith et al. 2008).

In den empirischen Studien zum Wissenstransfer wurde dieser letztgenannte Aspekt bislang weitgehend ausgeklammert. Der Fokus dieser Arbeit ist daher auf die Untersuchung zweierlei Prozesse des Wissenstransfers gerichtet: Einerseits geht es beim Wissenstransfer um den Prozess der Weitergabe von Wissen, andererseits muss der Prozess des Wissenserwerbs ebenfalls mitberücksichtigt werden. Denn gerade im Arbeitskontext gilt, dass Wissensnehmer durchaus auch potentielle Wissensgeber sind. Allerdings muss neues Wissen jeweils individuell in bestehendes Wissen integriert werden, damit es zukünftig handlungsrelevant werden kann. Aus den Erkenntnissen bisheriger Ansätzen lässt sich ableiten, dass eines der Hauptprobleme des Wissenstransfers innerhalb von Organisationen genau darin besteht, dass Wissen nicht 1:1 übertragbar ist, sondern immer an die Erfahrungen und an das Kontextwissen der Wissensträger gebunden ist (Osterloh/Frost 1998). Wissenstransfer hat seinen Ausgangspunkt – auch wenn er als intraorganisationaler oder interorganisationaler Wissenstransfer stattfinden soll – stets auf der individuellen Handlungsebene.

Schon Hedberg hat einerseits behauptet „Organizations have no other brains and senses than those of their members" (Hedberg 1981: 6), d.h. organisationales

Lernen findet letztendlich immer über individuelles Lernen und kollektives Lernen statt (Wilkesmann 1999), d.h. „...people are important repositories of organizational knowledge and agents of learning. They are able to transfer tacit as well as explicit knowledge and to adapt their knowledge to new contexts" (Easterby-Smith 2008: 684). Andererseits hat Hedberg mit „The actors act, but they are directed" (Hedberg 1981: 6) ebenfalls entscheidende Einschränkung formuliert. Überträgt man dies auf die lerntheoretischen Ausführungen zu Beginn des Kapitels, so wird klar, dass sowohl in der Lernsituation als auch bei der Anwendung des erworbenen Wissens Konstruktionsprozesse stattfinden müssen, die maßgeblich von den vorherrschenden Kontextbedingungen abhängig sind: „Structures represent one kind of context that can encourage or hinder knowledge transfer" (Easterby-Smith et al. 2008: 683).

3.4.2 Definition

Aufgrund der Vielfalt der Ansätze und der darin enthaltenen Dimensionen sowie deren Betrachtungsgrenzen, basiert der Begriff des Wissenstransfers hier auf folgenden Annahmen:

1. Wissenstransfer umfasst die Prozesse der Wissensverbreitung und des Wissenserwerbs auf der Handlungsebene von Individuen, wobei die Prozesse des Wissenstransfers sowohl implizit als auch explizit erfolgen können.
2. Damit Wissenstransfer in Organisationen auf der Handlungsebene stattfinden kann, bedarf es darüber hinaus Rahmenbedingungen auf der institutionellen und strukturellen Ebene.

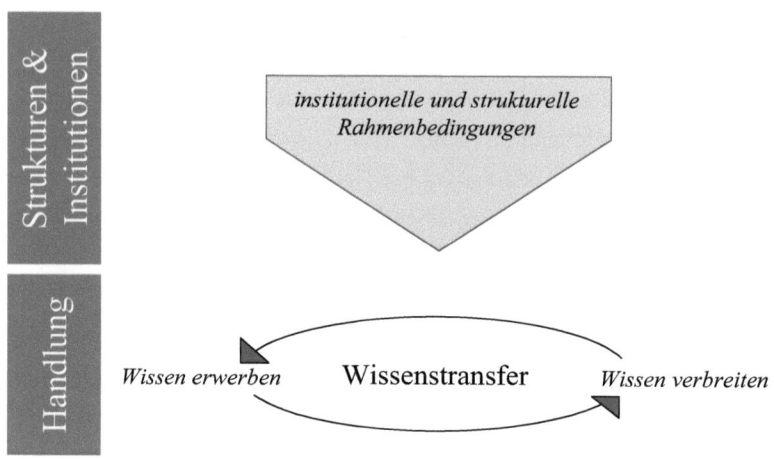

Abbildung 16: Modell des Wissenstransfers (eigene Darstellung).

Im Fokus des nächsten Kapitels steht daher die theoretische Verknüpfung des Zusammenspiels von Wissenstransfers auf der Handlungsebene mit den organisationalen Voraussetzungen, die – soziologisch betrachtet – auf der institutionellen und strukturellen Ebene verortet sind.

4 Neoinstitutionalismus und Strukturationstheorie

Die beiden zuvor dargestellten Diskurse zur Krankenhausforschung und zum Wissenstransfer machen deutlich, dass eine direkte Ableitung von Hypothesen aufgrund ihrer Unterschiedlichkeit kaum möglich ist. Aus diesem Grund wird in diesem Kapitel eine Forschungsheuristik entwickelt, welche eine gleichwertige Berücksichtigung beider Diskurse erlaubt. Wirft man einen Blick in die organisationstheoretisch orientierten Ansätze der Soziologie, so stechen zwei Theorieansätze zur Integration besonders hervor: Einerseits die Strukturationstheorie (Giddens 1984), welche die oftmals getrennt voneinander betrachteten Struktur- und Organisationsbedingungen mit individuellen Handlungen (in diesem Fall den Transfer von Wissen) integriert. Allerdings stellt die Operationalisierbarkeit der Strukturierungsmodalitäten, auf die ich später in diesem Kapitel eingehen werde, bislang die größte Herausforderung bei der empirischen Umsetzung der von Giddens als Sozialtheorie konzipierten Strukturationstheorie dar. Andererseits weisen neoinstitutionalistische Ansätze eine große Nähe zum empirischen Feld auf. Hier gelang es etwa Scott et al. (2000) neoinstitutionalistische Annahmen empirisch zu untermauern. Allerdings fehlt dem Neoinstitutionalismus eine Mikrofundierung. Anschlussfähig an die zuvor gemachten Überlegungen im ersten und zweiten Kapitel sind daher der (soziologische) Neoinstitutionalismus und die Strukturationstheorie. Zusätzlich existiert eine relativ große Schnittmenge zwischen diesen Ansätzen, die ein theorieintegrierendes Vorgehen nahe legen. Durch die Integration beider Perspektiven gelingt es, Erklärungsansätze zu entwickeln, welche die einzelnen Theorieansätze nicht bieten (können). Zur Klärung der Fragestellung, welche Institutionen und Strukturen Wissenstransfer im Krankenhaus beeinflussen, werden zunächst neoinstitutionalistische Ansätze sowie die Grundzüge der Strukturationstheorie dargestellt, ihre Erklärungsgrenzen aufgezeigt und zu einer dem Forschungsvorhaben angemessenen Forschungsheuristik zusammengeführt.

4.1 Neoinstitutionalismus

Ausgangspunkt dieses Abschnitts ist die Klärung von zentralen Begriffen, z.B. was ist eine Institution, was bedeutet Institutionalisierung? Die theoretische Grundlage bildet hier der Ansatz von Berger/Luckmann (1967).[3] Darauf folgt eine kurze Vorstellung der drei grundlegenden Aufsätze von Meyer/Rowan (1977), DiMaggio/Powell (1983) und Zucker (1977). An diese Grundlagen knüpft die Weiterentwicklung des neoinstitutionalistischen Ansatzes nach Scott (2001) an.

Überlegungen zu Institutionen haben seit Mitte der 1970er Jahre in verschiedenen Disziplinen, wie der Ökonomie, Politikwissenschaft und Soziologie, unter dem Stichwort Neo-Institutionalismus eine theoretische Renaissance erlebt (Mayntz/Scharpf 1995). „Neo" steht dabei als Vorsilbe für etwas, das neu ist oder das *wieder* neu ist, nachdem es in Vergessenheit geriet. Tatsächlich ist der Institutionalismus *wieder* entdeckt worden und bezieht sich nur vereinzelt auf die klassischen Ansätze der Soziologie (Hasse/Krücken 2005: 13). Doch was genau versteht man unter Institutionen?

4.1.1 Institutionen und (Neo)Institutionalismus

Unter dem Begriff Institution verbergen sich ganz allgemein in der Alltagssprache bzw. je nach wissenschaftlicher Disziplin, unterschiedliche Konstrukte, z.B. Familien, Kirchen, Parteien oder Universitäten gelten als Institution, das Hof-

---

[3] Nachfolgend beziehe ich mich auf die Ausgabe aus dem Jahr 2004 (20. Auflage) des 1967 erschienenen Werkes.

bräuhaus in München wird als bayrische Institution gehandelt. Wendet man sich der wissenschaftlichen Bedeutung dieses Begriffes zu, so charakterisiert Jepperson beispielsweise Institutionen als „stable design for chronically repeated activity sequences" (Jepperson 1991: 145). Insgesamt lassen sich vier institutionalistische Forschungsrichtungen aktuell unterscheiden:

- der historische Institutionalismus,
- der ökonomische Institutionalismus,
- der politikwissenschaftliche Institutionalismus und
- der soziologische bzw. organisationssoziologische Institutionalismus.

Eine übereinstimmende Klassifizierung institutionalistische Forschungsrichtungen gibt es allerdings nicht. Dies liegt zum Teil an den unterschiedlich geführten Diskursen im europäischen und angloamerikanischen Raum, die mit einer verschiedenartigen theoriegeschichtlichen Entwicklung einhergehen. So spielt beispielsweise in Deutschland im soziologisch geprägten Institutionalismus die kulturanthropologische Fundierung eine überragende Bedeutung (z.B. durch Scheler (1926), Plessner (1948), Gehlen (1978) etc.), welche in den USA keinerlei Rolle spielt. Dennoch besteht eine gewisse Gemeinsamkeit zwischen dem deutschen und amerikanischen Diskurs, der „... in dem recht offenen und unbestimmten Verständnis von Institutionen" besteht (Krücken 2002: 2).

Mayntz und Scharpf (1995) fassen in ihrem Konzept des akteurszentrierten Institutionalismus zusammen, dass mit dem Institutionenbegriff Regelungsaspekte betont werden, „die sich vor allem auf Verteilung und Ausübung von Macht, die Definition von Zuständigkeiten, die Verfügung über Ressourcen sowie Autoritäts- und Abhängigkeitsverhältnisse beziehen" (Mayntz und Scharpf 1995: 40). Mayntz und Scharpf benennen darüber hinaus drei Richtungen des Institutionalismus: den ökonomischen, den soziologischen und den politikwissenschaftlichen Institutionalismus. Hall und Taylor (1996) dagegen unterscheiden zwischen dem Rational-Choice, dem historischen und dem soziologischen Institutionalismus. Der ökonomische Institutionalismus wird von ihnen als eine Variante des Rational-Choice Ansatzes betrachtet: "Some of the ambiguities surrounding the new institutionalism can be dispelled if we recognize that it does not constitute a unified body of thought. Instead, at least three different analytical approaches, each of which calls itself a 'new institutionalism,' have appeared over the past fifteen years. We label these three schools of thought: historical institutionalism, rational choice institutionalism, and sociological institutionalism. In principle, we might also identify a fourth such school, the 'new institutionalism' in economics. However, it and rational choice institutionalism overlap heavily and so we treat them together in this brief review" (Hall/Taylor 1996: 5).

Im Folgenden wird auf die von Bogumil et al. (2006) formulierten drei Formen des Institutionalismus rekurriert: dem soziologischen, dem historischen und dem ökonomischen Institutionalismus. Einen politikwissenschaftlichen Institutionalismus gibt es ihrer Ansicht nach nicht, obwohl es verwundert, „dass gerade dort, wo ein Zentralgegenstand der Politikwissenschaft, Institutionen, ins Zentrum der Theoriebildung rückt, gerade kein selbständiger politikwissenschaftlicher Institutionalismus entsteht, sondern ein „historischer Institutionalismus" (der eigentlich ein politischer ist) mit einem „ökonomischen" und einem „soziologischen Institutionalismus" konkurriert" (Bogumil et al. 2006: 21). Der ökonomisch orientierte Institutionalismus stellt die Untersuchung von Institutionen und deren Anreizstrukturen in den Vordergrund. In diesem Fall haben Institutionen die Funktion, Unsicherheit zu reduzieren sowie Anreize zu geben, sich zu spezialisieren, um das Wohlstandsniveau zu heben (vgl. Voigt 2002: 32). Der historische Institutionalismus definiert Institutionen als formale oder informelle Prozeduren, Routinen, Normen und Konventionen, die in eine organisatorische Struktur der politischen Ordnung eingebettet sind (vgl. Hall/Taylor 1996; Aspinwall/Schneider 2000). Darunter sind sowohl Verfassungen als auch bürokratische Vorgänge oder industrielle Verbände zu verstehen. Institutionen werden an Organisationen und an den von ihnen verabschiedeten Gesetzen oder Konventionen festgemacht. Im soziologischen Institutionalismus gelten formale und informelle Regeln, soziale Normen, Symbole, kognitive Muster, Moralvorstellungen und Kultur als Institution.

	soziologischer Institutionalismus	historischer Institutionalismus	ökonomischer Institutionalismus
	breite Definition	↔	enge Definition
Definition von Institution über....	formale und informelle Regeln, soziale Normen, Symbole, kognitive Muster, Moralvorstellungen, Kultur gelten als Institution.	formale und informelle Regeln und Prozesse, Handlungsmuster, Normen und Konventionen, die in den Organisationsstrukturen der Gesellschaft verankert sind.	formale und informelle Regeln, welche die Handlungsspielräume der Individuen beschränken.
Zentrale Merkmale	• Entstehung und Wandel von Institutionen • Beziehung zwischen Institutionen und individuellem Verhalten • Individuelles Verhalten: Logic of social appropriateness	• Entstehung und Wandel von Institutionen • Beziehung zwischen Institutionen und individuellem Verhalten • Machtasymmetrien • Historische Pfadabhängigkeiten	• Entstehung und Wandel von Institutionen • Beziehung zwischen Institutionen und individuellem Verhalten • Individuelles Verhalten: Logic of instrumentality
Beziehung zwischen Institutionen und individuellem Verhalten	*homo sociologicus* • Individuen handeln beschränkt rational, beeinflusst durch Umwelt und Routinen • Institutionen bestimmen Identität und Präferenzen der Individuen	• rationaler Ansatz (s. *homo oeconomicus*) und • kultureller Ansatz (s. *homo sociologicus*)	*homo oeconomicus* • Individuen handeln rational mit exogen gegebenen Präferenzen • Institutionen strukturieren strategisches Handeln
Zeithorizont	Beobachtung über einen längeren Zeitraum.	Beobachtung über einen längeren Zeitraum.	Beobachtung eher über einen kurzen Zeitraum.

Tabelle 5: Institutionalistische Ansätze im Vergleich (eigene Darstellung in Anlehnung an Hall/Taylor 1996 und Aspinwall/Schneider 2000).

Bevor nachfolgend der Fokus auf die Ansätze des soziologisch orientierten Institutionalismus gerichtet wird, kann an dieser Stelle festgehalten werden, dass es eine gemeinsame Grundannahme institutionalistischer Ansätze gibt. Diese liegt darin, dass Institutionen dazu beitragen, die Entstehung und den Wandel von Institutionen begreifbar zu machen.

4.1.2 *Institutionalisierung*

Eine weitere Gemeinsamkeit dieser unterschiedlichen wissenschaftlichen Betrachtungsweisen von Institutionen liegt darin, dass etwas institutionalisiert ist, wenn es sich im Zustand einer mehr oder weniger dauerhaften sozialen Ordnung befindet (vgl. Zucker 1991: 83; Türk 1997: 128). Diese Ordnung kann sich sowohl auf soziale Gebilde als auch auf sozial normierte Verhaltensmuster beziehen. Allerdings beschränkt sich der Begriff der *Institutionalisierung* im soziologischen Institutionalismus nicht nur auf einen erreichten Zustand, sondern auch auf einen Prozess. Den theoretischen Bezugspunkt bildet hier vor allem der wissenssoziologische Ansatz von Berger und Luckmann (2004). Ihrer Ansicht nach ist die Wirklichkeit sozial konstruiert, d.h. die Alltagserfahrungen der Menschen bestimmen, was als wirklich betrachtet wird (Walgenbach 2001).

Berger und Luckmann haben schon früh auf bestimmte Prämissen der Institutionalisierung hingewiesen, dass nämlich Typisierungen und Habitualisierungen der Bildung von Institutionen vorausgehen und diese an Historizität und Kontrolle gebunden sind (2004: 58): „Institutionalisierung findet statt, sobald habitualisierte Handlungen durch Typen von Handelnden reziprok typisiert werden. Jede Typisierung, die auf diese Weise vorgenommen wird, ist eine Institution. Für ihr Zustandekommen wichtig sind die Reziprozität der Typisierung und die Typik nicht nur der Akte, sondern auch der Akteure. Wenn habitualisierte Handlungen Institutionen begründen, so sind die entsprechenden Typisierungen Allgemeingut".

Jede Handlung, die man häufig wiederholt, verfestigt sich auf diese Weise zu einem Modell, welches in weiteren Handlungen reproduziert werden kann. Dadurch ist es nicht mehr erforderlich, dass jede Situation von den Akteuren neu definiert werden muss und demzufolge ein gewisser Grad an Handlungssicherheit gegeben ist. Akteure empfinden eine institutionale Welt als objektive Wirklichkeit. Nichtsdestotrotz ist es der Mensch, der gesellschaftlich vermittelte Werte in einem dialektischen Wechselverhältnis durch Externalisierung, Objektivation und Internalisierung hervorbringt. Diese Sichtweise deckt sich mit Giddens (1984) Ansatz der Strukturationstheorie, auf die im weiteren Verlauf des vierten Kapitels eingegangen wird.

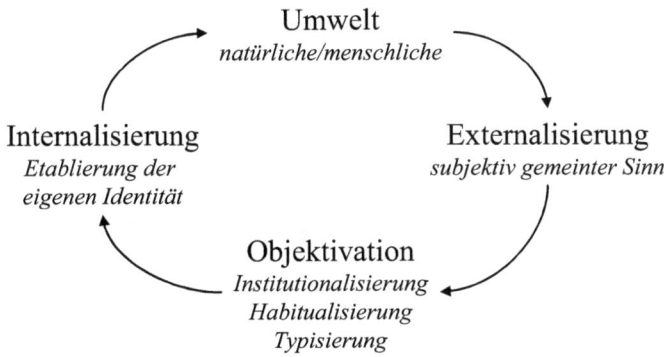

Abbildung 17: Die soziale Konstruktion der Wirklichkeit nach Berger/Luckmann (in Anlehnung an Eberl 2001: 53).

Objektivation beschreibt den Vorgang „durch den die Produkte tätiger menschlicher Selbstentäußerung objektiven Charakter gewinnen [...] das heißt Vergegenständlichung" (Berger/Luckmann 2004: 64f). Als *Externalisierung* bezeichnen Berger und Luckmann die „Entäußerung von subjektiv gemeintem Sinn" (2004: 53). *Internalisierung* bedeutet „Einverleibung, durch welche die vergegenständlichte gesellschaftliche Welt im Verlauf der Sozialisation ins Bewusstsein zurückgeholt wird" (Berger/Luckmann 2004: 65). Eberl (2001) merkt an, dass zwar eine wechselseitig erfolgreiche Typisierungen als entscheidender Prozess der Objektivation angesehen wird, dieser allerdings nur die erfolgreiche

Etablierung von Wissen beschreibt, nicht aber die zur Erreichung verantwortlichen Rahmenbedingungen (vgl. Eberl 2001: 55).

Es lässt sich an dieser Stelle jedoch festhalten, dass die Institutionalisierung die geteilten Deutungssysteme der Mitglieder einer Gesellschaft umfasst, wenngleich diese „durch Interaktion zwischen Menschen geschaffen, von den Akteuren als objektive und externe, d.h. als außerhalb der Individuen liegende und historisch vor ihnen bestehende Strukturen betrachtet werden" (Walgenbach 2001: 321). Darüber hinaus werden diese Elemente von den Akteuren nicht mehr hinterfragt, sondern als gegeben und richtig (taken for granted) angenommen.

4.2 Zentrale Ansätze des Neoinstitutionalismus

Das Konzept der Institutionalisierung von Berger und Luckmann ist als grundlegender Ansatz in die neoinstitutionalistische Organisationstheorie eingegangen. Neoinstitutionalisten bezeichnen Institutionalisierung – ähnlich wie Berger und Luckmann – daher nicht nur als Prozess, sondern auch als einen Zustand: „institutionalization is both a phenomenological process by which certain social relationships and actions come to be taken for granted and a state of affairs in which shared cognitions define what has meaning and what actions are possible" (DiMaggio/Powell 1991: 9). Betrachtet man Institutionen im Hinblick auf Organisationen, so stellt sich die Institutionentheorie, wie Scott (2001) treffend formuliert, folgende grundlegende Frage: "Why do organizations of the same type, such as schools and hospitals, located in widely scattered locales so closely resemble one another?" (Scott 2001:xix).

Dass sich Organisationen desselben Typs ähneln, obwohl sie teilweise geografisch weit zerstreut sind, trifft in besonderem Maße auf das Forschungsobjekt Krankenhaus zu. Der soziologisch orientierte Neo-Institutionalismus zeigt, weshalb Organisationen, vor allem solche, die von professionellen Berufen getragen werden, sich immer ähnlicher werden. DiMaggio und Powell (1991) entwickeln dazu den Ansatz des organisationalen Feldes (organizational field). Anlass dafür war die grundlegende Annahme, dass institutionelle Mechanismen zu einer Angleichung von Organisationen an die Umwelt führen. Mit dem Begriff des organisationalen Feldes wurde damit der erste Versuch unternommen, das Untersuchungsfeld neoinstitutionalistischer Forschung einzugrenzen: „By organizational field we mean those organizations that, in the aggregate, constitute a recognized area of institutional life: key suppliers, resource and product consumers, regulatory agencies, and other organizations that produce similar services and products" (DiMaggio/Powell 1991: 64f). Greenwood, Suddaby und Hinings (2002) fassen das organisationale Feld enger und sprechen von einer *community of organizations*. Auch Scott (1994) definiert das organisationale Feld als eine „community of organizations that partake of a common meaning system and whose participants interact more frequently and fatefully with one another than without actors outside the field" (Scott 1994: 207f). Die hier vorausgesetzte Homogenität eines Feldes bzw. einer Community ist allerdings auch immer abhängig vom Standort, von dem das Ganze beobachtet wird: „Was aus der Ferne sehr ähnlich wirkt, kann aus der Nähe betrachtet sehr unterschiedlich sein" (Walgenbach/Meyer 2008: 75). Wie aus den Ausführungen im ersten Kapitel ersichtlich wurde, gibt es nicht *das* Krankenhaus. Allein vom Behandlungsspektrum her muss zwischen somatischen bzw. allgemeinen und psychiatrischen Krankenhäusern unterschieden werden. Aus diesem Grund haben – neben den ursprünglichen Ideengebern – auch viele andere das Konzept des organisationalen Feldes kritisiert. Indem eine zu starke Homogenität im Konzept impliziert wird, fehlt den Kritikern vor allem die Erklärung von institutionellem Wandel (vgl. Walgenbach/Meyer 2008: 72).

Im Vordergrund dieser Arbeit steht zwar der durchaus vorhandene Homogenitätsaspekt der Organisation Krankenhaus und weniger deren Wandel, nichtsdestotrotz können Krankenhäuser im organisationalen Feld nicht grundsätzlich als gleich angesehen werden. Je nach Auffassung zählen zum organisationalen Feld sowohl Organisationen, die gleichartige Dienstleistungen und Produkte anbieten, als auch deren Kontrollorganisationen (z.B. zuständige Ministerien, Träger etc.). Es kann sich darüber hinaus um miteinander konkurrierende oder kooperierende Organisationen handeln sowie um Konsumenten von Produkten (Patientinnen und Patienten). Das organisationale Feld Krankenhaus kann daher im weiten Sinn das gesamte Gesundheitswesen und engeren Sinn Krankenhäuser als Organisation umfassen. Da sich die Arbeit auf die Organisation des Krankenhauses als solche, sprich auf die Binnenperspektive, bezieht, spielt das eher in der Umwelt angesiedelte Konzept des organisationalen Feldes hier nur eine untergeordnete Rolle.

Um der grundlegenden Argumentationslinie neo-institutionalistischer Ansätze nachvollziehen zu können, wird im Folgenden kurz auf die drei Klassiker des Neo-Institutionalismus, nämlich auf die Ansätze Meyer/Rowan (1977), DiMaggio/Powell (1983) und Zucker (1977) eingegangen und anschließend auf den Untersuchungsgegenstand übertragen (Implikationen für das Krankenhaus). Neoinstitutionalistische Ansätze lassen sich dabei in zwei Richtungen kategorisieren. Erstens in jene, die sich wie Meyer und Rowan (1977) oder DiMaggio und Powell (1991) mit der Institutionenbildung auf der Makroebene auseinandersetzen und zweitens jene (seltene), die sich wie der Ansatz von Zucker (1977) auf die Mikroebene konzentrieren.

4.2.1 Rationalitätsmythen

Die zentrale Annahme von Meyer und Rowan (1977) besteht darin, dass Organisationen nicht unbedingt nach ihren formalen Organisationsstrukturen „blueprints" (Meyer/Rowan 1977: 341), sondern eher nach ihren ablaufenden informellen Aktivitäten funktionieren. Daraus entwickeln sie die These, dass Organisationsstrukturen Mythen hervorbringen, welche in der Organisationsumwelt institutionalisiert sind (Hasse/Krücken 2005: 22f). "In modern societies, the elements of rationalized formal structure are deeply ingrained in, and reflect, widespread understandings of social reality. Many of the positions, policies, programs, and procedures of modern organizations are enforced by public opinion, by the views of important constituents, by knowledge legitimated through the educational system, by social prestige, by the laws, and by the definitions of negligence and prudence used by the courts. Such elements of formal structure are manifestations of powerful institutional rules which function as highly rationalized myths that are binding on particular organizations" (Meyer/Rowan 1977: 343).

Den Rationalitätsmythen kommen dabei zwei zentrale Funktionen zu: Erstens werden durch sie verschiedene soziale Anforderungen identifiziert, welche in technische Zwecke transformiert, als rational bewertet und schlussendlich verfolgt werden. Zweitens werden diese Anforderungen durch die Institutionalisierung nicht hinterfragt, sondern als selbstverständlich (taken for granted) angesehen, was dazu führt, dass Organisationen institutionalisierte Elemente aus der Organisationsumwelt adaptieren müssen, um keine Legitimitätseinbußen hinnehmen zu müssen (Walgenbach 2001). Meyer und Rowan (1977) gehen in Anlehnung an Berger und Luckmann (2004) davon aus, dass Organisationen strukturell die sozial konstruierte Realität abbilden und bezeichnen diese strukturelle Anpassungsfunktion der Organisation an ihre Organisationsumwelt als *Isomorphie*. Die entscheidenden Konsequenzen für Organisation werden wie folgt benannt: „As a result, [...], institutional isomorphism promotes the success and survival of organizations. Incorporating externally legitimated formal structures increases the commitment of internal participants and external constituents. And the use of external assessment criteria [...] can enable an organization to remain successful by social definition, buffering it from failure" (Meyer/Rowan 1977: 349).

Bei der Funktionsfähigkeit einer Organisation kommt es daher nicht darauf an, ob Entscheidungen rational sind, sondern getroffene Entscheidungen müssen vielmehr Rationalität symbolisieren (vgl. Minssen/Riese 2007: 31). Um die Funktionsfähigkeit von Organisationen herzustellen, müssen sie nicht nur einer Umwelt und deren Anforderungen entsprechen, sondern vielen unterschiedlichen Umwelten: „Institutional environments are often pluralistic, and societies promulgate sharply inconsistent myths. As a result, organizations in search of external support and stability incorporate all sorts of incompatible structural elements" (Meyer/Rowan 1977: 356).

Diese verschiedenartigen Anforderungen legen fest, inwiefern sich die Formalstruktur einer Organisation mit ihrer tatsächlichen Aktivitätsstruktur deckt. Der Erfolg einer Organisation hängt daher von der strukturellen Anpassungsfähigkeit an die institutionalisierten Regeln und Mythen ab. Aus dieser Situation heraus können Inkonsistenzen resultieren. Um das Dilemma von Inkonsistenzen zu durchbrechen, schlagen Meyer und Rowan die Strategien der Entkopplung (decoupling) und der Logik des Vertrauens (logic of confidence) vor. Unter Entkopplung verstehen sie, dass Organisationen die Formalstruktur von der Aktivitätsstruktur abkoppeln und dadurch handlungsfähig und erfolgreich bleiben. Die Logik des Vertrauens bewirkt, dass nach innen und nach außen ein Klima des Vertrauens (vgl. Meyer/Rowan 1977: 358) hergestellt wird.

4.2.2 Institutionelle Isomorphie

DiMaggio und Powell (1983) präzisieren die Überlegungen von Meyer und Rowan, indem sie vor allem die beiden Aspekte der organisationalen Umwelt und der Isomorphie verfeinern. Dabei liegt ihr Augenmerk nicht so sehr auf der Ebene der Effizienz, sondern auf der Ebene der Legitimität. Zunächst ist der strukturelle Wandel von Organisationen das Resultat von Homogenisierungsprozessen in einem organisationalen Feld und nicht das Ergebnis von gesteigerter Effizienz oder einem zunehmendem Wettbewerb (DiMaggio/Powell 2000: 148). Diese Angleichungsprozesse entstehen in einem organisationalen Feld zwischen Organisationen durch institutionelle Isomorphie (Hasse/Krücken 2005). Die institutionelle Isomorphie lässt sich in Form von drei verschiedenen Mechanismen herstellen (DiMaggio/Powell 1983: 150ff):

- durch Zwang (coercive isomorphism),
- durch Imitation (mimetic isomorphism) oder
- durch normativen Druck (normative isomorphism).

Eine Folge des formalen wie auch informellen Drucks auf Organisationen ist die erzwungene Isomorphie. Diese resultiert entweder aus der Abhängigkeit von anderen Organisationen oder aus den kulturellen Erwartungshaltungen der Gesellschaft (DiMaggio/Powell 2000: 153). Als Imitation oder Nachahmungsprozess wird die mimetische Isomorphie bezeichnet, welche durch hohe Unsicherheitszonen bestimmt ist. Organisationen orientieren sich in diesem Fall an best-practices oder an anderen Erfolgskonzepten, um Legitimität zu sichern (DiMaggio/Powell 2000: 155). Die Tendenz zur Professionalisierung in der institutionellen Umwelt führt laut DiMaggio und Powell zur normativen Isomorphie: „Two aspects of professionalization are important sources of isomorphism. One is the resting of formal education and of Legitimation in a cognitive base produced by university specialists; the second is the growth and elaboration of professional networks that span organizations and across which new models diffuse rapidly" (DiMaggio/Powell 1991:71).

4.2.3 Kognitive Wende

Bei den beiden zuvor kurz umrissenen makroinstitutionalistischen Ansätzen liegen die institutionalisierten Erwartungen außerhalb der Organisation. Zucker (1977) dagegen verortet Erwartungen und das Entstehen von Institutionen innerhalb der Organisation. Organisationen begreift Zucker selbst als Institutionen, weil sie in modernen Gesellschaften als Quelle institutionalisierter Elemente wirken (vgl. Walgenbach 2001: 342). Zucker verleiht den neoinstitutionalistischen Überlegungen durch ihren Ansatz erstmals eine Mikrofundierung, indem sie die Bedeutung von Wahrnehmungs- und Informationsverarbeitungsmustern in den Fokus ihrer Untersuchungen rückt und somit die kognitive Wende der Sozialwissenschaften (s. Kap. 3.1) aufgreift und im Sinne des Neoinstitutionalismus weiterentwickelt. Darüber hinaus hebt sie den Stellenwert der aktiven Aneignung und die Weitergabe sozialer Vorgaben hervor (vgl. Hasse/Krücken 2005). Zucker argumentiert in Bezugnahme auf wissenssoziologische und ethnomethodologische Ansätze, dass Internalisierung, Selbstbelohnung oder andere intervenierende Prozesse nicht notwendig sind, um kulturelle Persistenz sicherzustellen. Wenn das einmal institutionalisierte soziale Wissen als Tatsache, d.h. als Teil der objektiven Wirklichkeit wahrgenommen wird, kann dieses direkt übertragen werden. Sie folgert daraus: „For highly institutionalized acts, it is sufficient for one person simply to tell another that this is how things are done. Each individual is motivated to comply because otherwise his action and those of others in the system cannot be understood (Schutz 1962; Berger and Luckmann 1967)" (Zucker 1991: 83).

Ähnlich wie Berger und Luckmann (2004), geht Zucker davon aus, dass die Realität sozial konstruiert ist, indem „individual actors transmit an exterior and objective reality, while at the same time this reality, through its qualities of exteriority and objectivity, defines what is real for these same actors" (Zucker 1991: 85). Obwohl Zucker nicht explizit darauf verweist, geht diese Sichtweise auf das Thomas-Theorem zurück: „If men define situations as real, they are real in their consequences" (Thomas/Thomas 1928: 572). Kurzum bedeutet dies, dass im Moment des Handelns nur die subjektiven, jeweils real vorliegenden, wenngleich oft ganz und gar falschen und irrationalen Vorstellungen der Akteure bedeutsam sind (vgl. Esser 1992). Der Prozess der Institutionalisierung ist – wie schon in den beschriebenen Ansätzen zuvor – „both a process and a property variable. It is the process by which individual actors transmit what is socially defined as real and, at the same time, at any point in the process the meaning of an act can be defined as more or less a taken-for-granted part of this social reality" (Zucker 1991). Im Rahmen von Laborexperimenten untersucht sie, wie kulturelle Persistenz durch Institutionalisierung beeinflusst wird, nämlich durch: „…three aspects of cultural persistence are directly affected by institutionalization: transmission, maintenance, and resistance to change. Institutionalization is thought to increase all three" (Zucker 1991:87).

Ihre Ergebnisse zeigen, dass, wenn ein hoher Grad an Institutionalisierung vorherrscht, die Übertragung (transmission) besonders gut gelingt, weil Akteure die Handlungs- und Bedeutungsmuster als objektive Fakten übertragen und diese auch als solche von den Adressaten wahrgenommen werden. Die Beibehaltung bzw. Pflege (maintenance) kulturell vermittelter Handlungs- und Bedeutungsmuster, so Zucker, ist abhängig vom Grad der Institutionalisierung, d.h.

> „…the degree of institutionalization radically affects the role and impact of social control. For acts low on institutionalization, direct social control (or the intervening mechanisms, such as internalization) is necessary, while for acts high on institutionalization all that is required is transmission. The institutionalization process simply defines a social reality that will be transmitted and maintained as fact …" (Zucker 1991: 88).

Interessanterweise greift Szulanski (1996) zur Erklärung der Integration von Best Practices im Kontext des Wissenstransfers (s. Kapitel 2.3) genau auf diesen Ansatz zurück: „In this way, new practices become institutionalized. They progressively lose their novelty and become part of the objective, taken-for-granted reality of the organization" (Szulanski 1996: 29).

Die Veränderungsresistenz (resistance to change) gegenüber persönlichen Einflüssen in Interaktionen ist ebenfalls abhängig vom Grad der Institutionalisierung. Wenn die Handlungssituation als stark institutionalisiert wahrgenommen wird, dann ist diese kulturell besonders persistent, weil sie als extern vorgegebene Tatsache interpretiert wird. Auch hier bezieht sich Szulanski (1996) auf den Ansatz von Zucker: „Acts high on institutionalization will be resistant to attempts to change them through personal influence because they are seen as external facts, imposed on the setting and, at the same time, defining it" (Szulanski 1996: 29).

Wenn also eine Situation beispielsweise durch organisationale Kontexte strukturiert ist, dann passen sich Akteure in ihren Handlungen diesem institutionalisierten Setting an und interagieren formaler und weniger persönlich, da sie annehmen, dass solche Interaktionen einen stärker regelhaften Ablauf annehmen müssen. Zudem werden Handlungen, die von einem Stelleninhaber in einer Organisation ausgeführt werden, als außerhalb der Person liegend und als objektiv betrachtet (vgl. Walgenbach 2001: 343; Walgenbach/Meyer 2008: 46f). Der Grad der Institutionalisierung wirkt sich also auf die Beständigkeit kulturell bedingter Handlungen aus: Je stärker ein soziales Setting institutionalisiert ist, desto eher ist mit kultureller Persistenz zu rechnen. Dazu hat Zucker die Experimente in drei abgestuften Settings durchgeführt: persönliche Einflussnahme (personal influence), organisationaler Kontext (organizational context) und Position in einer Organisation (office condition). Eine ausführliche Beschreibung des Experimentdesigns ist im Original nachzulesen bei Zucker (1991: 89ff) oder beispielsweise bei Miebach (2006: 183ff), Walgenbach (2001: 344ff) bzw. Walgenbach und Meyer (2008: 44).

Die Ergebnisse ihrer Untersuchung zeigen, dass sich Versuchspersonen unter dem Setting „Position in einer Organisation" (office condition) im Gegensatz zum „Setting persönliche Einflussnahme" (personal influence), Veränderungsversuchen gegenüber am resistentesten zeigten.

Es lässt sich für die vorliegende Arbeit an dieser Stelle festhalten, dass die Ergebnisse der Experimente Zuckers Annahmen bestätigen: zum einen haben in modernen Gesellschaften Organisation selbst die Qualität einer Institution. Zum anderen wird das Handeln von Akteuren in Situationen der Unsicherheit und Mehrdeutigkeit durch andere Akteure beeinflusst und zwar besonders dann, wenn der beeinflussende Kontext als organisationaler Kontext wahrgenommen wird (vgl. Walgenbach 2001: 346).

4.2.4 Implikationen für das Krankenhaus

Wendet man die Überlegungen von Meyer und Rowan (1977) auf das Krankenhaus an, so muss das Krankenhaus als Organisation auf die eben genannten Rationalitätsanforderungen reagieren – auch wenn dies im Widerspruch zu den eigentlichen Arbeitserfordernissen steht. Krankenhäuser beispielsweise reagieren darauf, indem es weniger entscheidend ist, wie viele Patientinnen und Patienten als geheilt entlassen werden, sondern vielmehr ausschlaggebend ist, dass „nach den Regeln der Profession ausgebildetes Personal zu beschäftigen und die Regeln der ärztlichen Kunst zu befolgen" ist (Jansen 2000: 8). Ein konkreter Anwendungsfall der Entkopplungsstrategie wird in einer empirischen Untersuchung von Frerichsen et al. (2004) zu den Arbeitsbedingungen und zur Arbeitszufriedenheit im Rahmen der stationären Altenpflege anhand des Umgangs mit dem Leitbild nochmals sehr deutlich: „In den Gruppendiskussionen spielte das Leitbild der Einrichtung eine eher untergeordnete Rolle. Hierzu ergingen nur wenige vereinzelte Aussagen der Pflegekräfte. Dabei wurde deutlich, dass das Einrichtungsleitbild für sie weder ein störendes noch ein förderliches Element in Bezug auf ihre alltägliche Arbeit darstellt. Sie begegnen dem Leitbild mit Indifferenz. Von den Heim- und Pflegedienstleitungen wird ebenso fallgruppenübergreifend bestätigt, dass das Leitbild eher eine Wirkung nach außen als eine Wirkung nach innen auf die tatsächlichen Strukturen und Prozesse der Einrichtung hat. Es findet gleichsam eine Entkopplung von Außendarstellung und den organisationalen Binnenprozessen statt, auf die das Leitbild so gut wie keinen Einfluss hat" (Frerichsen et al. 2004: 198).

Auch die verschiedenen Mechanismen zur Herstellung institutioneller Isomorphie nach DiMaggio und Powell (1991) lassen sich auf die Organisation Krankenhaus übertragen. So ist beispielsweise die flächendeckende Einführung von DRGs in Deutschland im Jahr 2003 für allgemeine Krankenhäuser als Zwang (coercive isomorphism) zu identifizieren, indem Patientinnen und Patienten anhand medizinischer und demographischer Daten in Fallgruppen klassifiziert werden. Die Differenzierung in Fallgruppen dient allerdings nicht der medizinischen Unterscheidung, sondern sie dient vielmehr dazu, den ökonomischen Aufwand zu vereinheitlichen und zu beschneiden. Das Krankenhaus steht dadurch in einem Spannungsfeld zwischen der Erlös- (DRGs, Krankenhausfinanzierung) und der Qualitätsorientierung (Wettbewerb, Kunde). Der Mechanismus der Imitation (mimetic isomorphism) wurde in einer Untersuchung von Fennel (1980) zu den Effekten von Umwelteigenschaften auf die Entstehung von Krankenhaus-Clustern treffend beschrieben: "hospitals can increase their range of service not because there is an actual need for a particular service or facility within the patient population, but because they will be defined as fit only if they can offer everything other hospitals in the area offer" (Fennel 1980: 505). Eine weitere Übertragungsmöglichkeit des Isomorphie-Ansatzes bietet die Tendenz zur Professionalisierung in der institutionellen Umwelt, welche zum normativen Druck (normative isomorphism) führt. Demzufolge unterscheiden sich zwar die Mitglieder einzelner Professionen innerhalb einer Organisation (z.b. Ärzteschaft von Pflegekräften): Professionen in verschiedenen Krankenhäusern unterscheiden sich allerdings nicht so sehr (z.b. Ärztinnen und Ärzte des Krankenhauses A und des Krankenhauses B). Die Ausbildung wird daher als wichtiger Ort zur Entwicklung organisationaler Normvorstellungen (vgl. Walgenbach 2001: 336) ausgemacht.

Wendet man Zuckers (1977) Ansatz auf das Krankenhaus an, dann ist das Krankenhaus selbst als Institution zu begreifen. Darüber hinaus wird die Organisation Krankenhaus von allen beteiligten Akteuren, d.h. sowohl von individuellen Akteuren (z.b. Mitarbeiterinnen, Mitarbeitern sowie Patienten und Patientinnen) als auch von korporativen Akteuren (z.b. Verbände, Politik etc.) als ein taken-for-granted Arrangement wahrgenommen (Ruef/Scott 1998). Kurzum kommt es durch das gemeinsam geteilte und konstruierte Wissen über die Organisation Krankenhaus nicht zu Unsicherheiten des Handelns, sondern im Gegenteil zu einem hohen Maß an Persistenz. Erwähnenswert sei an dieser Stelle, dass Strauss et al. (1963) in ihrer Untersuchung über das Krankenhaus diesen Grundgedanken als „negotiated order" bezeichnet haben. Organisationen, so Strauss et al., stabilisieren sich nicht nur durch Ziele, Leitbilder, Normen und Verfahren, sondern vielmehr durch eine ständige Rekonstruktion und Erneuerung von Regeln, d.h. nur über die Interpretation von Regeln gelingt die Koordination von Handlungen. Regeln spielen im Neoinstitutionalismus, aber auch im Rahmen der Strukturationstheorie eine zentrale Rolle. Daher wird nachfolgend auf die Sichtweise zu Regeln im Neoinstitutionalismus eingegangen.

4.2.5 Regeln im Neoinstitutionalismus

Der Neoinstitutionalismus definiert Institutionen als dauerhafte Regelsysteme, welche soziales Handeln sowohl beschränken als auch ermöglichen (vgl. Hasse/Krücken 2005: 15). Wirft man einen Blick auf die zentralen Begriffsdefinitionen der Neoinstitutionalisten, wird die große Bedeutung von Regeln sehr schnell deutlich:

- „Institutionalized *rules* are classifications built into society as reciprocated typifications or interpretations (Berger/Luckmann 1967, p. 54). Such *rules* may be simple taken for granted or may be supported by public opinion or the force of law (Starbuck 1976)" (Meyer/Rowan 1977: 341).
- „Institutions are socially constructed, routine-reproduced [...] program or *rule* systems. They operate as relative fixtures of constraining environments and are accompanied by taken-for-granted accounts" (Jepperson 1991: 149).
- „Eine Institution sei – ganz knapp und allgemein gesagt – eine Erwartung über die Einhaltung bestimmter *Regeln*, die verbindliche Geltung beanspruchen" (Esser 2000: 2).
- „We define institutions as shared *rules* and typifications that identify categories of social actors and their appropriate activities or relationships" (Barley/Tolbert 1997: 96).
- „Institutions are symbolic and behavioral systems containing representational, constitutive and normative *rules* together with regulatory mechanisms that define a common meaning system and give rise to distinctive actors and action routines" (Scott 1994: 68).

Ausgehend von der letztgenannten Definition von Scott (1994), setzen sich Institutionen aus einem System verschiedener Typen von Regeln zusammen, welche sich in normative, repräsentative, konstitutive und regulative Regeln analytisch unterscheiden lassen.

Normative Regeln verleihen Institutionen eine vorschreibende, bewertende und verpflichtende Dimension, und zwar in Form von Erwartungen, wie Akteure sich verhalten sollen (vgl. Esser 2000: 2; Walgenbach 2001: 341). Scott definiert normative Regeln als solche, „that stipulate expectations for behavior that are both internalized by actors and reinforced by the beliefs and actions of those with whom they interact" (Scott 1994: 67). Normative Regeln werden internalisiert und daher überwiegend unbewusst in bestimmten Rollen oder organisatorischen Routinen befolgt. Darüber hinaus ermöglichen normative Regeln wechselseitige Erwartungssicherheiten und stabilisieren auf diese Weise das Handeln zwischen Akteuren (vgl. Hasse/Krücken 2005: 15; Walgenbach/Meyer 2008: 24).

Regulative Regeln ermöglichen und begrenzen ebenfalls das Handeln von Akteuren. Dabei erhöhen sie die Wirkung von Normen durch Beobachtung, Kontrolle und Sanktionierung (vgl. Walgenbach/Meyer 2008: 57; Scott 2001: 51f; Walgenbach 2001: 341). Sie treten als Mechanismen in Form von rechtlich formalisierten Regeln oder aber informellen Formen sozialer Sanktionierung in Erscheinung und können Institutionen Geltung verschaffen, indem sie einfach als "taken for granted or may be supported by public opinion or the force of law" (Meyer/Rowan 1977: 341) wahrgenommen werden. Organisationen können aus neoinstitutionalistischer Sicht ihre Ziele, Strukturen und Praktiken nicht selbstständig und beliebig wählen. *Konstitutive Regeln* werden benötigt, um neue Verhaltensweisen zu konstituieren, wohingegen *regulative Regeln* schon bestehende Handlungsweisen regulieren. *Konstitutive Regeln* schaffen daher soziale Sachverhalte, weil diese sowohl innerhalb wie außerhalb von Organisationen und auch auf individueller und gesellschaftlicher Ebene auf Akzeptanz stoßen müssen. *Regulative Regeln* treffen Aussagen über die Eigenschaften eines Phänomens, welche zuvor durch konstitutive Regeln gebildet wurden. *Repräsentative Regeln* beziehen sich auf gemeinsame Symbolsysteme sowohl zwischen Individuen als auch zwischen Organisationen. Scott definiert *repräsentative Regeln* „that involve shared logics or modes of reasoning that help to create shared understandings of reality that are ‚taken for granted'" (Scott 1994: 67). Gemeint sind damit Muster, nach denen Akteure Wirklichkeit konstruieren. Jepperson nennt diese Regeln auch „taken-for-granted accounts" (vgl. Jepperson 1991: 149).

4.2.6 Scotts Dreisäulenmodell

Eine der einflussreichsten Weiterentwicklung neoinstitutionalistischer Begrifflichkeiten hat Scott (2001) auf der soeben beschrieben Differenzierung institutioneller Regeln vorgenommen. Er hat ein Dreisäulenmodell entwickelt, welchen er folgende Definition von Institutionen voranstellt (Scott 2001: 48):

- "Institutions are social structures that have attained a high degree of resilience.
- Institutions are composed of cultured-cognitive, normative, and regulative elements that, together with associated activities and resources, provide stability and meaning to social life.
- Institutions are transmitted by various types of carriers, including symbolic systems, relational systems, routines, and artefacts.
- Institutions operate at multiple levels of jurisdiction, from the word system to localized interpersonal relationships.
- Institutions by definition connote stability but are subject to change processes, both incremental and discontinuous."

Scott (2001) bezieht sich im Rahmen seiner Überlegungen auf die zuvor schon beschriebenen Ansätze des Neoinstitutionalismus und entwickelt daraus das Dreisäulenmodell, mit dem er unterschiedliche Elemente und Kennzeichen von Institutionen erfasst. Scotts Anliegen besteht in der Erfassung nicht nur von bewussten wie unbewussten Handlungsweisen und Strukturen, sondern auch von erzwungenen bis als für selbstverständlich erachteten (taken-for-granted) Strukturen und Handlungsweisen (Walgenbach/Meyer 2008: 57). Die drei Säulen bilden für Scott Bausteine von institutionellen Strukturen, um deren Beständigkeit zu sichern. Scott unternimmt mit seinem Ansatz den Versuch, die bis dato verschiedenen und (mehr oder weniger) unabhängig voneinander existierenden, neoinstitutionalistischen Überlegungen zu einem heuristischen Modell zusammenzuführen. Hier offenbart sich allerdings ein oftmals kritisiertes Problem (z.B. Hirsch 1997; Türk 1997), dass er nämlich keine einheitliche Theorie entwickelt und dabei unterschiedliche Akteurskonzepte miteinander vermengt. Den einzelnen Säulen bzw. Reihen werden in der Tat verschiedene theoretische Ansätze zugeordnet. So finden sich – beispielsweise auf der Ebene der Mechanismen (s.u.) – die bereits oben skizzierten Überlegungen zur Isomorphie von DiMaggio und Powell wieder. Die kulturell-kognitive Säule greift weitestgehend auf den Ansatz von Zucker zurück. Nichtsdestotrotz erweist sich Scotts Typologie von Institutionen als ein hilfreicher Ansatz für die Organisationsforschung (Walgenbach/Meyer 2008). Die drei Säulen von Institutionen haben, wie Scott selbst bemerkt, auch eher den Charakter eines Analyseschemas: „The columns contain the three elements – three pillars – identified as making up or supporting institutions. The rows define some of the principal dimensions along which assumptions vary and arguments arise among theorists emphasizing one element over the others. This table will serve as a guide as I consider each element" (Scott 2001: 51). Das Dreisäulenmodell besteht aus der regulativen, der normativen und der kulturell-kognitiven Säule:

	regulative Säule	kognitive Säule	normative Säule
Grundlage der Einhaltung	Zweckmäßigkeit	Für selbstverständlich angenommen	Soziale Verpflichtung
Mechanismus	Zwang	Nachahmung	Norm
Indikatoren	Regeln, Gesetze, Sanktionen	Angepaßtheit	Anerkennung
Legitimität	rechtlich sanktioniert	kulturell unterstützt	moralisch gestützt

Abbildung 18: Dreisäulenmodell (in Anlehnung an Scott 2001: 52).

Die *regulative Säule* (regulative pillar) besteht darin, soziales Verhalten zu begrenzen und zu regulieren: "regulatory processes involve the capacity to establish rules, inspect other's conformity to them, and, as necessary, manipulate sanctions – rewards or punishments – in an attempt to influence future behavior" (Scott 2001: 52).

Zentrale Merkmale sind Regelsetzung, Kontrolle und Sanktionierung des Verhaltens. Aufgrund dieser Tatsache ist Akteuren daran gelegen, sich konform zu institutionalisierten Vorgaben zu Verhalten (vgl. ökonomischer Institutionalismus). Legitimität kann dann erzeugt werden, wenn es Akteuren gelingt, in Übereinstimmung zu legalen Anforderungen zu handeln oder zumindest den Anschein zu erwecken, dies zu tun. Diese symbolische bzw. faktische Einhaltung von Richtlinien führt nach DiMaggio und Powell (1983) zu Isomorphie durch Zwang (coercive isophormism) (Walgenbach/Meyer 2008).

Unter der *normativen Säule* von Institution (normative pillar) versteht Scott vorschreibende, bewertende und verpflichtende Elemente sozialen Verhaltens, welche sowohl aus Werten als auch aus Normen bestehen. Werte stehen dort als Entwürfe des Wünschenswerten und dienen als Standards gewissermaßen der Bewertung des Verhaltens. Normen sind dagegen eine Spezifizierung dessen, wie Dinge getan werden sollen, d.h. sie definieren eine moralische Verpflichtung zur Erfüllung von Erwartungen. Legitimität basiert auf moralischen Prinzipien: "Values are conceptions of the preferred or the desirable, together with the construction of standards to which existing structures or behavior can be compared and assessed. Norms specify how things should be done; they define legitimate means to pursue valued ends" (Scott 2001: 54f).

Die Einhaltung von Werten und Normen richtet sich sowohl an individuelle als auch an kollektive Akteure. DiMaggio und Powell (1983) haben die faktische bzw. symbolische Übernahme normativer Vorgaben als normativen Druck (normative isomorphism) bezeichnet.

Die *kognitive Säule* (cultural-cognitive pillar) bezieht sich auf gemeinsam geteilten Vorstellungen, welche die kognitive Rahmung einer Situation ermöglicht. An dieser Stelle wird die Anlehnung an Zuckers (1977) mikroinstitutionalistischen Ansatz deutlich. Die individuellen und internen Interpretationsleistungen sind von externen, kulturell vorgegebenen Rahmungen (frameworks) abhängig: „The hyphenated label cognitive-cultural recognizes that internal interpretive processes are shaped by external cultural frameworks" (Scott 2001: 57).

Für die Beibehaltung von Institutionen sind normative Aspekte an dieser Stelle nicht relevant. Die Beibehaltung von Institutionen gründet sich vielmehr auf den Rückgriff von Typisierungen und Handlungsskripten im Sinne von Berger und Luckmann (2004). Walgenbach und Meyer (2008) folgern daraus, dass Institutionen eine Unabhängigkeit von Individuen gewährleisten, weil sie implizieren, dass Handlungen von Akteuren an bestimmte Verhaltenserwartungen geknüpft sind. Akteure mit ihren sozialen Identitäten und Rationalitätskriterien seien daher institutionell konstituiert (vgl. Walgenbach/Meyer 2008: 60).

4.2.7 Kritische Reflexion

Die soeben kurz skizzierten Ansätze haben keineswegs andere Modelle der Organisationstheorie verbannt, sondern sich vielmehr in bestehende Organisationstheorien eingereiht und sind somit „zwangsläufig zum Gegenstand der Kritik aus anderen organisationstheoretischen Lagern geworden" (Miebach 2006: 89). Ein großer Kritikpunkt lautet, dass der Neoinstitutionalismus zu deterministisch sei. Tatsächlich zeigt die soeben vorgenommene, kurze Charakterisierung von Akteuren beispielsweise, dass Akteure übersozialisiert, konformistisch und mit zu geringen Handlungsspielräumen ausgestattet sind (z.B. Oliver 1991; Barley/Tolbert 1997; Beckert 1999; Fligstein 2001; Walgenbach/Meyer 2008). Schon sehr früh erkennt DiMaggio (1988) diesen Kritikpunkt und merkt an, dass dem Neoinstitutionalismus eine systematische Integration von strategischem Handeln fehlt. Daher regt er an, institutionalistische Modelle durch Elemente akteursorientierter Ansätze zu ergänzen: „...institutional theory has no explicit or formal theory of the role that interests play in institutionalization and consequently defocalizes and distracts attention from the ways in which variation in the strategies and practices of goal directed actors my be related to variation in organizational practices and forms" (DiMaggio 1988: 4). Forschungsbeiträge von Oliver (1991), Scott und Christensen (1995), Dobbin (1995) und Beckert (1999) haben sich dieser Herausforderung angenommen und zeigen, dass Akteure samt ihrer Interessen in ein Netzwerk von sozialen und materiellen Beziehungen und Institutionen eingebettet sind. Diese Einbettung wird in den eben genannten Ansätzen allerdings nicht deterministisch verstanden, sondern eher so, dass Akteure die Möglichkeit haben, sich strategisch auf Regeln zu beziehen. Institutionen stellen in diesem Sinn gewissermaßen die Voraussetzungen für strategisches Handeln dar, indem sie in komplexen Situationen die Unsicherheit über Handlungen Dritter reduzieren und somit eine rationale Mittelwahl ermöglichen (Beckert 2007). Institutionen helfen Ego beim Treffen von Entscheidungen, weil Ego zu wissen glaubt, was Alter tut. Beckert bezieht sich in seinem Beitrag allerdings auf das Phänomen der sozialen Ordnung von Märkten, d.h. auf korporative Akteure. Auch Mayntz und Scharpf (1995) beziehen sich auf die Untersuchung von korporativen Akteuren und plädieren in ihrem Ansatz des akteurzentrierten Institutionalismus für eine Mehrebenenperspektive, weil „der institutionelle Rahmen das Handeln von Organisationen prägt, während diese ihrerseits für das Handeln ihrer Mitglieder den institutionellen Rahmen bilden" (Mayntz/Scharpf 1995: 44). Die Idee der Mehrebenenperspektive wird zur Beantwortung der forschungsleitenden Frage dieser Arbeit aufgenommen. Zahlreiche Forschungsfragen können im engeren Sinn ohne die Bezugnahme auf individuelle Akteure nicht beantwortet werden.

Für die vorliegende Fragestellung bedeutet dies konkret, dass nicht nur die organisationale Ebene, sondern auch die Handlungsebene, auf der die individuellen Akteure in der Organisation Krankenhaus agieren, untersucht werden muss. In diesem Sinne wird hier eine, wie von Meyer und Hammerschmid (2006) geforderte, Weiterentwicklung der Mikroperspektive für den Neoinstitutionalismus vorgenommen. Eine Anbindungsmöglichkeit von organisationaler Ebene und Handlungsebene bzw. die Überwindung des Mikro-Makro-Dualismus ermöglicht Giddens Theorie der Strukturation. Über die Rezeption der Strukturationstheorie von Giddens (1984) soll dieses Problem überwunden werden, deren Idee im Folgenden kurz skizziert wird.

4.3 Strukturationstheorie

Die Strukturationstheorie (structuration theory) wird von Giddens im Kern als Sozialtheorie und nicht als Organisationstheorie konzipiert. Er legt sie dementsprechend als eine Art allgemeine bzw. Metatheorie an. Sein Hauptinteresse liegt darin, eine Vermittlung zwischen Handlung und Struktur – sowohl auf theoretischer, als auch auf methodischer Ebene – zu ermöglichen (Walgenbach 2001: 355). Zentral für die Strukturationstheorie ist das Prinzip der Dualität von Handlung und Struktur. Strukturation definiert Giddens im Glossar als „The structuring of social relations across time and space, in virtue of the duality of structure" (Giddens 1984: 376). Strukturen an sich sind an Raum und Zeit gebunden und ein Produkt menschlichen Handelns. Giddens betrachtet alle Akteure als wissende Akteure, die reflexiv handeln. Sie besitzen ein praktisches und diskursives Wissen, wobei das diskursive Wissen dazu führt, dass Handlungen reflektiert werden (können). Das praktische Wissen dagegen umfasst jenes Wissen, welches nicht unbedingt in Worte gefasst werden kann. Vom Verständnis her wird praktisches Wissen ähnlich aufgefasst, wie „tacit knowledge" bei Polanyi (1967).

4.3.1 Strukturen, Regeln und Ressourcen

Unter Strukturen (vgl. Giddens 1984: 17f) werden Regeln und Ressourcen verstanden, die Handeln gewissermaßen gleichzeitig ermöglichen und beschränken:

> „In structuration theory ,structure' is regarded as rules and resources recursively implicated in social reproduction; institutionalized features of social systems have structural properties in the sense that relationships are stabilized across time and space" (Giddens 1984: xxxi).

Regeln fließen dabei in das handlungsrelevante Wissen der Akteure ein, wohingegen Ressourcen das Handlungsvermögen von Akteuren bestimmen. Aus strukturationstheoretischer Perspektive wird davon ausgegangen, dass sowohl individuelle als auch korporative Akteure – unter rekursiver Bezugnahme auf Strukturen – auf eine Art und Weise handeln können, um relevante Aufgaben und Probleme zu bewältigen (Windeler/Sydow 2001; Sydow et al. 2003). Die Rekursivität, also das Wiederkehren der Handlungen besteht darin, dass sich das Handeln auf Strukturen bezieht und das Handeln wiederum Strukturen erzeugt. Akteure kontrollieren dabei nur ihre eigenen Handlungen, aber nie soziale Prozesse. Darüber hinaus werden nicht alle Handlungen stets reflektiert. Eine Vielzahl von Handlungen besteht im Alltag aus Wiederholungen und Routinen:

> „Human agents or actors – I use these terms interchangeable – have, as an inherent aspect of what they do, the capacity to understand what they do while they do it. The reflexive capacities of the human actor are characteristically involved in a continuous manner with the flow of day-to-day conduct in the contexts of social activity... The routine (whatever is done habitually) is a basic element of day-to-day social activity" (Giddens 1984: xxiii).

Die gesellschaftlichen Strukturen stehen den Handlungen individueller Akteure nicht gegenüber, sondern fließen unmittelbar in diese Handlungen mit ein und umgekehrt schaffen Handlungen von Akteuren Strukturen. Handlungen beziehen sich rekursiv auf Strukturen, die diese dann erweitern (Wiederkehren von Strukturen). Strukturen begrenzen und ermöglichen demzufolge Handeln zugleich (Strukturation), d.h. es findet eine Verknüpfung von Handlung und Struktur statt.

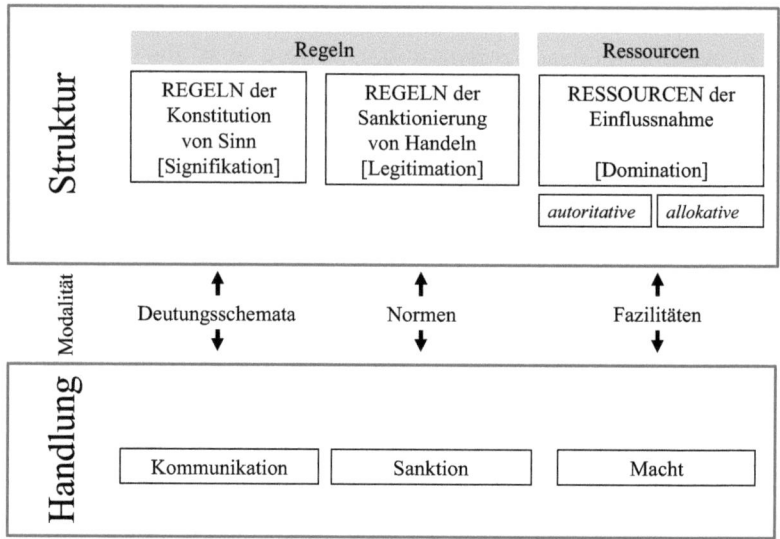

Abbildung 19: Dimensionen der Dualität von Struktur (in Anlehnung an Giddens 1984: 29).

Für Giddens sind Signifikation (signification), Domination (domination) und Legitimation (legitimation) zentrale Aspekte von Struktur. Mit dem Aspekt der Signifikation meint Giddens, dass sich Regeln zum einen auf die Konstitution von Sinn beziehen. Sie dienen in diesem Fall in Form von Symbolen, Mythen oder Weltbildern als Interpretationsschemata. Zum anderen dienen Regeln im Sinne von Legitimation (legitimation) auch zur Sicherung von Rechten und Verpflichtungen, indem ihnen durch Sanktionen Geltung verschafft wird. Unter Legitimation versteht Giddens vor allem „rechtliche Institutionen im Sinne fortwährend reproduzierter Interaktionsmuster mit einer weiten räumlichen und zeitlichen Ausdehnung" (Walgenbach 2001: 362). Die einzelnen Strukturmomente sind dabei nicht getrennt voneinander zu betrachten. Vielmehr nehmen sie wechselseitig Bezug aufeinander: „Structures of signification always have to be grasped in connection with domination and legitimation." (Giddens 1984: 31).

Strukturen werden von Giddens als verallgemeinerbare Verfahrensweisen betrachtet und nicht als formalisierte Vorschriften. Regeln müssen seiner Ansicht nach vor allem gelebt werden: „...rules are procedures of action, aspects of praxis...Formulated rules – those that are given verbal expression as canons of law, bureaucratic rules, rules of games and so on – are thus codified interpretations of rules rather than rules as such" (Giddens 1984: 21).

Strukturen beziehen sich darüber hinaus auf das Vorhandensein von autoritativen (authoritative) und allokativen (allocative) Ressourcen. Giddens stellt beide Arten von Ressourcen folgendermaßen gegenüber:

	Allocative Resources		*Authoritative Resources*
1	Material features of the environment (raw materials, material power sources)	1	Organization of social time-space (temporal-spatial constitution of paths and regions)
2	Means of material production/reproduction (instruments of production, technology)	2	Production/reproduction of the body (organization and relation of human beings in mutual association)
3	Produced goods (artifacts created by the interaction of 1 and 2)	3	Organizational of life changes (constitution of chances of self-development and self-expression)

Tabelle 6: Allokative und autoritative Ressourcen (Giddens 1984: 258).

Über den Aspekt von Ressourcen werden Strukturmomente der Herrschaft und Macht ausgedrückt. Ressourcen werden dem Bereich der Domination zugeordnet (vgl. Walgenbach 2001: 361f). Allokative Ressourcen leitet Giddens von der Herrschaft des Menschen über die Natur, autoritative Ressourcen dagegen von der Herrschaft des Menschen über andere Menschen ab.

4.3.2 Empirischen Anwendung

Organisationswissenschaftliche Ansätze greifen immer häufiger auf die Idee der Strukturationstheorie zurück. Ortmann et al. (1997) definieren in enger Anlehnung an Giddens (1984) Organisationen als Systeme organisierten Handelns, welche sich über ein mehr oder weniger zweckgerichtetes Handeln der Akteure reproduzieren. Die Strukturationstheorie wird dabei nicht nur auf interorganisationale Aspekte, sondern auch auf intraorganisationale Untersuchungsfelder angewandt. Ortmann et al. (1997) unterscheiden dabei Ansätze auf der individuellen Ebene, der Gruppenebene, Organisationseben und darüber hinaus auf der interorganisationalen und regionalen Ebene (vgl. Ortmann et al. 1997: 342f.). Auf der individuellen Ebene beispielsweise wurde Strukturationstheorie auf das Arbeitsverhalten von Managern (Willmott 1987; Walgenbach 1994) angewandt. Macintosh und Scapens (1990) wenden die Strukturationstheorie organisationstheoretisch an, indem sie das Rechnungswesen als rekursiven Prozess definieren. Hanft (1995) betrachtet die Personalentwicklung unter strukturationstheoretischer Perspektive. Untersuchungen von DeSanctis und Poole (1994) haben Giddens Theorie der Strukturation auf den Einsatz von Computertechnologien in Unternehmen zur Unterstützung von Entscheidungsprozessen in Gruppen (Group Decision Support System – GDSS) angewandt. In ihrem Artikel „Capturing the Complexity in Advanced Technology Use: Adaptive Structuration Theory" (DeSanctis/Poole 1994) gehen sie im Kern davon aus, dass der Einsatz eines GDSS einer Gruppe Regeln und Ressourcen auferlegt. Diese Regeln und Ressourcen müssen von den Gruppenmitgliedern aktiv adaptiert und restrukturiert werden. Während die meisten Vertreter der Strukturationstheorie ihren Schwerpunkt des Einflusses eher auf soziale Strukturen und weniger auf technologische Ressourcen legen, ist es bei DeSanctis und Poole genau umgekehrt. Sie gehen davon aus, dass der Einsatz einer bestimmten Technologie auch deren spezielle Rezeption einschließt. Ihr Resümee ist, dass erst die Nutzung von Informations- und Kommunikationstechnologien durch ihren „spirit" eine Fülle an sozialen Praktiken hervorruft, die sich mit zunehmender Dauer herausbilden und weiterentwickeln

(DeSanctis/Poole 1994: 126). Orlikowski (2000) hat den Einsatz von der Groupware Notes untersucht und verwendet – ebenfalls in Anlehnung an Giddens – einen ähnlichen Technikbegriff: Personen beziehen sich in ihrer fortlaufenden Nutzung der Technologie auf bestehende Interpretationsschemata, auf Normen des Technologiegebrauchs und die Möglichkeiten der Technologie selbst. Dieses Zusammenspiel fasst sie mit dem Begriff „technolgies-in-practice" zusammen: „Human interaction with technologies is typically recurrent, so that even as users constitute a technology-in-practice through their permanent use of a technology, their actions are at the same time shaped by the previous technologies-in-practice they have enacted in the past" (Orlikowski 2000: 410). An dieser Stelle bleibt festzuhalten, dass die Beschaffenheit einer Technologie zur Unterstützung von Arbeitsprozessen als solche schon auf das Handeln der Nutzer Auswirkungen hat. Umgekehrt gilt, dass „Most individuals use only a few of the functions and features of their hardware, software, and telecommunications capacity ... the capability and the potential of an information system are enacted by the users of the system. Individuals and organisation enact information technology by their interpretation, design, implementation, and use of it in their organizations and networks" (Fountain 2001: 88f). Außerhalb von Organisationen wurde die Strukturationstheorie auch im Hinblick auf das Entstehen interorganisationaler Netzwerke (z.B. Windeler/Sydow 1995; Sydow/van Well 1996; Lantzsch 2008) angewandt. Die kurze Zusammenschau dieser Ansätze zeigt die vielfältigen Forschungsmöglichkeiten, die sich aus dem Ansatz der Strukturationstheorie ableiten lassen.

4.3.3 Kritische Reflexion

Giddens Theorie der Strukturation hat mittlerweile – wie der Neoinstitutionalismus auch – einen festen Platz in der Fülle von Organisationstheorien eingenommen (z.B. Kieser 2001). Die Strukturationstheorie bietet der Organisationstheorie zum einen eine sozial- und gesellschaftstheoretische Fundierung und zum anderen einen gelassenen Umgang mit Kontroversen, bezogen auf die Dualität und Rekursivität von Struktur. Allerdings gibt es vor allem im deutschsprachigen Raum „spürbare Reserven und Defizite in der Giddens-Rezeption" (Ortmann et al. 1997: 352). Defizite bestehen vor allem in der Ungenauigkeit seiner Terminologie. Giddens selbst liefert in der Einführung seines Buches „The Constitution of Society" (1984) eine mögliche Entschuldigung: „This was not a particularly easy book to write and proved in some part refractory to the normal ordering of chapters [...] Rather than allow some of these critical confrontations to obtrude into the main sections of the text, I have included them as appendices to those chapters to which they most immediately relate" (Giddens 1984: xxxv). In Tat fühlt man sich als Leser mitunter etwas verunsichert, wenn die im Glossar vorgenommenen Definitionen teilweise recht stark vom Verständnis im Gesamttext abweichen. Bernstein (1989) behauptet sogar: „One sometimes feels that Giddens is not always in control of the material he is discussing. Where one expects detailed explication and justification, too often there is repetition and 'eloquent' variation" (Bernstein 1989: 27). Nichtsdestotrotz bietet Giddens Konzept der Strukturation einen Theorierahmen, der es ermöglicht, die individuelle Handlungsebene mit der Strukturebene zu verbinden. Der Hauptkritikpunkt neoinstitutionalistischer Ansätze bezog sich weiter oben genau darauf, dass eine Mikrofundierung bislang nicht ausreichend vorgenommen wurde und für die vorliegende Arbeit daher Scotts Dreisäulenmodell mit der Theorie der Strukturation von Giddens (1984) ergänzt wird. Akteure werden bei Giddens, im Gegensatz zu neoinstitutionalistischen Annahmen, nicht als übersozialisierte Wesen betrachtet, vielmehr sind sie wissende Agenten, die ihr eigenes Handeln bewusst steuern können. An dieser Stelle wird gewissermaßen ein sozialanthropologisches bzw. sozialpsychologisches Element in die Betrachtungsweise einbezogen, welches dem Neoinstitutionalismus gänzlich fehlt. Dennoch gibt es theoretische Gemeinsamkeiten, die zur Beantwortung der Fragestellung bedeutsam sind und im Folgenden näher beleuchtet werden, damit diese im Fortgang der Arbeit als Forschungsheuristik komplementär zusammengeführt werden können.

4.4 Theorieintegration

Eine theorieintegrative Arbeit muss sich stets dem Vorwurf der Inkommensurabilität stellen. Nach Kuhn (1967) werden zwei Theorien als inkommensurabel bezeichnet, wenn sich diese durch ihre jeweiligen Wirklichkeitsperspektiven wechselseitig ausschließen. Luhmanns autopoietische Systemtheorie ist demnach inkommensurabel zu Handlungstheorien, weil soziale Systeme bei Luhmann über Kommunikationsprozesse und nicht über Menschen konstituiert werden. Allerdings strukturieren wissenschaftliche Theorien immer nur *einen* Ausschnitt der Wirklichkeit ganz auf ihre eigene Art und Weise. Durch die vorgenommene Reduktion der Sicht ergeben sich dementsprechend jeweils spezifische Fragestellungen, Hypothesen, Methoden und Antwortmöglichkeiten. Gleichwohl bedeutet dies nicht, dass sich Theorien grundsätzlich gegenseitig ausschließen. Donaldson (1988) beispielsweise vertritt eine radikale Gegenposition zur Inkommensurabilität, indem er sogar von einer Apartheid der Paradigmen spricht und zu bedenken gibt, dass „The notion of separate development, apartheid for paradigms, in Organization Theory (Burell and Morgan 1979) is destructive, divisive and wrong... My position remains an integrative one that the competing scientific claims of the rival 'paradigms' can be settled through empirical testing and theoretical synthesis" (Donaldson 1988: 31).

Ganz so extrem, wie es Donaldson in Anlehnung an Burrel und Morgan (1979) in diesem Zitat zu Beginn formuliert hat, kann eine ernst gemeinte Theorieintegration allerdings nicht vonstatten gehen. Ein gewisser Grad an Übereinstimmung der verschiedenen Ansätze muss vorhanden sein, damit sie anschlussfähig sind. Die Beachtung beider Extreme verleiht der theoretischen Fundierung einen Rahmen, indem auf der einen Seite die Distinktionsmerkmale und auf der anderen Seite die Kongruenz von Theorien geprüft werden müssen. Die vorliegende Arbeit wendet daher eine moderate Variante der Inkommensurabilität an, wie sie auch von Weaver und Gioia (1994) vertreten wird. Sie betonen, dass Giddens' Theorie der Strukturation eine gute Möglichkeit bietet, verschiedene Aspekte von Theorien der Organisationsforschung miteinander zu verbinden:

„Structuration provides a basis for seeing how organizational scholars can invoke different assumptions, pursue different goals, ask different research questions, and use different approaches, but nonetheless be engaged in inquiry with commonalities despite such diversities" (Weaver/Gioia 1994: 577).

Schon die bislang vorgenommene und verkürzte Darstellung neoinstitutionalistischer und strukturationstheoretischer Überlegungen zeigt gewisse Ähnlichkeiten im Hinblick auf die theoretische Basis. Insgesamt spielt im Neoinstitutionalismus allerdings der Aspekt der formalen Organisiertheit eine wichtigere Rolle (Hasse/Krücken 2005; Ortmann et al. 1997) als dies in der Strukturationstheorie der Fall ist.

Die Ähnlichkeit der beiden Ansätze ist einerseits den zugrunde gelegten theoretischen Ansätzen geschuldet (z.b. Berger/Luckmann 2004), andererseits wurden Giddens Überlegungen in neoinstitutionalistischen Beiträgen vielfach rezipiert (z.b. DiMaggio/Powell 1991; Powell 1991; Friedland/Alford 1991; Scott 2001). Von der grundsätzlichen Anlage her werden Strukturen und Institutionen in beiden Theorieansätzen in ähnlicher Weise betrachtet. Die Strukturationstheorie definiert Strukturen als Regeln und Ressourcen, welche Handeln gleichzeitig ermöglichen und beschränken. Als dauerhafte Regelsysteme ermöglichen und beschränken im Neoinstitutionalismus Institutionen soziales Handeln von Akteuren: „Institutions are not just constraint structures; all institutions simultaneously empower and control" (Jepperson 1991: 146). Weitere grundsätzliche Gemeinsamkeiten bestehen in der Verwendung des Kulturbegriffs, der sich auf Prozesse der Verarbeitung von Informationen und der Produktion von Sinn bezieht. Kultur wird hier eben nicht als ein Gesellschaftsbereich neben vielen anderen verstanden (vgl. Hasse/Krücken 2005: 85). Um die zentralen Begriffe des Neoinstitutionalismus und der Strukturationstheorie und deren jeweilige Interpretation direkt gegenüber zu stellen dient folgende Übersicht (s. Tab. 7):

	Neoinstitutionalismus (im Sinne von Scott 2001)	Strukturationstheorie (im Sinne von Giddens 1984)
Institution	Formale und informelle Regeln, die soziales Verhalten regulieren, soziale Normen, Symbole, kognitive Muster, Moralvorstellungen und Kultur gelten als Institution.	Praktiken, welche die größte Ausdehnung über Zeit und Raum haben, werden als Institutionen bezeichnet.
Strukturen	Strukturen bestehen aus Regeln, Annahmen und Erwartungen, die aus der Umwelt in die Organisation adaptiert werden, um Legitimität zu erzielen. Die auf diese Weise geschaffenen Strukturen dienen dem Erhalt von Rationalitätsmythen.	Unter Strukturen werden Regeln und Ressourcen verstanden, die Handeln gleichzeitig ermöglichen und beschränken.
Regeln	Normative, repräsentative, konstitutive und regulative Regeln stellen ein Regelsystem dar, durch welche Institutionen gebildet werden.	Regeln dienen einerseits zur Konstitution von Sinn (Signifikation) und andererseits können sie Handlungen sanktionieren (Legitimation).
Ressourcen	Der Ressourcenbegriff stellt im Neoinstitutionalismus keine zentrale Kategorie dar und kann nur *indirekt* abgeleitet werden: Organisationen konstituieren sich vor allem über Legitimation und erhalten durch Konformität mit den Umwelterwartungen materielle Ressourcen.	Ressourcen ermöglichen die Einflussnahme (Domination). Sie unterteilen sich in allokative Ressourcen (Herrschaft über die Natur) und autoritative Ressourcen (Herrschaft des Menschen über andere Menschen).
Akteure	Akteure werden vor allem als korporative Akteure verstanden und werden nicht als reflektiert und intentional handelnde individuelle Akteure gesehen.	Korporative und individuelle Akteure werden als wissende Akteure, die reflexiv handeln betrachtet. Sie besitzen ein praktisches und diskursives Bewusstsein.
Handlungen	Da Handlungen von Akteuren institutionalisiert sind, werden sie unreflektiert, routinehaft vollzogen.	Handeln bezieht sich auf Strukturen und das Handeln wiederum erzeugt Strukturen (Rekursivität). Akteure kontrollieren dabei ihre eigenen Handlungen nie aber soziale Prozesse.
Raum und Zeit	Institutionen sind etwas Gewordenes, nur vom aktuellen Stand aus und nicht in beliebiger Richtung veränderbar (Pfadabhängigkeit).	Struktur und Handeln sind miteinander verknüpft in einer Art Koevolution. Akteure nutzen die gegebenen Möglichkeiten, erhalten und verändern das System willentlich oder unbeabsichtigt.

Tabelle 7: Neoinstitutionalistische und strukturationstheoretische Elemente im Vergleich (eigene Darstellung).

Institutionen im Neoinstitutionalismus und Strukturen in der Strukturationstheorie sind an Raum und Zeit gebunden. Interessanterweise definiert Giddens Institutionen als Praktiken, welche die größte Ausdehnung über Zeit und Raum haben: „Those practices which have the greatest time-space extension within such totalities can be referred to as institutions" (Giddens 1984: 17). Das Konzept der Dualität von Struktur gleicht daher auf den ersten Blick den zentralen Annahmen Zuckers (1977) über das Verhältnis von Stabilität und Wandel (s.o.). In beiden Ansätzen wird auch im Sinne von Berger und Luckmann (2004) angenommen, dass soziales Handeln für den Prozess der Entstehung und der Reproduktion im Sinne von Habitualisierung und Routinisierung unabdingbar ist. Allerdings unterliegen Institutionen im Neoinstitutionalismus einem anderen Zeithorizont als Strukturen in der Strukturationstheorie. Während Strukturen im Handeln miteinander in einer Art *Koevolution* verbunden sind, sind Institutionen etwas „Gewordenes". Institutionen bedingen gegenwärtige Handlungen „Institutions are historical accretions of past practices and understanding that set conditions on action" (Barley/Tolbert 1997: 99) und sind im Sinne einer Pfadabhängigkeit nur vom aktuellen Stand aus und nicht in beliebiger Richtung veränderbar (vgl. Moldaschl/Diefenbach 2003: 149).

Im Neoinstitutionalismus bestehen Strukturen aus Regeln, Annahmen und Erwartungen, die aus der Umwelt in die Organisation adaptiert werden, um Legitimität zu erzielen. Die auf diese Weise geschaffenen Strukturen dienen dem Erhalt von Rationalitätsmythen. Strukturen unter der strukturationstheoretischen Perspektive setzen sich aus Regeln und Ressourcen zusammen, die Handeln gleichzeitig ermöglichen und beschränken: „Institutionelle Faktoren bilden vielmehr einen – stimulierenden, ermöglichenden oder auch restringierenden – Handlungskontext" (Mayntz/Scharpf 1995: 43). Relativ stabile (Handlungs-) Muster sind das Ergebnis von Strukturen und Institutionen, welche den Akteuren eine gewisse Erwartungs- und Handlungssicherheit geben. Die Regelhaftigkeit und ihre Verbindlichkeit sind jedoch, wie gesagt, von ihrem Strukturierungsgrad und von der jeweiligen Situation abhängig. Strukturen und Institutionen werden von den Akteuren als taken-for-granted angesehen, wobei laut Strukturationstheorie Akteure Strukturen durch ihr Handeln verändern können und eine aktivere Position innehaben, als dies im Neoinstitutionalismus der Fall ist. Hier wird zwar die Entstehung von Institutionen durchaus auf das Handeln von Akteuren zurückgeführt, allerdings ist dieses Handeln nicht unbedingt intendiert: „…while institutions are certainly the result of human activity, they are not necessarily the products of conscious design" (DiMaggio/Powell 1991a: 8). Besonders stark vertritt Jepperson (1991) diese Position: „One enacts institutions; one takes action by departing from them, not by participating in them" (Jepperson 1991: 149). Das Konzept des *institutional entrepreneur* (vgl. Powell 1991: 191) öffnet hier gewissermaßen ein kleines Hintertürchen, indem davon ausgegangen wird, dass die Entstehung und Durchsetzung von Institutionen immer dann am wahrscheinlichsten ist, wenn sie von den Akteuren als institutional entrepreneur getragen werden (DiMaggio 1988). Allerdings ist in der Zeitlichkeit beider Ansätze ein grundlegender Unterschied zu sehen: Strukturen sind dem Handeln inhärent, sie entstehen im Handeln selbst, wohingegen Institutionen im Neoinstitutionalismus vom Handeln zeitlich differenziert werden.

Eine weitere grundlegende Differenz zwischen beiden Ansätzen besteht in der Frage der Macht- und Ressourcenausstattung von Akteuren, welche im Neoinstitutionalismus ausgeblendet bleibt. Auch Cooney (2007) gibt zu bedenken, dass „…institutional theory lacks the conceptual apparatus to explore the position, power, and contestations of actors operating within institutionalized systems" (Cooney 2007: 689). Der Ressourcenbegriff stellt im Neoinstitutionalismus keine zentrale Kategorie dar und kann daher nur indirekt abgeleitet werden: Organisationen konstituieren sich vor allem über Legitimation und erhalten durch Konformität mit den Umwelterwartungen im Gegenzug materielle Ressourcen. Betrachtet man vor diesem Hintergrund das Verhältnis zwischen Institutionen und Akteuren, wird deutlich, dass der Neoinstitutionalismus eher ein eindimensionales Modell verfolgt, während die Strukturationstheorie im Sinne einer Wechselwirkung ein zweidimensionales Verständnis zugrunde liegt. Akteure werden in ihrem Verhalten von Institutionen bzw. Strukturen beeinflusst. Ihr Handeln selbst kann allerdings auch eine Veränderung der strukturellen bzw.

institutionellen Rahmenbedingungen herbeiführen. Daher können Institutionen bzw. Strukturen rein theoretisch nicht nur als abhängige, sondern auch als unabhängige Variable betrachtet werden. Eine Sichtweise, die auch Mayntz und Scharpf (1995) dem akteurszentrieten Institutionalismus voranstellen. Allerdings liegt der Fokus dieser Arbeit weniger auf der Untersuchung eines Prozesses, sondern er ist vielmehr auf die Darstellung von beeinflussenden Faktoren auf eine konkrete Handlung gerichtet (Wissenstransfers).

Schon Scott (2001) hat auf Lücken des Neoinstitutionalismus hingewiesen und dabei auf die wichtige Bedeutung der Interaktion und Ressourcen hingewiesen: "Although rules, norms, and cultural beliefs are central ingredients of institutions, the concept must also encompass associated behaviour and material resources. Although an institutional perspective gives heightened attention to the symbolic aspects of social life, we must also attend to the activities that produce and reproduce them. Rules, norms, and meanings arise in interaction, and they are preserved and modified by human behaviour" (Scott 2001: 49). Auch an dieser Stelle wird die Nähe beider Theorien deutlich.

Die Idee einer Verbindung von Neoinstitutionalismus und Strukturationstheorie ist nicht neu und wurde beispielsweise schon von Barley und Tolbert (1997) unternommen. Sie halten beide Ansätze ebenfalls für äußerst bedeutsam, weil sie ihrer Meinung nach wichtig Einblicke in den Prozess des Organisierens bieten: „...while both institutional and structuration theory promise important insights into the process of organizing" (Barley/Tolbert 1997: 113). Sie vergleichen Institutionen und soziales Handeln mit Grammatik und Sprache: „...institutions are to social action as grammars are to speech. Speech allows for an infinite variety of expressions, yet to be comprehensible, every expression must conform to an underlying set of tacitly understood rules" (Barley/Tolbert 1997: 96). Worte können ohne grammatikalische Regeln in keinen Bezug zueinander gesetzt werden, ebenso wenig können soziale Handlungen dies ohne Institutionen. Genau hier sehen Barley und Tolbert die Notwendigkeit, den neoinstitutionalistischen Ansatz mit der Strukturationstheorie anzureichern. Sie geben allerdings zu bedenken, dass es der Strukturationstheorie an empirischer Forschung und der neoinstitutionalistischen Forschung an einer unzureichenden Beschreibung des Institutionalisierungsprozesses mangelt. Sie fusionieren beide Ansätze zu einem Modell der Institutionalisierung als Strukturationsprozess „model of institutionalization as a structuration process" (Barley/Tolbert 1996: 93) und entwickeln dazu eine Methode, um mit Hilfe von Verhaltensmustern (behavioural scripts) die Dynamik von Institutionalisierungsprozessen zu erfassen. Diese Methode umfasst vier Analyseschritte (vgl. Barley/Tolbert 1997: 103):

- defining an institution at risk of change over the term of the study and selecting sites in light of this dimension;
- charting flows of action at the sites and extracting scripts characteristic of particular periods of time;
- meaning scripts for evidence of change in behavioural and interaction patterns;
- linking findings from observational data to other sources of data on changes in the institution of interest.

In Anlehnung an Barley und Tolbert entwickelt Cooney (2007) einen Mehrebenenansatz, welcher Institutionen auf der Makroebene, Organisationen auf der Mesoebene und Akteure auf der Mikroebene verortet. Sie untersucht im Rahmen einer dreijährigen ethnographischen Untersuchung Institutionalisierungprozesse einer Wohlfahrtsorganisation aus der Sicht einer Gruppe von Sozialarbeitern. Ihre Analyse zeigt, dass Institutionalisierung ein höchst umstrittener Prozess sein kann, der von den beteiligten wissenden Akteuren durchaus aktiv verändert wird. Die kurz skizzierten Ansätze von Barley und Tolbert und Cooney eignen sich zur Erfassung von wechselseitigen Institutionalisierungs*prozessen*, diese stehen allerdings nicht im Erkenntnisinteresse dieser Arbeit. Darüber hinaus bleiben die Überschneidungs- und Abgrenzungspunkte von Neoinstitutionalismus und Strukturationstheorie in diesen beiden Ansätzen unscharf. Im Rahmen dieser Arbeit wird daher ein anderer theorieintegrierender Ansatz verfolgt. Beide Theorien weisen jeweils Grenzen auf, die von der anderen Theorie abgedeckt werden. Zusätzlich existiert eine große Schnittmenge zwischen beiden Theorien – sie sind also, wie bereits oben gezeigt, von der Anlage her ähnlich und werden nun zu einer Forschungsheuristik zusammengefasst.

4.5 Forschungsheuristik

Die zentrale Fragestellung dieser Arbeit lautet, welche Institutionen und Strukturen Wissenstransfer im Krankenhaus beeinflussen. Begibt man sich zunächst auf die Handlungsebene, ist hier die abhängige Variable – der Wissenstransfer – verortet. Wissenstransfer erfolgt, wie schon zuvor beschrieben, durch die Handlungen Wissenserwerb und Wissensverbreitung aus der Sicht von Akteuren. Auf der Ebene der unabhängigen Variablen – auf der Ebene von Strukturen und Institutionen – liegt die größte Schnittmenge, welche eine Integration verschiedener Aspekte strukturationstheoretischer mit neoinstitutionalistischen Überlegungen ermöglicht, vor allem in der Ähnlichkeit der strukturationstheoretischen Sichtweise von Regeln zur Konstitution von Sinn (Signifikation) und dem neoinstitutionalistischen Verständnis der kognitiven Säule in Scotts Dreisäulenmodell von Institutionen. Darüber hinaus werden bei Giddens Regeln der Sanktionierung von Handeln (Legitimation) in gleicher Weise wie die Auslegung der normativen Säule von Scott über Normen bestimmt. Walgenbach und Meyer (2008) weisen darauf hin, dass Giddens (1984) Regeln nicht als starre und formalisierte Vorschriften versteht, sondern sie eher als lose organisierte Regelkomplexe begreift. Auch Scott (2001) interpretiert das Verhältnis der drei Säulen in ähnlicher Weise. Allerdings fehlen beiden Ansätzen folgende Aspekte, welche der jeweils andere Ansatz berücksichtigt:

1. Im Neoinstitutionalismus fehlt neben dem Einbezug der individuellen Handlungsebene der Aspekt der Ressourcen.
2. Der Strukturationstheorie fehlt ein regulatives Element.

Zwar kann man den Aspekt von Ressourcen als ein regulatives Element ansehen, allerdings verbergen sich bei genauerer Betrachtung in beiden Ansätzen andere

Akzentsetzungen. Für Scott stellt die regulative Säule eine wertneutrale Größe dar, die in Form von Gesetzen und Vorschriften aus den Erwartungen der Umwelt resultiert. Giddens versteht unter Ressourcen die Herrschaft des Menschen über die Natur bzw. über andere Menschen. Beide Elemente stellen im Hinblick auf den Wissenstransfer im Krankenhaus und auf die zuvor gemachten Überlegungen eine nicht zu unterschätzende Größe dar. Die regulative Säule wird bei Scott über Sanktion legitimiert, bei Giddens findet der Aspekt Sanktion über die normativen Regeln statt. Dieser Aspekt, d.h. die normative Säule, wird in Scotts Modell dagegen gerade nicht über Sanktionen, sondern moralisch legitimiert. Aus der Synthese beider Ansätze ergibt sich daher folgende Forschungsheuristik:

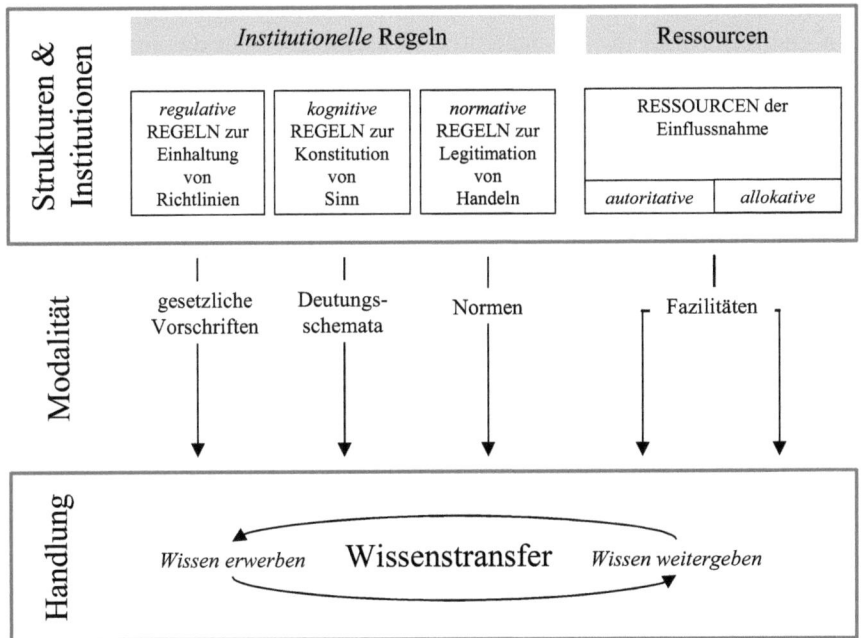

Abbildung 20: Forschungsheuristik (eigene Darstellung).

Strukturen und Institutionen setzen sich aus institutionellen Regeln und Ressourcen zusammen. Institutionelle Regeln werden einerseits aus der Schnittmenge der Strukturationstheorie und des Neoinstitutionalismus gebildet und zwar in Form von kognitiven Regeln zur Konstitution von Sinn, die über Deutungsschemata auf das Handeln wirken und in Form von normativen Regeln zur Legitimation von Handeln, welche über Normen auf das Handeln von Akteuren Einfluss nehmen. Andererseits bestehen institutionelle Regeln auch in Form von regulativen Regeln zur Einhaltung von Richtlinien, welche mittels gesetzlicher Vorschriften auf das Handeln von Akteuren einwirken. Autoritative und allokative Ressourcen ermöglichen ebenfalls eine Einflussnahme auf das Handeln und somit auf den Wissenstransfer der Akteure im Krankenhaus. Die zu prüfenden Hypothesen sind auf der intermediären Ebene, der Ebene der Modalität, zu verorten und werden als institutionelle Regeln nachfolgend für die einzelnen Elemente der Forschungsheuristik dargestellt.

Die institutionellen Regeln der Forschungsheuristik setzen sich aus den zwei Elementen *kognitive Regeln* und *normative Regeln* zusammen, welche in den beiden Ansätzen von Scott und Giddens bereits vorhanden sind und begrifflich vereint werden. Ergänzt wird der Bereich durch Scotts regulatives Element, das ebenfalls als Synthese der beiden Begrifflichkeiten nachfolgend *regulative Regeln* genannt wird.

4.6 Forschungshypothesen

Die Formulierung der Hypothesen speist sich einerseits aus den zuvor dargestellten Erkenntnissen der Forschung zum Krankenhaus und andererseits aus bisherigen Forschungsergebnissen zum Wissenstransfer. Die Forschungsheuristik bildet im Folgenden die große Klammer, die es ermöglicht, Einflussfaktoren beider Diskurse gleichwertig zu berücksichtigen. Unterschieden werden regulative, kognitive und normative Regeln sowie autoritative und allokative Ressourcen, die einen Einfluss auf den Transfer von Wissen im Krankenhaus üben. Die Reihenfolge der Hypothesen, die Präsentation der Ergebnisse sowie die anschließende Diskussion der Empirie orientieren sich zum leichteren Verständnis und zur besseren Lesbarkeit an den Elementen der zuvor entwickelten Forschungsheuristik.

4.6.1 Regulative Regeln

Regulative Regeln werden in Form von Vorschriften und Gesetzen an die Organisationen herangetragen. Empirische Studien zum Einfluss regulativer Elemente auf die Arbeit im Krankenhaus liegen bislang nicht vor. Im Fall des Krankenhauses unterliegen die Berufsgruppen der Ärzteschaft und der Pflegekräfte allerdings sehr stark unterschiedlichen Gesetzesvorschriften, welche ihr Handeln innerhalb der Organisation ermöglichen und gleichzeitig beschränken. Es ist gesetzlich geregelt, welche Fähigkeiten und Tätigkeiten Ärztinnen bzw. Ärzte und Pflegekräfte zu erlernen bzw. auszuüben haben und welche nicht. Laut Bundesärzteordnung (BÄO) § 1 und § 2 gelten, neben den zu erwerbenden Kompetenzen (s. Kap 1.2) folgende Vorschriften zur Ausübung des Arztberufes:

§ 1
(1) Der Arzt dient der Gesundheit des einzelnen Menschen und des gesamten Volkes.
(2) Der ärztliche Beruf ist kein Gewerbe; er ist seiner Natur nach ein freier Beruf.
§ 2
Wer im Geltungsbereich dieses Gesetzes den ärztlichen Beruf ausüben will, bedarf der Approbation als Arzt" (BÄO).

Die Regelungen für die Facharztprüfungen setzen die Landesärztekammern im Rahmen ihrer Facharztordnung fest, nach der angehende Fachärzte geprüft werden. Die Facharztprüfung findet im Kollegialsystem statt, d.h. Ärzte prüfen Ärzte. Das Verfahren an sich unterliegt der Verwaltungsgerichtsbarkeit. In diesem Sinn regelt der Staat die Zulassung zum Arzt mit Hilfe der Approbation. In der

Approbationsordnung für Ärzte (ÄApprO) ist ergänzend zu lesen, wie die Ziele und Gliederung der ärztlichen Ausbildung auszugestalten sind:

§ 1
(1) Ziel der ärztlichen Ausbildung ist der wissenschaftlich und praktisch in der Medizin ausgebildete Arzt, der zur eigenverantwortlichen und selbständigen ärztlichen Berufsausübung, zur Weiterbildung und zu ständiger Fortbildung befähigt ist. Die Ausbildung soll grundlegende Kenntnisse, Fähigkeiten und Fertigkeiten in allen Fächern vermitteln, die für eine umfassende Gesundheitsversorgung der Bevölkerung erforderlich sind. Die Ausbildung zum Arzt wird auf wissenschaftlicher Grundlage und praxis- und patientenbezogen durchgeführt [...] Die Ausbildung soll auch Gesichtspunkte ärztlicher Qualitätssicherung beinhalten und die Bereitschaft zur Zusammenarbeit mit anderen Ärzten und mit Angehörigen anderer Berufe des Gesundheitswesens fördern. Das Erreichen dieser Ziele muss von der Universität regelmäßig und systematisch bewertet werden.

Die konkreten Inhalte und Zulassungsvoraussetzung zur ärztlichen und auch pflegerischen Ausbildung sind im Kapitel 1.2 bereits ausführlich beschrieben worden. Deutlich wird, dass die Bereitschaft zur Zusammenarbeit mit anderen Ärztinnen und Ärzten sowie mit Angehörigen anderer Berufe des Gesundheitswesens in der Ausbildung gefördert werden soll. Gleiches gilt für die gesetzlichen Vorschriften für Pflegekräfte. Im § 1 des Krankenpflegegesetz (KrPflG) ist nachzulesen, dass zum Führen der Berufsbezeichnungen Gesundheits- und Krankenpflegerin oder Gesundheits- und Krankenpfleger führen will, eine Erlaubnis bedarf, die wie folgt aussieht:

§ 2 Voraussetzungen für die Erteilung der Erlaubnis
(1) Eine Erlaubnis nach § 1 Abs. 1 ist auf Antrag zu erteilen, wenn die Antragstellerin oder der Antragsteller 1. die durch dieses Gesetz vorgeschriebene Ausbildungszeit abgeleistet und die staatliche Prüfung bestanden hat, 2. sich nicht eines Verhaltens schuldig gemacht hat, aus dem sich die Unzuverlässigkeit zur Ausübung des Berufs ergibt, und 3. nicht in gesundheitlicher Hinsicht zur Ausübung des Berufs ungeeignet ist.

Die Ausbildung ist entsprechend dem allgemein anerkannten Stand pflegewissenschaftlicher, medizinischer und weiterer bezugswissenschaftlicher Erkenntnisse zu vermitteln. Im § 2, Absatz (3) ist darüber hinaus nachzulesen, dass die

Ausbildung ebenfalls zum Ziel hat interdisziplinär mit anderen Berufsgruppen zusammenzuarbeiten und dabei berufsübergreifende Lösungen von Gesundheitsproblemen zu entwickeln. Wie die konkrete Ausgestaltung dieser gesetzlichen Forderung auszusehen hat, wird allerdings nicht erläutert. Eine feingliedrige Ausgestaltung ist auch kaum möglich, da die Einhaltung des Gesetzes und die Sanktionierung des Fehlverhaltens kaum realisierbar ist: „the complexity of modern organizations makes control difficult" Perrow (1986: 21).

Wichtig ist, an dieser Stelle festzuhalten, dass die Pflege dem ärztlichen Bereich gesetzlich nicht untergeordnet ist, sondern einen eigenständigen Anteil am Heilungsprozess inne hat (Rohde 1974). Allerdings ist es den Ärztinnen und Ärzten qua Gesetz erlaubt Arbeitsaufgaben im Behandlungsprozess an andere Personen zu delegieren. Im Sozialgesetzbuch (SGB), Fünftes Buch (V) § 28 Absatz (1) ist dazu folgendes nachzulesen: „Zur ärztlichen Behandlung gehört auch die Hilfeleistung anderer Personen, die von dem Arzt angeordnet und von ihm zu verantworten ist".

Seit geraumer Zeit wird darüber diskutiert, ob Pflegekräfte Blut abnehmen dürfen. In anderen Ländern, z.B. in den Niederlanden, ist es üblich, dass Pflegekräfte (Nurse Practitioner) Blutabnahmen und Voruntersuchungen an Patientinnen und Patienten vornehmen (de Jong 2008). Es werden sogar Sprechstunden von der Ärzteschaft und den Pflegekräften gegenseitig übernommen. In Deutschland tut man sich mit der Delegation bzw. Allokation von Aufgaben nach wie vor schwer. In der Stellungnahme der Deutschen Krankenhausgesellschaft zur Durchführung von Injektionen, Infusionen und Blutentnahmen durch das Krankenpflegepersonal heißt es dazu:

„1. Dem Arzt obliegen in eigener Verantwortung alle diagnostischen und therapeutischen Entscheidungen für den Patienten. Dem Krankenpflegepersonal obliegt die umfassende Krankenpflege (Grund- und Behandlungspflege) des Patienten.
2. Injektionen, Infusionen, Blutentnahmen und Bluttransfusionen sind Aufgaben des Arztes. Zum Aufgabenbereich von Krankenschwestern, Krankenpflegern und Kinderkrankenschwestern gehören die Vorbereitung dieser Maßnahmen und die im Zusammenhang mit den Maßnahmen notwendige Beobachtung der Patienten" (Bundesärztekammer 2008).

Für den Krankenhausalltag bedeutet dies, dass sämtliche Injektionen (auch subkutane und intramuskuläre), Infusionen sowie Blutentnahmen zum ärztlichen Aufgabenbereich gehören. Die Blutabnahme ist rein rechtlich die Aufgabe der Ärzteschaft, allerdings können Ärztinnen und Ärzte diese Aufgabe an Pflegekräfte delegieren. Eine Anordnung durch die Pflegedienstleitung wäre in diesem Fall rechtlich nicht möglich. Ausnahme bildet hier die das pflegerische Intensivpersonal, das spritzen und injizieren darf. Allerdings muss der Arzt diesen Vorgang anleiten und überwachen. Die vollumfängliche Auswahl- und Überwachungsverantwortung trägt in jedem Fall der anweisende Arzt bzw. die anweisende Ärztin. Die Verantwortung der Pflegekraft bezieht daher nicht auf die Richtigkeit der angeordneten Maßnahme, sondern nur auf die korrekte sach- und fachgerechte Durchführung. Regulative Elemente wirken daher auf den Wissenstransfer, weil unterschiedliche Berufsgruppen (Ärzteschaft bzw. Pflegekräfte) unterschiedliche Rechte und Pflichten bei der *Arbeit am Patienten bzw. an der Patientin* gewährt werden. Es wird angenommen, dass sich allein diese regulativen Elemente auf den Wissenstransfer der Berufsgruppen in Form von unterschiedlichen Wahrnehmungsmustern auswirken. Unterschiede zwischen den beiden Krankenhaustypen werden nicht vermutet. Die erste Hypothese lautet daher:

1. Wissenstransfer folgt aufgrund der gesetzlichen Rahmenbedingungen für die beiden Berufgruppen (Ärzteschaft und Pflegekräfte) jeweils anderen Mustern.

4.6.2 Kognitive Regeln

4.6.2.1 Sozialisation

Wie aus den Ausführungen zur Professionssoziologie und zur Lernkurvenforschung ersichtlich wurde, spielt die berufliche Sozialisation für die Akteure im Krankenhaus zur Konstitution von Sinn eine wichtige Rolle. Sozialisationsprozesse finden während der Ausbildung und vor allem im Beruf durch verschiedene Anforderungen und Möglichkeiten statt (Bammé et al. 1983). Pflegekräfte lernen – im Gegensatz zu den Ärztinnen und Ärzten – schon sehr früh als Auszubildende im Rahmen ihrer Praxiseinsätze verschiedene Bereiche, wie etwa stationäre Bereiche oder ambulante Pflege kennen. Angehende Ärztinnen und Ärzte müssen zunächst eine universitäre Ausbildung mit praktischen Anteilen absolvieren, bevor sie als Ärztinnen und Ärzte praktizieren dürfen. Den Höhepunkt der professionellen Sozialisation der Ärzteschaft stellt die Erlaubnis dar, an der täglichen Visite teilnehmen zu dürfen (Merton et al. 1957). Die Teilnahme an der Visite markiert für Ärztinnen bzw. Ärzte, Pflegekräfte und Patienten sichtbar, dass die ehemals Studierenden nun offiziell zum Ärztestand gehören. Wie die mittlerweile als Klassiker geltenden Studien von Merton et al. (1957) und Becker et al. (1961) zeigen, geraten Ärztinnen und Ärzte in ein Dilemma, wenn es um den Sprung von der universitären in die praktische Ausbildung geht. Das theoretisch erlernte Wissen reicht nicht aus, um in der Praxis zu bestehen. Die Untersuchungen wurden zwar schon Ende der 1950er bzw. Anfang der 1960er Jahre und im nordamerikanischen Ausbildungssystem der Mediziner durchgeführt, nichtsdestotrotz besitzen die Ergebnisse eine gewisse Relevanz für das deutsche System, was später durchgeführte Studien in Deutschland (z.B. Burkart 1980, 1983) bestätigen, wenngleich sich die Ausbildungspraxis von ärztlichem Personal in der Form geändert hat, als dass für Studierende häufig spezielle „Lehrvisiten" durchgeführt werden.

Die Studie „The Student Physician" von Merton, Reader und Kendall (1957) wählt von der Theorie her einen strukturfunktionalistischen Ansatz. Die Autoren beschäftigen sich mit der Frage, welche Sozialisationsbedingungen funktional für das anvisierte Ziel, Arzt zu werden, sind. In dieser Studie wird der Sozialisationsprozess der angehenden Mediziner als ein relativ geordneter Vermittlungsprozess betrachtet, der den Studierenden professionelles Wissen und soziale Kompetenzen erlernen lässt. Einerseits identifizieren sich die angehenden Ärztinnen und Ärzte durch diesen Vermittlungsprozess mehr und mehr mit dem professionellen Selbstbild, andererseits internalisieren sie zunehmend das ärztliche Wertesystem. Ein anderes Bild zeigt die Feldstudie „Boys in White. Student Culture in Medical School" von Becker, Strauss, Geer, Hughes und Strauss (1961). Hier wurde der Sozialisationsprozess von Medizinstudenten mittels teilnehmender Beobachtung und Interviews an der Medical School der University of Kansas untersucht. Zentraler Untersuchungsgegenstand der interaktionstheoretisch angelegten Studie war die Erforschung von Bewältigungsstrategien, mit denen Studierende Problemen beim Eintritt in die Medical School entgegentreten. Zunächst lässt sich die Haltung der Studierenden als Langzeitperspektive mit der Aussage „medicine is the best of all professions" (Becker et al. 1961: 62) bezeichnen. Auf eine anfänglichen Phase des Eifers „to learn it all" (Becker et al. 1961: 92) folgt die Phase der Einsicht „you can't do it all" (Becker et al. 1961: 107). Am Ende des ersten Studienjahres (freshman-year) wird nur noch jener Stoff gelernt, der für die Prüfung relevant ist „what they want us to know" (Becker et al. 1961: 158). Die zunächst berufsorientierte Sicht, all jenes zu lernen, was für die spätere Berufsausübung wichtig ist, wird durch das Studium verdrängt. Dies ändert sich erst mit dem Eintritt in die klinische Phase des Studiums, da die Studierenden in Patientenkontakt treten „What should I do, in this setting, to prepare myself for medical practice?" (Becker et al. 1961: 239). Die Antworten auf diese Frage lauten: Praxiserfahrung, das Herausbilden eines gewissen Verantwortungsbewusstseins sowie die Orientierung an ethischen Prinzipen.

Aus der beruflichen Sozialisationsforschung geht demzufolge hervor, dass die Ärzteschaft ihre handlungsleitenden Orientierungen nicht während ihres universitären Studiums ausbildet, sondern in der Phase nachuniversitärer Weiterbildung erwirbt (vgl. Siegrist 1978: 18). Die Bewältigung von Arbeitsanforderungen im Krankenhaus wird daher in erheblichem Maß durch den Grad an Erfahrung bestimmt, den die Akteure im Laufe ihrer Dienstzeit erwerben. Nur wer über eine langjährige Erfahrung im Krankenhaus verfügt, kann als Arzt oder Ärztin gezielt die Behandlung und als Pflegekraft die Pflege auf die Bedingungen der einzelnen Patientinnen und Patienten abstimmen. Überträgt man diese Erkenntnis auf das fünfstufige Konzept von Dreyfus und Dreyfus (1988) so lässt sich sagen, dass die Sozialisation immer einer zeitlichen Progression unterliegt. Qualifikationen sind für die Akteure zunächst eine notwendige, aber keineswegs hinreichende Voraussetzung, um Experten in einem Fachgebiet werden zu können. Qualifikationen versetzen neue Organisationsmitglieder (Novizen) zunächst in die Lage, das formal Gelernte in regelgebundenes Handeln umzusetzen. Durch langjährige Erfahrung erlangt ein Experte Kompetenzen, um die Relevanz von Problemen bestimmen zu können und gegebenenfalls vorhandenes Wissen umzustrukturieren. Aus diesen Überlegungen ergeben sich folgende erste Hypothesen:

2. a) Je kürzer Ärzte bzw. Ärztinnen und Pflegekräfte in die Organisation Krankenhaus hineinsozialisiert wurden, um so mehr Wissen werden sie im Sinne des Wissenstransfers von anderen erwerben und um so weniger Wissen können sie verbreiten.

Umgekehrt gilt:

2. b) Je länger Ärzte bzw. Ärztinnen und Pflegekräfte in die Organisation Krankenhaus hineinsozialisiert wurden, um so weniger Wissen werden sie im Sinne des Wissenstransfers erwerben, um so mehr Wissen können sie an andere weitergeben.

4.6.2.2 Intrinsische Motivation

Den zweiten kognitiven Faktor, der einen Einfluss auf den Wissenstransfer hat, stellt das Vorhandensein von intrinsischer Motivation seitens der Ärzteschaft und Pflegekräfte dar. Motive sind Verhaltensbereitschaften, unter denen zum Teil angeborene und im Rahmen der Sozialisation unterschiedlich entwickelte, zeitlich stabile Eigenschaften verstanden werden. Motive können durch wahrgenommene Arbeitsbedingungen, sprich Anreize, aktiviert werden und sich nachfolgend in individuellem Verhalten manifestieren. Dabei lassen sich intrinsische von extrinsischer Motivation grundsätzlich unterschieden. Als intrinsisch motiviert wird Verhalten angesehen, wenn es um seiner selbst Willen angestrebt wird. Heckhausen definiert intrinsische Motivation mit der Gleichthematik von Handlung und Handlungsziel (Heckhausen 1989). Er versteht unter intrinsischer Motivation „wenn Mittel und Zweck thematisch übereinstimmen; mit anderen Worten, wenn das Ziel gleichthematisch mit dem Handeln ist, so dass dieses im seiner eigenen Thematik willen erfolgt" (Heckhausen 1989: 459). Wenn einer Person eine bestimmte Tätigkeit z.B. Spaß macht, ist sie intrinsisch motiviert. Die intrinsische Motivation kann dabei durchaus durch den (diffusen) extrinsischen Anreiz einer Karriereerwartung unterstützt werden, ohne dass die Motivation dadurch zerstört wird (vgl. Frey/Osterloh 2002). Frey (2000) unterscheidet Faktoren, die dazu führen, dass externe Eingriffe von einer Person eher als kontrollierend oder als unterstützend wahrgenommen werden, wobei sich auch hier die Grundsätze der Selbstbestimmungstheorie von Motivation nach Deci und Ryan (2000) sowie die Kerndimensionen von Hackman und Oldham in der Argumentation niederschlagen. Vereinfacht heißt das, dass die Arbeit einfach nur Spaß machen muss. Intrinsisches Verhalten geht also vom einzelnen Akteur aus und ist somit nicht übertragbar. In der Regel ist intrinsische Motivation nicht immer in gleicher Höhe vorhanden und kann zudem über die verschiedenen Zeitpunkte hinweg schwanken (vgl. Fischer/Waibel 2002: 42f).

Verschiedene Disziplinen, wie etwa die Arbeitspsychologie, Betriebswirtschaftslehre sowie die Organisationssoziologie, haben in der Vergangenheit die Bedeutsamkeit von Motivation auf die Leistungsfähigkeit von Organisationen herausgestellt (z.B. Deci/Ryan 1985; Ulich 1994; Weiner 1994; Frey/Osterloh 2000; Wilkesmann 2005). Ausgangsbasis dieser Überlegungen ist stets die Einsicht, dass eine direkte Leistungskontrolle in den meisten Arbeitsbereichen heutzutage kaum mehr möglich ist und die Motivation der Akteure neben den Fertigkeiten und Fähigkeiten zu einer wesentlichen Bestimmungsgröße menschlichen Handelns wird.

Extrinsisch motiviertes Verhalten hingegen ist umweltabhängig. Man unterscheidet dabei extrinsische Verstärker materieller Art (z.B. Lohn, Zusatzleistungen, Prämien etc.) und immaterieller Art (z.B. Prestige, Karriere etc.), wobei materielle Anreize oder äußere Zwänge intrinsischer Motivation entgegenwirken, wenn sie als kontrollierende wahrgenommen werden. Frey und Osterloh weisen in diesem Zusammenhang auf einen möglichen Verdrängungseffekt hin (vgl. Frey/Osterloh 2000). Da diese Wahrnehmung individuell und situationsabhängig ist, kann auch der umgekehrte Effekt eintreten, nämlich dann, wenn externe Eingriffe als unterstützend wahrgenommen werden (Verstärkungseffekt). Deci (1995) spricht beim gleichzeitigen Auftreten von extrinsischer und intrinsischer Motivation von einer Überveranlassung. Akteure können nur den intrinsischen Anreiz selbst kontrollieren und bauen ihn daher ab. Intrinsisch motiviertes Verhalten ist allerdings widerstandsfähiger, dauerhafter als extrinsisch motiviertes Verhalten und bei der Generierung von neuem Wissen besonders entscheidend.

Beide Formen sind im Fall der Mitarbeitermotivierung grundsätzlich denkbar. Bei genauerer Betrachtung zeigt sich jedoch schnell, dass extrinsische Anreize bei Arbeitstätigkeiten in Krankenhäusern eher von sekundärer Bedeutung sind. Boos (2002) arbeitet für die Organisation des Krankenhauses heraus, dass durch die mangelnde Beurteilbarkeit und Beobachtbarkeit von Leistungsbeiträgen der einzelnen Akteure eine soziale Dilemmasituation entsteht. Da im Krankenhaus ein Großteil der Arbeit in Teams verrichtet wird, ist beispielsweise der Beitrag einer einzelnen Pflegekraft zum Pflegeergebnis des Patienten bzw. der Patientin von außen nicht beobachtbar. Aus diesem Grund kann die Arbeit auch nicht von außen durch die Vergabe von extrinsischen Anreizen direkt unterstützt werden. Die Belohnung wäre schließlich an ein beobachtbares Kriterium gebunden. Boos (2002) sieht eine Überwindung dieser Dilemma Situation vor allem in einer Organisationsgestaltung, die das Auftreten von intrinsischer Motivation wahrscheinlicher macht. Neben dieser Dilemmasituation ist nicht nur der individuelle Input in den Pflegeprozess für das Ergebnis entscheidend, sondern auch die Kommunikation innerhalb des Pflegeteams. Das bedeutet, dass das Zusammenspiel im Pflegeteam ebenso wichtig ist und keinesfalls in Form von selektiven Anreizen quantifizierbar. Aus diesen Gründen steht im Fall der Wissensweitergabe die intrinsische Motivation im Vordergrund. In ihrer Studie zur Motivationslage deutscher Krankenhausärzte fanden Multhaup und Cornelßen (2005) heraus, dass sich starre Hierarchien zum einen negativ auf die Motivation der Ärzteschaft auswirken können und zum anderen den Konkurrenzdruck zwischen den Kolleginnen und Kollegen erhöhen und dadurch den konstruktiven Austausch untereinander verhindern (Multhaup/Cornelßen 2005: 42; 49).

Akteure im Krankenhaus, die dennoch hoch intrinsisch motiviert sind, müssten daher eher bereit sein, ihr Wissen im Prozess der Arbeit weiterzugeben, weil sie dies aus einer grundsätzlichen intrinsischen Motivation heraus unternehmen, die keinen extrinsischen Anreiz in ihr Kalkül bewusst aufnimmt: Man hilft den Kolleginnen und Kollegen gerne, weil es z.B. Spaß macht oder weil man grundsätzlich Kollegen gerne hilft. Im Diskurs zum Wissensmanagement (Wilkesmann 2005; Cress et al. 2003) wurde dieser Aspekt vornehmlich auf die Weitergabe von Wissen, insbesondere auf die Bereitschaft Informationen bzw. Daten in ein Wissensmanagementsystem einzugeben, diskutiert. Daher soll der Einfluss von intrinsischer Motivation auf die Weitergabe von Wissen überprüft werden. Dies führt zur dritten Hypothese:

3. Je höher die intrinsische Motivation der Ärzteschaft bzw. der Pflegekräfte ist, desto eher sind sie zur Wissensweitergabe bereit.

4.6.3 Exkurs

In der Vergangenheit hat sich das Konzept des *Job Characteristics Model* von Hackman und Oldham (1980) etabliert, um die Auftretenswahrscheinlichkeit von intrinsischer Motivation zu bestimmen. Das Modell von Hackman und Oldham (1980) diente in der Vergangenheit als Ausgangsbasis sowohl für motivationspsychologisch orientierte Arbeitsanalysen im Produktionsbereich als auch im Dienstleistungs- und Verwaltungsbereich (z.B. Oldham et al. 1978; Schmidt et al. 1985; Taber/Taylor 1990; Kil et al. 2000; Wilkesmann 2003; Tummers et al. 2006).

Hackman und Oldham unterscheiden fünf Kerndimensionen, in deren Folge intrinsische Arbeitsmotivation höchstwahrscheinlich auftritt. Darüber hinaus haben in ihrem Modell Kontextfaktoren einen Einfluss auf das Arbeitshandeln.

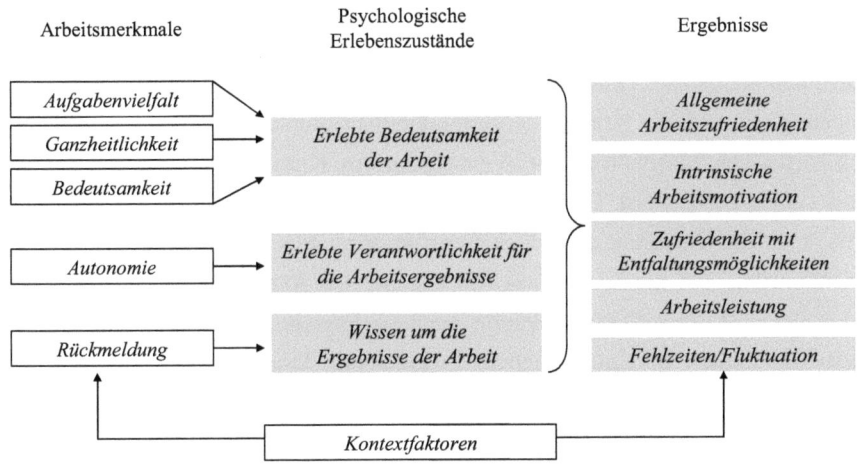

Abbildung 21: Beziehung zwischen Tätigkeitsmerkmalen und Auswirkungen der Arbeit nach dem Job Characteristics Model von Hackman und Oldham (in Anlehnung an Ulich 1994: 92).

Wenn Arbeit als abwechslungsreich, ganzheitlich und bedeutsam erlebt wird, die Arbeit selbständig ausgeführt wird, d.h. mit einer gewissen Verantwortung verbunden ist, und es Rückmeldung gibt, dann ist das Aufkommen von intrinsischer Motivation sehr wahrscheinlich. Kurz gesagt: je interessanter für eine Person eine Tätigkeit ist, umso höher ist die Wahrscheinlichkeit, dass intrinsische Motivation auftritt. Ein externer Eingriff dagegen vermindert die Selbstbestimmung (vgl. Deci/Ryan 1980; 1987; 2000) und kann unter Umständen intrinsische Motivation verdrängen.

Einer Besonderheit im Krankenhaus ist an dieser Stelle Rechnung zu tragen. Vermutet wird, dass die intrinsische Motivation bei Menschen in Gesundheitsberufen durch ein hohes Maß an Motivation aus karitativen Beweggründen verstärkt wird, d.h. dass anderen Menschen des Helfenswillens und aus Nächstenliebe geholfen wird. Dieser Umstand mag auf die sozial-geschichtliche Entwicklung von Krankenhäusern zurückzuführen sein. Dazu gibt es bislang allerdings kaum theoretische und empirische Evidenzen. Einige vage Hinweise zur karitativen Motivation geben Stollberg und Tamm (2001) am Beispiel des Evangelischen Krankenhauses Düsseldorf zu Beginn des 19. Jahrhunderts. Dort wurde im Gegensatz zu anderen Krankenhäusern unheilbar kranken Pfleglingen aus christlich-karitativer Motivation eine Versorgung im Krankenhaus gewährt (Stollberg/Tamm 2001: 468). In der oben kurz skizzierten Studie von Becker et al. (1961) hat die Tatsache, durch den Beruf anderen Menschen helfen zu können, einen Einfluss auf die Motivation von angehenden Ärztinnen und Ärzten. Thematisiert wird karitative Motivation auch in Forschungsarbeiten zum Thema Freiwilligenarbeit und bürgerlichem Engagement. Dort dienen karitative Momente als ein Erklärungsansatz für die Motivation von Freiwilligen (z.B. Kolland/Oberbauer 2006: 164). Ob diese implizit vermuteten karitativen Beweggründe einzig und allein einen ausschlaggebenden Einfluss auf das Auftreten von intrinsischer Motivation haben, muss überprüft werden, und zwar so, dass konkurrierende Kontextfaktoren in die Analyse miteinbezogen werden.

Neben den fünf Kerndimensionen üben im Modell von Hackmann und Oldham (1980) auch noch verschiedene Kontextfaktoren Einfluss auf das Handeln und die Motivation von Menschen aus. Für Akteure im Krankenhaus scheint vor dem Hintergrund gesundheitspolitischer Diskussionen die Bedeutung folgender Faktoren daher als besonders relevant:

- Sicherheit des Arbeitsplatzes,
- gerechte Entlohnung,
- Zeitdruck,
- Qualität des Führungsstils,
- Möglichkeit, durch den Beruf Menschen kennen zu lernen,
- Möglichkeit, anderen durch den Beruf zu helfen (karitatives Moment).

Vor allem die Sicherheit des Arbeitsplatzes, das Gefühl einer gerechten Entlohnung sowie Zeitdruck und die Qualität des Führungsstils ist in letzter Zeit immer wieder im Kontext des Krankenhauses auch in Form von Streiks thematisiert worden.

Die Möglichkeit andere Menschen durch den Beruf kennen zu lernen und anderen durch den Beruf zu helfen erscheint aus den bereits oben genannten Gründen einen besonderen Einfluss auf das Handeln und die Motivation von Akteuren im Krankenhaus zu haben. Im Exkurs zu den verschiedenen Einflussfaktoren auf die intrinsische Motivation von Akteuren im Krankenhaus lässt sich daher folgende Exkurshypothese formulieren:

- Je interessanter eine Tätigkeit ist und je zufriedener Akteure mit den Kontextfaktoren ihrer Arbeit sind, umso höher ist die Wahrscheinlichkeit, dass intrinsische Motivation auftritt.

4.6.4 Normative Regeln

4.6.4.1 Organisationskultur

Schaut man sich die eingangs als Insel beschriebene Organisation Krankenhaus an, so wird einem beim Betreten dieser Insel unmissverständlich deutlich, dass man sich in einem Krankenhaus befindet: „Eine Menge Menschen sind in Bewegung, sie sind in typischer Weise gekleidet, sie sprechen eine für den Außenstehenden unverständliche Sprache und sie wirken immer irgendwie so gespannt, getrieben, beschäftigt" (Duwe 1998: 50). Das Krankenhaus ist geprägt von Symbolen und Riten – es besitzt eine spezielle Kultur. Hofstede (2001) definiert Kultur ganz allgemein als etwas Erlerntes:

> „Kultur ist immer ein kollektives Phänomen, da man sie zumindest oder teilweise mit Menschen teilt, die im selben sozialen Umfeld leben oder lebten […] Sie ist die kollektive Programmierung des Geistes, die die Mitglieder einer Gruppe oder Kategorie von Menschen einer anderen unterscheidet" (Hofstede 2001: 4f).

In den 1980er Jahren wurde der allgemein formulierte Kulturgedanke auf die Organisation übertragen (vgl. Schein 1985; Allaire/Firsirotu 1984). Populär wurde das Thema Organisationskultur vor allem in der angelsächsischen Beraterbranche vor dem Hintergrund, dass durch die gezielte Gestaltung der Organisationskultur in Firmen bessere Unternehmenserfolge zu erzielen seien (Ouchi 1981; Peters/Waterman 1982; Deal/ Kennedy 1982). Ouchi (1981) argumentiert, dass Organisationen mit einem hohen Maß an Beteiligung auch eine hohe Übereinstimmung kultureller Werte besitzen und bei Entscheidungen somit geringere Transaktionskosten haben als Organisationen die hauptsächlich nach bürokratischen Regeln funktionieren.

Wissenstransfer kann nicht von außen „verordnet" werden. Weder ein Vorgesetzter kann dies befehlen, noch können externe Anreize, wie Prämien dies belohnen (vgl. Frey/Osterloh 2002; Wilkesmann 2005, 2007). Es können von außen höchstens Rahmenbedingungen geschaffen werden, welche die Entwicklung und das Funktionieren einer Wissensgemeinschaft unterstützen (vgl. North et al. 2000: 55). Zu diesen Rahmenbedingungen zählen normative Regeln in Form einer Organisationskultur, welche das Handeln in der Organisation legitimieren. Den meisten Definitionen von Organisationskultur bzw. Unternehmenskultur gemeinsam sind die Konstrukte *Werte, Normen* sowie *grundlegende Annahmen* (vgl. Gontard 2002: 9). Werte stellen für eine soziale Gruppe dar, was gut und was schlecht zu heißen ist, wohingegen Normen festlegen, was als richtig und als falsch erachtet wird (Heinen 1997). Grundlegende Annahmen bzw. Einstellungen werden von den Akteuren als etwas Selbstverständliches wahrgenommen und selten reflektiert. Gemeinsame Grundannahmen sind auch ein zentraler Baustein im Organisationskultur-Ansatz von Schein (1995). Er definiert Organisationskultur als „... ein Muster gemeinsamer Grundprämissen, das die Gruppe bei der Bewältigung ihrer Probleme externer Anpassung und interner Integration erlernt hat, das sich bewährt hat und somit als bindend gilt..." (Schein 1995: 25). Die Anpassungsfunktion der Organisationskultur spielt bei der Interaktion in Organisationen eine große Rolle: Wenn in einer Organisation beispielsweise die Norm vorherrscht, anderen zu helfen und zu kooperieren, dann ist Wissenstransfer eher möglich als in einer Organisation, wo jedermann darauf bedacht ist, die Gunst des Vorgesetzten zu erlangen. Je mehr Informationen geteilt werden, desto selbstverständlicher wird es, in der Organisation so fortzufahren (vgl. Charan 1992: 113). Es bildet sich als Folge dieser Entwicklung eine Organisationskultur, in deren Klima Wissenstransfer stattfindet und verankert wird. Neue Mitarbeiter lernen direkt diese Kultur kennen und passen sich dieser Verhaltenweise an.

Ansätze zur Organisationskultur lassen sich in jene mit objektivistischer Ausrichtung (Organisationen haben eine Kultur), subjektivistischer Ausrichtungen (Organisationen sind Kultur) und integrativer Ausrichtung (Organisationen sind Kultur und haben gleichzeitig kulturelle Aspekte) differenzieren (vgl. Gontard 2002).

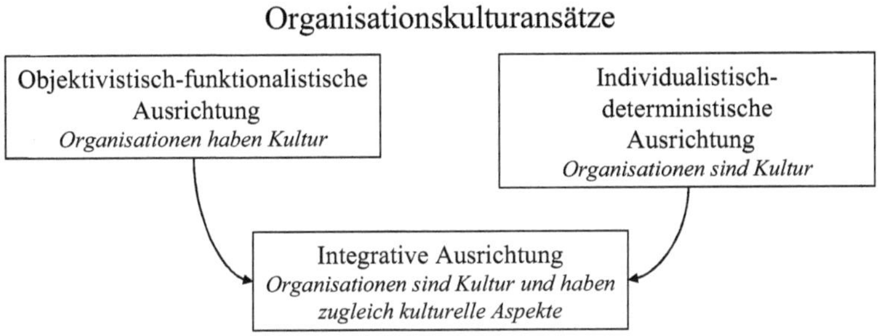

Organisationskulturansätze

Objektivistisch-funktionalistische Ausrichtung *Organisationen haben Kultur*	Individualistisch-deterministische Ausrichtung *Organisationen sind Kultur*

Integrative Ausrichtung
Organisationen sind Kultur und haben zugleich kulturelle Aspekte

Abbildung 22: Richtungen der Organisationskulturforschung (in Anlehnung an Strähle 2008; Gontard 2002).

In Anlehnung an Sackmann (1990: 155f) lassen sich für die objektivistisch-funktionalistisch ausgerichteten Ansätze folgende Prämissen festhalten. Organisationskultur ist

1. eine von mehreren organisationalen Variablen,
2. sie kann von Führungskräften geschaffen und weiterentwickelt werden,
3. sie ist sichtbar in Form von Artefakten (z.B. Legenden, Rituale, Zeremonien) und
4. sie erfüllt eine wichtige Funktion bei der Zielerreichung der Organisation.

Im individualistisch-deterministischen Ansatz wird davon ausgegangen, dass die gesamte Organisation durch eine gemeinsam konstruierte Wirklichkeit (vgl. Berger/Luckmann 2004) eine Kultur darstellt. Im Gegensatz von objektivistisch-funktionalistischen Überlegungen wandeln sich Organisationen und mit ihnen ihre Kultur. Von daher ist Organisationskultur für Verfechter dieses Ansatzes von außen schwer zu beeinflussen. Der integrative Ansatz, der vor allem in den jüngsten Publikationen zum Thema Organisationskultur als eigenständiger Ansatz verstanden werden will, verbindet verschiedene Elemente der beiden zuvor genannten Ansätze. Der Ursprung der Organisationskultur ist im integrativen Ansatz auf soziale Lernprozesse zurückzuführen, welche sich bewährt haben und von Akteuren – wie im Neoinstitutionalismus – als selbstverständlich (taken for granted) betrachtet werden. Diese sozialen Lernprozesse besitzen materielle und immaterielle Facetten, von denen nur einige sichtbar, und somit veränderbar sind (Gontard 2002; Sackmann 1990). Materielle Facetten, die in Form von Artefakten sichtbar sind, sind im Krankenhaus – zumindest was die somatischen bzw. allgemeinen Krankenhäuser betrifft – kaum zu übersehen:

> „Die besondere Kleidung ist eben eine Schutzkleidung und die Sprache ein (sogar international) einheitlicher Code, der eine zielgerichtete Kommunikation über die Tätigkeiten auf der Insel ermöglicht. Natürlich sind das Erkennen, Behandeln, Lindern von Krankheiten, die Begleitung Sterbender, das Gespräch mit besorgten Angehörigen sehr ernste Angelegenheiten und naturgemäß ist das Fehlen von Lachen, Scherzen, Trällern und Pfeifen nur allzu verständlich. So ist denn alles auf der Insel gemäß ihrem Zwecke, der Behandlung und Pflege des Kranken, wohl gerichtet" (Duwe 1998: 50).

Allerdings kann aufgrund des Vorhandenseins dieser Artefakte nicht auf die Kultur der Organisation geschlossen werden. Vielmehr müssen verschiedene Aspekte von Kultur beachtet werden, um der Komplexität des Phänomens gerecht zu werden. Denn die Organisationskultur ist sowohl Mittel, als auch Resultat sozialer Interaktion (Strähle 2008). Dieses Verständnis kommt dem strukturationstheoretischen Blick dieser Arbeit sehr nahe.

Wirft man einen Blick auf die Arbeitsprozesse im Krankenhaus, wird sehr schnell deutlich, dass die Mehrzahl der Aufgaben, die im Krankenhaus zu bewältigen sind, auf das reibungslose Funktionieren eines Teams angewiesen ist: „In many cases, a diagnosis involves obtaining and evaluating the opinions of a number of individuals who may differ in their areas and levels of expertise" (Cicourel 1990: 222). Eine Operation kann nur dann gelingen, wenn Akteure unterschiedlicher Berufsgruppen und Abteilungen lückenlos verzahnt auf ein gemeinsam definiertes Ziel hinarbeiten. Gleiches gilt für Arbeitsprozesse in der Ambulanz, beim Legen eines Herzkatheders, bei der Behandlung von psychotischen Störungen, in der Gerontopsychiatrie, bei Entwöhnungsbehandlungen von Drogen und dergleichen mehr. In jedem Fall findet Wissenstransfer innerhalb bzw. zwischen den Berufsgruppen der Ärzteschaft und Pflegekräfte statt. Ärztinnen bzw. Ärzten und Pflegekräften in psychiatrischen Krankenhäusern wurde in der Vergangenheit – allerdings ohne empirische Untermauerung – eine stärkere interdisziplinäre Teamorientierung attestiert, als den Kolleginnen und Kollegen im somatischen Bereich (z.B. Schulz 2003). Dies wird im empirischen Teil dieser Arbeit zu überprüfen sein. Überträgt man diese Eigenschaft im Sinne einer Teamorientierung auf das integrative Konzept der Organisationskultur, so bedingen sich Wissenstransfer und Teamorientierung gegenseitig – ohne Teamorientierung kein Wissenstransfer bzw. ohne Wissenstransfer keine Teamorientierung. Fey und Denison (2000) haben in mehreren empirischen Studien zeigen können, dass Teamorientierung ebenfalls ein wichtiger Baustein der Organisationskultur von erfolgreichen Unternehmen ist. In dieser Arbeit geht es aber nicht nur um die generelle Erfassung der Organisationskultur im Krankenhaus, sondern um jene Organisationskulturfaktoren, die sich auf den Transfer von Wissen auswirken. Im Hinblick auf das Krankenhaus erscheinen daher nicht alle von Fey und Denison identifizierten Eigenschaften einer Organisationskultur, sondern nur die folgenden organisationskulturellen Eigenschaften für den Wissenstransfer im Krankenhaus relevant zu sein:

- Teamorientierung innerhalb der Abteilung,
- Teamorientierung über Abteilungsgrenzen hinweg,
- strategische Entwicklungsfähigkeit sowie
- gemeinsam geteilte Normen und Werte.

Teamorientierung ist, wie zuvor beschrieben, einerseits wichtig für den Wissenstransfer innerhalb einer Abteilung, andererseits aber auch über Abteilungsgrenzen hinweg. Dies trifft auf beide Krankenhaustypen zu, d.h. sowohl auf psychiatrische als auch auf allgemeine Krankenhäuser. Innerhalb der Abteilung ist man auf Teamarbeit angewiesen, die sich auf ein Fachgebiet bezieht, da man als Abteilung hierauf spezialisiert ist. In allgemeinen Krankenhäusern wären das z.B. die Fachabteilung für Anästhesie, Chirurgie, Urologie und Radiologie; in psychiatrischen Krankenhäusern beispielsweise die Fachabteilungen für Gerontopsychiatrie, Suchtmedizin und allgemeine Psychiatrie. Wenn in einem psychiatrischen Krankenhaus eine sog. Komorbidität, d.h. eine Doppeldiagnose (z.B. Sucht und Depression, Angststörungen und Sucht) bei psychischkranken Patientinnen und Patienten vorliegt, dann müssen Teams aus verschiedenen Abteilungen bei der Behandlung eng zusammenarbeiten. Gleiches gilt für die Arbeit in allgemeinen Krankenhäusern bei Operationen oder in der Ambulanz.

Die strategische Entwicklungsfähigkeit ist für Krankenhäuser im Zeitalter von DRG und dem allgemeinen Krankenhaussterben (s. Kapitel 5.3.1) besonders relevant. Krankenhäuser samt ihrer Mitarbeiter werden zunehmend gezwungen, sich auf bestimmte Fachgebiete spezialisieren. Wenn eine Organisationskultur vorherrscht, in der die zukünftigen Ziele und die strategische Ausrichtung des Krankenhauses für die Akteure transparent sind, können sich diese darauf einrichten. Der Aspekt der Übereinstimmung gemeinsam geteilter Werte und Normen dürfte in der Organisationskultur von Krankenhäusern fest verankert sein und einen positiven Einfluss auf den Wissenstransfer im Krankenhaus haben. In der klassischen Form wird zwar der Eid des Hippokrates vonseiten der Ärzteschaft nicht mehr geleistet und besitzt keinerlei Rechtswirkung. Nichtsdestotrotz enthält der Eid mehrere Elemente, die auch heutzutage Bestandteil ärztlicher Ethik sind (vgl. Eckart 2004: 14). Aus den Überlegungen zu den normativen

Regeln ergibt sich daher folgende Hypothese für psychiatrische und allgemeine Krankenhäuser:

4. Eine Organisationskultur, die durch die Merkmale Teamorientierung – auch über Abteilungsgrenzen hinweg –, strategische Entwicklungsfähigkeit sowie einer Übereinstimmung von Normen und Werten gekennzeichnet ist, hat einen positiven Einfluss auf den Wissenstransfer im Krankenhaus.

4.6.5 Autoritative Ressourcen

4.6.5.1 Arbeitsorganisatorische Vorgaben für den Wissenstransfer

In den Ausführungen in Kapitel 4 ist deutlich geworden, dass Giddens unter autoritativen Ressourcen die Herrschaft über andere Menschen versteht. Überträgt man diesen Gedanken, der sich ursprünglich auf die gesellschaftliche Ebene bezog, auf die Ebene von Organisationen, so sind hier vor allem arbeitsorganisatorische Momente, wie "Organization of social time-space" (Giddens 1984: 258), bedeutsam. Im Hinblick auf die zu untersuchende abhängige Variable des Wissenstransfers, sind arbeitsorganisatorische Vorgaben in Form von formalen und fest vorstrukturierten Möglichkeiten (z.B. Besprechungen, Teamsitzungen etc.) daher von besonderer Relevanz, weil sie das Handeln von Akteuren in Organisationen ermöglichen und gleichzeitig beschränken können. Glaser (2006) fordert im Hinblick auf die Verbesserung der Arbeitssituation in der Pflege folgende Ressourcen: „Erforderlich sind weitere betriebsorganisatorische Voraussetzungen, wie etwa angemessene personelle, zeitliche und materiell-räumliche Ressourcen (z.B. ausreichende Zahl über geübter und rechtlich befugter Fachkräfte, Zeitspielräume, angemessene Arbeitsmittel oder geeignete räumliche Bedingungen)" (Glaser 2006: 53). Besonders wichtig erscheint der Aspekt der zeitlichen Spielräume, zum Beispiel durch Besprechungen oder Pausen, die den Transfer von Wissen ermöglichen. Besprechungen und Teamsitzungen finden in Organisationen – im Gegensatz zu informellen Möglichkeiten – in Form von arbeitsorientierter Interaktion statt (Brünner 2000). Sie sind in Anlehnung an Domke

(2006: 13f.) durch folgende Charakteristika bestimmt: sie beruhen auf Vereinbarungen über Zeitpunkt, Raum und mögliche Inhalte sowie auf Anwesenheit der Beteiligten, die akustisch und visuell wahrnehmbar sind, face-to-face miteinander interagieren und aufgrund ihrer Tätigkeits- und Verantwortungsbereiche anwesend sind. Im Krankenhaus sind formale und kollektive Möglichkeiten des Wissenstransfers arbeitsorganisatorisch fest verankert und finden vor allem in Form von berufsgruppenspezifischen Übergaben beim Schichtwechsel und Teambesprechungen statt. Verschiedene Studien (z.B. Atkinson 1995; Hunter 1991; Pettinari 1988) unterstreichen die Institutionalisierung dieser Kommunikationsmöglichkeiten: „As a fundamental ritual of academic medicine, the narrative act of case presentation is the center of medical education and, indeed the center of all medical communication about patients" (Hunter 1991: 51). Pausen sind zwar auch arbeitsorganisatorisch festgelegt, allerdings stellen sie keine autoritative Ressource dar, weil sie aus arbeitssoziologischer Perspektive primär der Regeneration der Arbeitskraft dienen und der Wissenstransfer in Pausen nicht „verordnet" werden kann. Informelle Interaktionsmöglichkeiten dienen also gerade nicht der Aufgabenbearbeitung (Böhle/Bolte 2002), nichtsdestotrotz eröffnen und beschränken sie – in informeller Form – weitere Möglichkeiten des Wissenstransfers: „members may be part of loose gathering, in which they share a common location in time and space [...] For example sit at the same table during lunch ..." (von Krogh et al. 2000: 14). Diese Argumentation wird vor allem im Kontext der Human Relation Bewegung und auch im Bereich von Wissensmanagement aufgegriffen. Beide Diskurse messen diesen informellen Interaktionsmöglichkeiten eine besonders wichtige Funktion bei (Jahnke 2006; Jahnke/Herrmann 2006; Hermann et al. 2004; Fayard/Weeks 2007; Zarraga/Bonache 2005; Hedlund 1994; Davenport/Prusak 1998). Auch Nonaka und Takeuchi (1995) gehen davon aus, dass „Information sharing and employee interaction are also accelerated through 'open meetings'" (Nonaka/Takeuchi 1995: 173). Die Arbeitsorganisation ist in formaler und informeller Hinsicht eine Vorgabe, welche den Wissenstransfer strukturiert. Daraus folgt, dass die strukturellen Vorgaben der Arbeitsorganisation und deren hoher Institutionalisierungsgrad ein Handeln im Sinne des Wissenstransfers bedingen. Aus diesen Überlegungen ergibt sich im Hinblick auf autoritative Ressourcen die fünfte Hypothese:

5. Je stärker strukturelle Vorgaben der Arbeitsorganisation in Form von formalen Besprechungen, als auch in Form von Pausen institutionalisiert sind, um so positiver ist deren Einfluss auf den Wissenstransfer von Ärzteschaft und Pflegekräften.

4.6.5.2 Status

Neoinstitutionalistisch betrachtet ist der sozialen Status einer Berufsgruppe eine hochgradig institutionalisierte Regel, die mit einem bestimmten Set an Erwartungen verknüpft ist: „So, for example, the social status of doctor is a highly institutionalized rule (both normative and cognitive) for managing illness as well as a social role made up of particular behaviors, relations, and expectations" (Meyer/Rowan 1977: 341). Die Erbringung von Dienstleistungen ist für beide Berufsgruppen auf die Patientinnen und Patienten ausgerichtet. Fakt ist, dass Pflegekräfte der Ärzteschaft aus organisatorischer Sicht im Krankenhaus nicht unterstellt sind. Organisatorisch agieren die ärztlichen und pflegerischen Teams in zwei voneinander getrennten Stäben, die jeweils über eigene formelle und informelle Hierarchien verfügen voneinander getrennt (Mertin 1999; Vogd 2004). Doch so ganz paritätisch, wie es auf den ersten Blick scheint, ist die Arbeit für Ärzteschaft und Pflegekräfte im Krankenhaus nicht, zumal beide Berufsgruppen im Rahmen der Behandlung von Patienten und Patientinnen unterschiedliche Arbeitsaufträge erfüllen.

Vor allem die Arbeitsgestaltung führt zu einem speziellen Machtgefüge bzw. zu Statusunterschieden zwischen Ärztinnen bzw. Ärzten und Pflegekräften, nicht zuletzt weil Pflegekräfte durch ihre Berufsausbildung vornehmlich assistierende Kompetenzen erlernen (s. Kapitel 1.2) und der Ärzteschaft zuarbeiten.

Wie bereits im Kapitel 2 dargestellt, lässt sich die vorherrschende Sichtweise in der Professionssoziologie über das Verhältnis zwischen Ärzteschaft und

Pflegekräften als Dominanzmodell (professional dominance) charakterisieren (Freidson 1994). Light (1988) hat dieses Verhältnis einmal sehr passend mit der Umschreibung „Physicians wrote the rules and also served as referees" (zitiert nach Freidson 1994: 217) charakterisiert. Ärztinnen und Ärzte konnten trotz der ursprünglichen Dominanz der Pflege im Laufe der Historie (s. Kapitel 1.1), eine Monopolstellung für die Ausübung der Heilkunde erlangen. Von dieser Monopolstellung aus, sind – unter ärztlicher Kontrolle – Tätigkeitsfelder an die nachgeordnete Berufsgruppe delegiert worden. „Das Schicksal der sich parallel zum ärztlichen Professionalisierungsprozeß herausbildenden nichtärztlichen Gesundheitsberufe ist in dieser Perspektive nahezu vorprogrammiert: es endet regelmäßig in der Subordination unter die dominante Profession" (Döhler 1997: 61). Das Spannungsverhältnis in der professionsübergreifenden Interaktion und Kooperation liegt daher zum einen in dem ausgeprägten Spezialistentum der Ärzteschaft und der damit verbunden Autonomie über Wissensbestände (Freidson 1980), zum anderen ist eine weitere Ursache des Statuskonfliktes zwischen Ärzteschaft und Pflegekräften in der berufständischen und nicht aufgabenbezogene Bündelung von Arbeitstätigkeiten im Krankenhaus zu lokalisieren (vgl. Badura 1993: 34). Zwar haben Pflegekräfte in der Regel einen intensivieren Kontakt zu den Patientinnen und Patienten, allerdings erleben sie ihre Arbeit häufig als fremdbestimmt. Die Visite ist ein typisches Beispiel für diesen Tatbestand, weil der Zeitpunkt oftmals von den Ärztinnen und Ärzten festgelegt wird. Die Gründe hierfür sind in allgemeinen Krankenhäusern vor allem in der Arbeitsorganisation zu suchen. Darüber hinaus hat das OP-Programm aus Kostengründen Vorrang vor der Arbeit auf den Stationen.

In Anlehnung an Siegrist (2005) kann der Führungsanspruch der Ärzteschaft innerhalb kooperativer Arbeitsprozesse im Krankenhaus aus folgenden Gründen heraus erklärt werden:

1. Ärztinnen und Ärzte besitzen aufgrund der juristischen Letztverantwortlichkeit ein Monopol diagnostischer und therapeutischer Entscheidungen, welche mit dem umfangreichen Wissen und Können innerhalb der Organisation einhergehen und dem höchsten Sozialstatus.

2. Ärzte und Ärztinnen leiten aus diesem Entscheidungsmonopol das Recht ab, Arbeiten in Form von Assistenztätigkeiten an nachgeordnete Berufsgruppen zu delegieren und zu kontrollieren.
3. Diese Definitions-, Anordnungs- und Kontrollrechte führen in den hierarchischen Strukturen des Krankenhauses zu einem Machtgefälle zwischen den Berufsgruppen der Ärzteschaft und des Pflegepersonals.

Als Folge dieses Machtgefälles kommt es zu strukturellen Konflikten, welche darin bestehen, dass Ärzte bzw. Ärztinnen beispielsweise Vorschläge von Pflegekräften ignorieren, oder dass Ärztinnen bzw. Ärzte pflegerische Arbeit in Anwesenheit von Patienten und Patientinnen kritisieren. Offene Konflikte werden durch so genannte „Arzt-Krankenschwester-Spiele" (vgl. Siegrist 2005: 244) vermieden, um jeder Seite zu ermöglichen das Gesicht zu wahren, ohne dabei die vorherrschende Rollennorm zu verletzen. Zur Veranschaulichung eines solchen Spiels dient der folgende Ausschnitt einer Interaktionssequenz im Operationssaal zwischen einer erfahrenen Schwester und einem (noch) unerfahrenen Arzt bei der seitengetrennten Intubation, welche Schubert durch teilnehmende Beobachtung videografisch erhoben hat (2008: 153f.):

„Es ist die Aufgabe der Schwester, dem Anästhesisten die Instrumente anzureichen. In diesem Fall ist die Schwester dem Arzt zeitlich voraus. Sie hält das Laryngoskop in Position, damit des der Anästhesist problemlos mit der linken Hand greifen kann. Da der Arzt aber noch nicht soweit ist, wartet sie in dieser Haltung, bis er nach dem Laryngoskop greift. [...] Der höhere Status des Arztes erlaubt es ihm, die zeitliche Organisation der Schwester zu verändern, umgekehrt ist dies jedoch nicht der Fall. Diesem Umstand wird von der Schwester formell Rechung getragen. [...] Der nicht ganz so erfahrene Anästhesist darf in seinem Tempo vorgehen, da er noch lernt. Die Schwester bemüht sich, ihm die Arbeit zu erleichtern, indem sie immer einen Schritt voraus ist, seine Aktivitäten antizipiert und ihre eigene Zeitstruktur nach der seinigen ausrichtet. [...] Um den Tubus einführen zu können, muss dieser in einer gewissen Weise gebogen sein, nur so kann man ihn richtig positionieren. [...] In Segment 2 hält die Schwester den Tubus in Position für den Anästhesisten. Als dieser nach dem Tubus greift, lässt die Schwester jedoch nicht los, sondern hält weiter das obere Ende des Tubus fest, während der Arzt am unteren Ende zieht. Er zögert etwas und schaut zur Schwester, diese nicht ihm zu, und er zieht wieder am Tubus. Erst dann lässt die Schwester los und der Arzt kann mit der Intubation beginnen. Die Übergabe des Tubus ist in diesem Fall mehr als nur ein einfaches Anreichen von Instrumenten von Schwester zu Arzt."

Die asymmetrische Verteilung von Status und Erfahrung bedingt diese subtile Form der Hilfestellung, was dazu führt, dass die erfahrene Schwester ihr Wissen implizit an den statushöheren aber (noch) unerfahrenen Arzt weitergibt ohne gegen das dominierende Rollenmuster zu verstoßen. Das Beispiel zeigt, dass junge Ärztinnen und Ärzte im Sinne von Novizen von erfahrenen Krankenschwestern (Experten) durchaus etwas lernen können, dies hebt jedoch nicht die grundsätzlich vorhandene Statusdifferenz zwischen den beiden Berufsgruppen auf. Im Normalfall akquirieren die Angehörigen der jüngeren Ärzteschaft Wissen von den Angehörigen der höher gestellten und erfahrenen Ärzteschaft, d.h. innerhalb der eigenen Berufsgruppe (vgl. Sozialisation). In einer Studie vergleichen Heinze et al. (2007) unter anderem Weiterbildungsmöglichkeiten zwischen niedergelassenen Fachärzten und Krankenhausärzten. Es stellt sich heraus, dass der Grad der Zufriedenheit bei den Facharztpraxen insgesamt über dem der Krankenhäuser liegt. „Lediglich der ‚Erfahrungsaustausch mit Fachkollegen' wird relativ gesehen von den stationären Leistungserbringern besser bewertet als von den ambulanten" (Heinze et al 2007: 119).

Gleiches wird für die Berufsgruppe der Pflegekräfte vermutet. Auch junge, neue Pflegekräfte lernen in der Regel von den erfahrenen Pflegekräften, d.h. innerhalb der eigenen Berufsgruppe. Ausgehend von diesen Überlegungen wird die sechste Hypothese folgendermaßen formuliert:

6. Wissenserwerb und Wissensweitergabe erfolgen aufgrund der Statusunterschiede vornehmlich innerhalb der eigenen Berufsgruppe.

4.6.6 Allokative Ressourcen

Allokative Ressourcen des Wissenstransfers werden im Rahmen dieser Arbeit als mediale Ressourcen betrachtet, die einerseits in Form von klassischen, papierförmigen (analogen) Ressourcen und andererseits in Form von informationstechnologischen (digitalen) Ressourcen den Akteuren im Krankenhaus zugänglich sind (s. Abb. 23).

Forschungshypothesen

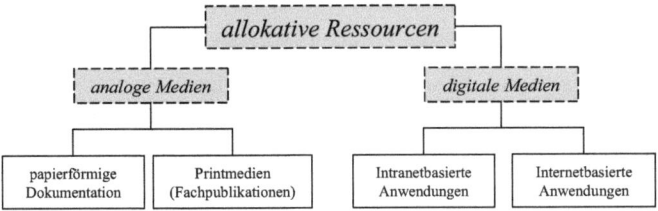

Abbildung 23: Analoge und digitale allokative Ressourcen.

Neben der praktischen und anwendungsorientierten Ausgestaltung von allokativen Ressourcen (DeSanctis/Poole 1994; Orlikowski 2000) spielt die Verfügbarkeit der allokativen Ressource im Krankenhaus eine wichtige Rolle.

4.6.6.1 Analoge allokative Ressourcen

Analoge allokative Ressourcen können aufgrund ihrer Beschaffenheit und ihrem Institutionalisierungsgrad beide Formen des Wissenstransfers im Krankenhaus unterstützen: „As Weber pointed out in his theory of bureaucracy, files and documents are an essential part of the modern organisation, in both the private and public sectors: the 'advanced institutions of capitalism'. The modern medical organisation is no exception" (Heath et al. 2003: 87). Zur Weitergabe von Wissen kann im Krankenhaus auf verschiedene analoge allokative Ressourcen zurückgegriffen werden. Nach der administrativen Aufnahme von Patientinnen und Patienten im Krankenhaus beispielsweise, erfolgt in der Regel die pflegerische und ärztliche Aufnahme (Anamnese) im Krankenhaus. Die primäre Dokumentation wird dabei häufig auf Papier festgehalten (Dugas/Schmidt 2003: 85). Im Krankenhaus spielt die papierförmige Dokumentation eine übergeordnete Rolle, da vor Gericht im Allgemeinen elektronische Signaturen nicht anerkannt werden. Darüber hinaus ist mangelnde Dokumentation ein Straftatbestand und kann ein staatsanwaltliches Ermittlungsverfahren nach sich ziehen.

Die systematische Dokumentation blickt – vor allem in der Pflege – auf eine relativ kurze Geschichte zurück. In den 1950/60er Jahren wurden hauptsächlich ärztliche Ergebnisse und Anordnungen festgehalten und umfassten keineswegs die Dokumentation der Pflegebedürfnisse von Patientinnen und Patienten. Pflegerische Tätigkeiten wurden im Gegensatz zu den Anordnungen der Ärzteschaft, wie Medikation, Untersuchungen und Befunde meist mündlich weitergegeben. Dies lag auch daran, dass zur damaligen Zeit keine festen Zeiten für die Schichtwechsel vorgesehen waren und sich die Weitergabe von Informationen nur auf das Nötigste beschränkten. In der Folge wurden je nach Krankenhaus und Station verschiedene Pläne, Zettel und Büchlein entwickelt (z.B. Visitenbuch, Übergabebuch, Temperatur- und Pulsplan, Medikamenten- und Spritzenplan, Blutdruckplan etc.). Darüber hinaus wurden als offizielle Dokumente die Patientenkurve und das Krankenblatt angefertigt (vgl. Schär 2003a: 8). Erst im Zuge der Professionalisierung der Pflege, konnte sich die Pflegedokumentation zu einem wichtigen Arbeitsmittel durchsetzen. Die Pflegedokumentation enthält größtenteils folgende Elemente (vgl. von Stösser 1994: 226):

- Stammdaten, Verordnungen/Ärztliche Behandlungen,
- Pflegeplanung,
- Überwachungsblatt,
- Berichte und
- Leistungsnachweise.

Zusammen mit der ärztlichen Dokumentation bildet die Pflegedokumentation als post hoc-Repräsentation (Berg 2008) das Grundgerüst der Patientenakte: „the patient's chart often combines technical reports and a large body of seemingly chaotic written material. [...] The interpretations by health care personnel of the materials assembled in a chart reflect a set of professional and social relationships and attributions about the distribution of cognitive skills" (Cicourel 1990: 225). Die soeben geschilderten Beispiele analoger allokativer Ressourcen dienen primär der Dokumentation, d.h. der Weitergabe von Wissen. Eine papierförmige allokative Ressource, die vornehmlich den Wissenserwerb unterstützt, stellt die

Verfügbarkeit und Nutzung von Printmedien dar. Welche Rolle die Nutzung dieser Ressource spielt, wird in der Literatur unterschiedlich interpretiert. Auf der einen Seite zeigt die Berufssozialisation, dass standardisierte Formen der Wissensvermittlung in Form von Lehrbüchern etc. für Ärztinnen und Ärzte im Krankenhausalltag eine eher geringe Rolle spielen (vgl. Schubert 2008: 147). Andererseits sind Ärztinnen und Ärzte als professionelle Akteure – stärker als Pflegekräfte – dazu verpflichtet, ihren Wissensstand immer auf dem aktuellen wissenschaftlichen Niveau zu halten (Fox 1957; Schubert 2008). Es wird vermutet, dass sich die Ärzteschaft durch ihre berufliche Sozialisation vornehmlich mit Hilfe klassischer (analoger) Ressourcen, d.h. Publikationen über neueste Forschungs- und Therapieergebnisse in Fachzeitschriften, fortbilden.

4.6.6.2 Digitale allokative Ressourcen

Digitale allokative Ressourcen lassen sich in intranet- und internetbasierte Anwendungen unterscheiden. Intranetbasierte Medien sind auf den Einsatz innerhalb des Krankenhauses beschränkt (z.B. arbeitsrelevante Software). Internetbasierte Medien dagegen umfassen Anwendungen, die einen Wissenstransfer über die Grenze des Krankenhauses ermöglichen (z.B. E-Mail, Diskussionsforen etc.). Beide digitalen allokativen Ressourcen können sowohl zur Wissensweitergabe, als auch zum Wissenserwerb genutzt werden. Diesen Ressourcen kommt allerdings lediglich eine unterstützende Funktion zu, da die dort auffindbaren Informationen von den Akteuren in entsprechende Zusammenhänge gebracht werden müssen, damit diese für Diagnose- und Behandlungsformen relevant werden: „In most cases, the information yielded by the technologies commonly employed in the practice of medicine must be evaluated by a human actor or actors to be clinically relevant" (Cicourel 1990: 229).

In punkto Verfügbarkeit sind Ärzte bzw. Ärztinnen und Pflegekräfte allerdings mit unterschiedlichen Zugangsmöglichkeiten zu digitalen allokativen Ressourcen ausgestattet. Die Berufsgruppe der Ärzte bzw. Ärztinnen besitzen die geringsten Zugangsrestriktionen, was nicht bedeutet, dass diese Zugangsmöglichkeiten auch tatsächlich genutzt werden. Ein Blick in die Literatur zum IT-Einsatz im Krankenhaus legt auf den ersten Blick nahe, dass eine generelle Abneigung der *medical community* gegenüber Anwendungsmöglichkeiten von Computern[4] besteht (Kaplan 2000). Für diesen Umstand führen Estabrooks et al. (2003) für Pflegekräfte folgendes Argument ins Feld: "Nurses are more likely to value interpersonal contact, and prefer to use personal experience and communication with colleagues and patients rather than on-line and traditional sources of practice knowledge" (Estabrooks et al. 2003: 73). Ältere Studien, z.B. die Studie von Uhlenhopp et al. (1998) sowie die von Hynes-Gay/Nagle (2000) attestieren den Pflegekräften fehlendes Wissen im Umgang mit neueren Computertechnologien. Diese Annahmen dürften mittlerweile der Zeit geschuldet sein, da neben der Einführung von Pflege- und Expertenstandards (Bartholomeyczik 2005) auch die Entwicklungen im Bereich der Informations- und Kommunikationstechnologien – insbesondere in der medizinischen Informatik und Pflegeinformatik bzw. „Nursing Informatics" (Schär 2003b: 22) – dazu geführt haben, dass Ärzteschaft und Pflegekräfte dazu angehalten sind, tagtäglich arbeitsrelevante Software zu nutzen. Unter arbeitsrelevanter Software verbirgt sich im Fall von Krankenhäusern ein Sammelsurium an Anwendungen, die unter dem Oberbegriff Krankenhausinformationssysteme (KIS) bzw. HIS (Hospital Information Systems) subsumiert werden und über das Intranet zugänglich sind. Zu betonen ist an dieser Stelle, dass es nicht *das* Krankenhausinformationssystem gibt. Vielmehr werden unter dem Oberbegriff Krankenhausinformationssysteme eine Vielzahl von Werkzeugen und Anwendungen subsumiert, wie etwa KAS (Klinisches Arbeitsplatzsystem), EKA (Elektronische Krankenakte), EPA (Elektronische Patientenakte) und EGA (Elektronische Gesundheitsakte). Hinzu kommt, dass Begriffe, welche im Kontext medizinischer Informationssysteme immer wieder auftauchen, unterschiedlich interpretiert werden (Prokosch 2001). Grundsätzlich liegt die Hauptaufgabe eines KIS in der Erfassung und Bereitstellung patientenbezo-

---

[4] Gemeint sind hier Personal Computer und keine Computer im Sinne von medizintechnischen Apparaten.

gener Informationen für zugangsberechtigte Personen im Behandlungsprozess sowie die Erhebung und Weiterverarbeitung administrativer Daten, z.b. zur Abrechnung von erbrachten Leistungen mit den Kostenträgern (Schär 2003b: 22f). Zentrale Aspekte des KIS-Aufbaus können in Anlehnung an Dugas/Schmidt (2003) mit einem graphenbasierten Drei-Ebenen-Modell (3-LGM) beschrieben werden, welches folgende Ebenen unterscheidet:

- fachliche Ebene: Aufgaben, die durch das KIS des Krankenhauses, unterstützt werden (z.b. Patientenaufnahme, Labordiagnostik etc.),
- logische Werkzeugebene: Interaktion von Software,
- physische Werkzeugebene: Rechnersysteme und deren Komponenten.

Auf allen drei Ebenen konnten verschiedene Studien (z.b. Timmons/Tredoux 2000; Bohnet-Joschko et al. 2005) nachweisen, dass vor allem Pflegekräfte im Krankenhausalltag einen eingeschränkten Zugang zu IT-gestützten Möglichkeiten des Wissenstransfers haben. Die Computernutzung ist zudem für Pflegekräfte in Krankenhäusern wenig individualisiert, d.h. das Pflegepersonal arbeitet zwar mit dem Computer, besitzt aber beispielsweise keinen eigenen Internet- und E-Mailaccount. Hier werden in der Regel Gruppenzugänge genutzt (z.B. Stationsnutzung).

Für den Aspekt der allokativen Ressourcen bleibt festzuhalten, dass analoge allokative Ressourcen zu Dokumentationszwecken in beiden Berufsgruppen stark institutionalisiert sind. Für die Ärzteschaft wird zudem vermutet, dass sie aufgrund ihrer universitären Sozialisation mit Hilfe von Printmedien eigenständig Wissen über neueste Forschungs- und Therapieergebnisse erwirbt. Was die Verfügbarkeit digitaler allokativer Ressourcen betrifft, sind Pflegkräfte den Ärztinnen und Ärzten gegenüber benachteiligt. Aus den Überlegungen zur Nutzung allokativer Ressourcen werden daher berufsgruppenspezifische Unterschiede vermutet. Daraus folgt die siebte und letzte Hypothese:

7. Je stärker allokative Ressourcen institutionalisiert sind, umso positiver ist deren Einfluss auf den Wissenstransfer von Ärzten und Pflegekräften.

4.7 Zusammenfassung der Hypothesen

Die hier aufgestellten Hypothesen gilt es nun im empirischen Teil dieser Arbeit zu überprüfen. Zusätzlich zu den hier beschriebenen unabhängigen Variablen wird aufgrund der in Kapitel 1.3.3 erläuterten Tendenzen zur Feminisierung der Medizin einerseits und zur Vermännlichung der Pflege andererseits das Geschlecht als Kontrollvariable in die weitere Analyse miteinbezogen.

Im weiteren Verlauf orientiert sich die Darstellung der empirischen Ergebnisse an der Reihenfolge der Hypothesen, die sich ihrerseits in den forschungsheuristischen Rahmen einfügen. Die forschungsleitenden Hypothesen lassen sich folgendermaßen in die entwickelte Forschungsheuristik einordnen:

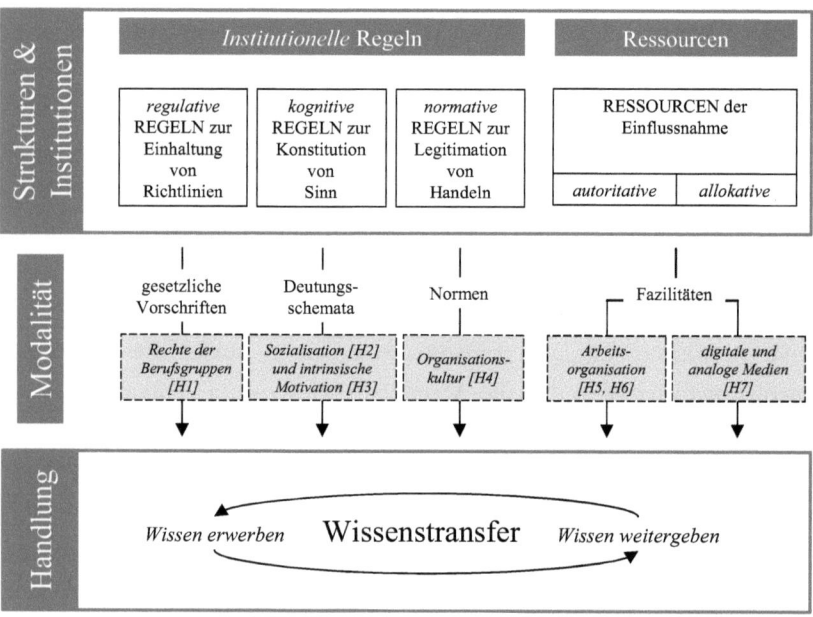

Abbildung 24: Forschungsheuristik mit Forschungshypothesen (eigene Darstellung).

Teil II

Empirische Untersuchung zum Wissenstransfer im Krankenhaus

5 Empirie

In diesem Kapitel geht es zunächst um die Beschreibung der methodischen Herangehensweise, die zur Beantwortung der forschungsleitenden Frage gewählt wurde. Daran schließt sich die Darstellung der methodischen Forschungssequenzen an, welche die Darstellung allgemeiner Krankenhausdaten sowie eine Charakterisierung der an der Studie beteiligten Krankenhäuser beinhaltet.

5.1 Methode

Die Ansätze empirischer Forschung bewegten sich bisher oftmals im Spannungsverhältnis zwischen qualitativen und quantitativen Erhebungsmethoden. Jeder Ansatz reklamiert dabei den Alleinvertretungsanspruch für sich und lehnt die jeweils andere methodische Vorgehensweise ab. Die grundsätzliche Differenz zwischen quantitativer und qualitativer Forschung liegt in der Art des verwendeten Datenmaterials: qualitative Forschung setzt auf die Verbalisierung der Erfahrungsrealität, wohingegen quantitative mit numerischen Daten beschrieben wird. „Qualitative und quantitative Forschung unterscheiden [...] auch hinsichtlich Forschungsmethoden, Gegenstand und Wissenschaftsverständnis" (Bortz/Döring 2005: 295). Die wissenschaftstheoretische Grundposition quantitativer Methoden hat ihre Ursprünge im Wertfreiheitspostulat (Popper 1971) wissenschaftlicher Aussagen und sieht die Trennung des Begründungszusammenhangs von der Theorieprüfung vor: „Soziale Realität wird als objektiv gegeben und mittels kontrollierter Methoden erfassbar angesehen. Empirische Forschung soll quantitative Daten über die soziale Realität sammeln, wobei diese

Daten den Kriterien der Reliabilität, der Validität sowie der Repräsentativität und der intersubjektiven Überprüfbarkeit zu genügen haben und in erster Linie der Prüfung der vorangestellten Theorien und Hypothesen dienen" (Atteslander 2006: 70). Eine theoriegeleitete Arbeit – wie diese – impliziert in der Regel ein quantitatives Vorgehen. Schaut man sich jedoch die methodische Vorgehensweise der Forschung im Krankenhaus bzw. in der Medizinsoziologie an, so wird sehr schnell deutlich, dass qualitative, insbesondere ethnografische Methoden dominieren (z.b. Siegrist 1978; Badura/Feuerstein 1993, 1994; Vogt 2003; Beil-Hildebrand 2003; Vogd 2004; Schubert 2006).

Qualitativ angelegte Forschung beschreibt in der Regel wenige Fälle und setzt auf eine tiefe und weniger auf eine breite Informationsbasis. Zentrale Annahme qualitativer Ansätze besteht in der Annahme, dass soziale Akteure Objekten Bedeutungen zuschreiben und sich nicht starr nach Normen und Regeln verhalten. Akteure interpretieren gewissermaßen die soziale Wirklichkeit, was dazu führt, dass soziale Prozesse auch interpretativ zu erschließen sind, d.h. der Forschungsablauf und die Wahl der Methode sind vom Forschungsgegenstand und nicht durch die Theorie vorgegeben (Atteslander 2006). Ausgehend von der theoriegeleiteten Fragestellung, welche nach den Institutionen und Strukturen fragt, die den Wissenstransfer im Krankenhaus beeinflussen, erscheint die Erfassung der verschiedenen Einflussfaktoren auf den Wissenstransfer unter Zuhilfenahme eines rein qualitativ ausgerichteten Instrumentariums als unmögliches Unterfangen. Ebenso einschränkend wirkt in Bezug auf den Forschungsgegenstand ein rein quantitativ ausgerichtetes methodisches Vorgehen. Aus diesem Grund wird dieser Arbeit ein methodenintegrierendes Verfahren zugrunde gelegt. Die grundlegenden Positionen der drei methodischen Ansätze werden an dieser Stelle tabellarisch zusammengefasst (ausführlich dazu Kelle 2007a).

Methode

Quantitativer Ansatz	Integrativer Ansatz	Qualitativer Ansatz
deduktiv „Weite" von Ergebnissen		*induktiv* „Tiefe" von Ergebnissen
Prämissen: <ul><li>dient der Überprüfung von theoretisch hergeleiteten Hypothesen</li><li>Verallgemeinerbarkeit der Befunde und Intersubjektivität</li></ul> Grenzen: Mangelnder Gegenstandsbezug → Irrelevanz der Forschungsergebnisse	Nutzung der Stärken und Überwindung von Grenzen beider Ansätze: <ul><li>Erklärung überraschender statistischer Befunde</li><li>Identifikation von Variablen, die bislang unerklärte statistische Varianz aufklären</li><li>Untersuchung der Geltungsreichweite von qualitativen Forschungsergebnissen</li><li>Steuerung der Fallauswahl in qualitativen Studien</li></ul>	Prämissen: <ul><li>Forschungsablauf und die Wahl der Methode sind vom Forschungsgegenstand abhängig,</li><li>ermöglicht das Aufdecken von Handlungsorientierungen und Handlungsregeln vom Forschungsgegenstand aus</li></ul> Grenzen: Mangelnde Repräsentativität der Fallauswahl → Mangelnde Objektivität

Tabelle 8: Methodische Ansätze im Vergleich (eigene Darstellung in Anlehnung an Creswell 2003; Kelle 2007a; Atteslander 2006).

Während in der Vergangenheit aufgrund der gespaltenen Lager in quantitative und qualitative Sozialforscher sich beide Ansätze gegenseitig ausschlossen (Inkompatibilitätsthese), erfahren methodenintegrierende Verfahren in letzter Zeit zunehmende Beliebtheit (Verhoef/Casebeer 1997). Grob unterscheiden lassen sich derzeit die Ansätze der Triangulation und des Mixed Methods Design.

5.1.1.1 Triangulation

Der Begriff der Triangulation stammt ursprünglich aus der Vermessung (Geodäsie), wo die Bestimmung eines Ortes durch die Messung von zwei bekannten Punkten aus vorgenommen wird. Im Rahmen des methodenintegrierenden Verfahrens soll damit ausgedrückt werden, dass qualitative und quantitative Verfahren methodologisch gleichrangig zu betrachten sind. Bekannt geworden ist das

Konzept der Methoden-Triangulation durch den *between-method Ansatz* von Denzin (1977: 301ff). Für Denzin besteht der Vorteil dieser Methode vor allem in der Möglichkeit durch diesen Ansatz Forschungsfragen bearbeiten zu können, die weder durch rein quantitative noch qualitative Methoden zu beantworten sind. Der Begriff der Triangulation erweist sich in der Debatte der Methodenintegration als eine zweideutige Metapher. Einerseits kann die Triangulation dazu dienen, eine ganzheitliche Sicht zu erzielen, indem der Forschungsgegenstand aus unterschiedlichen Perspektiven betrachtet wird (Lamnek 1995), andererseits wird Triangulation auch als kumulative Validierung von Forschungsergebnissen durch die Verwendung unterschiedlicher Methoden betrachtet (Kelle 2007a).

5.1.1.2 Mixed Methods Design

In der empirischen Sozialforschung herrschten lange Zeit quantitative Methoden über qualitative Methoden (Flick 2004: 79). Doch dieses Dominanzverhältnis löst sich zunehmend auf. Auch Esser (2008) sieht keinen Grund mehr, diesen Methodendualismus länger aufrecht zu halten. In der Rezension zu Kelles (2007) Buch „Die Integration qualitativer und quantitativer Methoden in der empirischen Sozialforschung schreibt er:

> „Es gibt keinen Grund für irgendeinen „qualitativen" induktivistisch-theoriefreien Dualismus auf der einen Seite und es gibt ebenso keinen Grund für die Annahme eines „quantitativen" deduktivistischen Universalismus kausaler Gesetze auf der anderen. Es gibt einige Besonderheiten der Sozialwissenschaften, die es erzwingen, sich oftmals sehr genau die historisch und sozial sehr spezifischen (Mikro-)Verhältnisse anzusehen, aber das heißt noch lange nicht, dass damit auch die allgemeinen Regeln der Theoriebildung und -prüfung, wie sie für alle Wissenschaften gelten, etwa die Überprüfung der Geltungsreichweite eines Zusammenhangs oder die Annahme von Kausalbeziehungen auch bei der Erklärung von Handlungen, außer Kraft gesetzt sind. [...] Die Integration der qualitativen und der quantitativen Verfahren fällt dann wie eine reife Frucht vom Baume – und mancher wird sich fragen: warum gab es denn eigentlich darüber mal einen Streit?" (Esser 2008: 75).

Methode

Der Diskurs des Mixed Methods Designs rankt sich genau um die Tatsache, dass seit den frühen 1980er Jahren zunehmend qualitative und quantitative Methoden miteinander verknüpft werden: „A mixed methods study involves the collection or analysis of both quantitative and/or qualitative data in a single study in which the data are collected concurrently or sequentially, are given a priority, and involve the integration of the data at on ore more stages in the process of research" (Creswell et al. 2003: 212). Publikationen zum Mixed Methods Design thematisieren hauptsächlich technische Aspekte der Gestaltung von entsprechenden Forschungsdesigns (z.B. Tashakkori/Teddlie 2003; Datta 1994). Grundsätzlich sind beim Einsatz qualitativer *und* quantitativer Verfahren drei verschiedene Ausgänge hinsichtlich der Forschungsergebnisse möglich:

1. qualitative und quantitative Forschungsergebnisse können übereinstimmen,
2. qualitative und quantitative Forschungsergebnisse können sich komplementär zueinander verhalten, d.h. sich gegenseitig ergänzen,
3. qualitative und quantitative Forschungsergebnisse können divergent sein, d.h. sich gegenseitig widersprechen (Kelle 2007b: 64).

Hanson et al. (2005) klassifizieren zwei Mixed Methods Design Typen: Erstens sequentielle Designs (sequential designs), wie sie bereits im klassischen methodenintegrierende Ansatz von Barton und Lazarsfeld (1955) im Phasenmodell entwickelt wurden. Dieses Modell sieht vor, dass qualitative Methoden lediglich dazu dienen, Hypothesen im Vorfeld einer quantitativen Erhebung zu generieren. Hier werden quantitative und qualitative Methoden separat nacheinander angewandt. Zweitens simultane Designs (concurrent designs), die in allen Phasen beide Ansätze gleichzeitig miteinander verknüpfen.

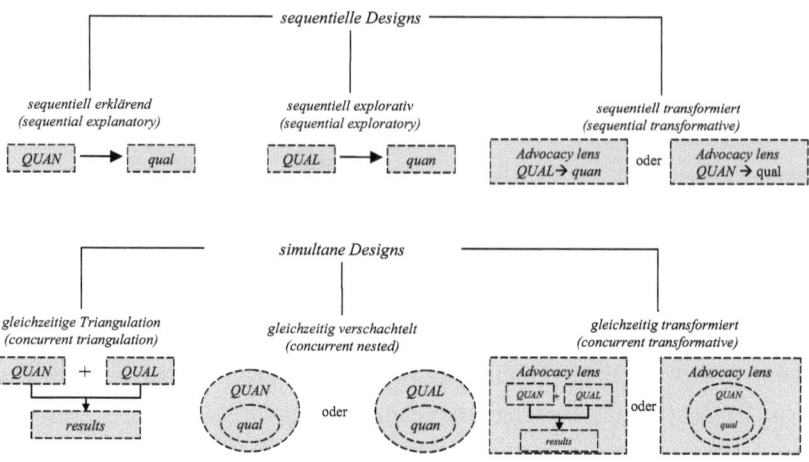

Abbildung 25: : Sequentielle und simultane Mixed Methods Designs (in Anlehnung an Hanson et al. 2005: 228).

Die in Großbuchstaben abgebildeten Methoden stellen jeweils die dominierende Methode im Forschungsdesign dar. Beispielsweise symbolisiert QUAN → qual, dass der Fokus auf einer quantitativ gestützten Methodensequenz liegt, die von einer qualitativen Methodensequenz ergänzt wird. Die Beachtung der „advocacy lens" soll dabei sicherstellen, dass die Methodenwahl der theoretischen Perspektive gerecht wird: „Attention should be paid to the theoretical lens that informs the investigation and to the priority that is assigned to the quantitative and qualitative data. Explicit statement of the researcher's lens is informative. A postpositivist lens would, for example, be appropriate for a sequential explanatory design that prioritized the quantitative data, whereas a constructivist lens would be appropriate for a sequential exploratory design that prioritized the qualitative data" (Hanson et al. 2005: 232f).

Aufgrund der theoretischen Vorüberlegungen, die zur Beantwortung der forschungsleitenden Frage dienen sollen, wird ein Mixed Methods Design gewählt, dass sich am besten als eine Synthese sequentiell explorativen und sequentiell erklärenden Forschungsdesigns charakterisieren lässt, wobei der Fokus aufgrund des hypothesengeleiteten Ansatzes auf der mittleren Sequenz liegt, die quantitativ ausgerichtet ist. Das Mixed Methods Design wird wie folgt modelliert:

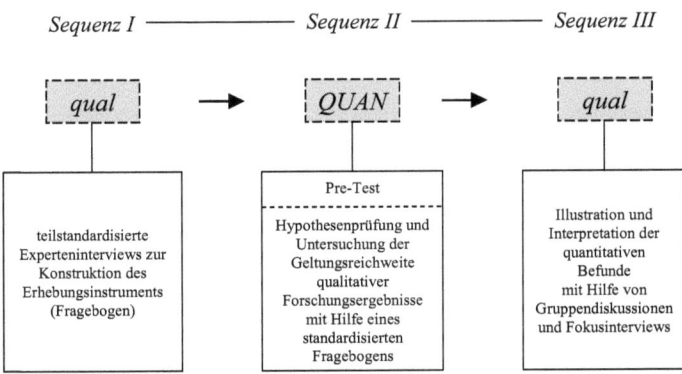

Abbildung 26: Forschungsdesign (eigene Darstellung).

Zunächst wird ein qualitativer Ansatz gewählt, um eine möglichst präzise Annäherung an das komplexe Untersuchungsfeld zu gewährleisten. Die Datenerhebung in der ersten Sequenz basiert – im Gegensatz zur zweiten Sequenz – gerade nicht auf einer repräsentativen Stichprobe und orientiert sich daher auch nicht an den Kategorien Validität und Reliabilität. In der ersten Forschungssequenz bilden teilstrukturierte, leitfadengestützte Interviews mit den jeweiligen Experten, d.h. repräsentativen Stellvertretern aus verschiedenen Krankenhäusern, die qualitativ orientierte Ausgangsbasis. Die Hypothesenprüfung erfolgt in der zweiten Sequenz mit Hilfe eines standardisierten Fragebogens, der das Herzstück der Empirie bilden wird und daher zuvor einem Pre-Test unterzogen wird. Die dritte Sequenz dient einerseits der qualitativ orientierten interaktiven Erklärung unerwarteter quantitativer Befunde sowie der Illustration der quantitativ gewonnenen Ergebnisse. Diese qualitative Sequenz erfolgt einerseits in Form von Gruppendiskussionen in ausgewählten Krankenhäusern, andererseits in Form von Fokusinterviews mit Expertinnen und Experten. Die Sampleauswahl für die Experteninterviews erfolgt auf Grundlage der quantitativen Ergebnisse aus der zweiten Forschungssequenz.

5.2 Forschungssequenz I – explorative Experteninterviews

Das Experteninterview ermöglicht in dieser frühen Phase eine zweifellos dichte Datengewinnung gegenüber anderen qualitativen und quantitativen Methoden (z.b. teilnehmenden Beobachtung, Feldstudie, systematische quantitative Untersuchung etc.). Die Durchführung von Experteninterviews kann darüber hinaus zur „Abkürzung aufwendiger Beobachtungsprozesse dienen, wenn die Experten als Kristallisationspunkte praktischen Insiderwissens betrachtet und stellvertretend für eine Vielzahl zu befragender Akteure interviewt werden" (Bogner/Menz 2005a: 7). Wie bereits erwähnt, beschreibt qualitative Forschung wenige Fälle und setzt auf eine tiefe und nicht auf eine breite Informationsbasis. Zur Annäherung an das Untersuchungsobjekt bildeten explorative, teilstandardisierte Interviews mit ausgewählten Experten die Grundlage für die qualitative Untersuchung (vgl. Hopf 2000: 351). Explorativ ausgerichtete Experteninterviews sollten möglichst offen gestaltet sein, weil die Datenerhebung der ersten Orientierung und thematischen Sondierung dienen soll. Die Vergleichbarkeit sowie Standardisierbarkeit der erhobenen Daten wird bei dieser Form der Datengewinnung vernachlässigt. Erwähnenswert ist an dieser Stelle allerdings, dass der Begriff des Experten immer als ein relationaler Begriff zu verstehen ist, weil die Auswahl von Experten stets in Abhängigkeit zur Fragestellung und des zu erforschenden Untersuchungsfeldes erfolgen muss (vgl. Bogner/Menz 2005b: 37ff). Als Experten wurden in diesem Fall zwei Ärzte, eine Ärztin und 4 weibliche Pflegkräfte aus allgemeinen Krankenhäusern sowie 2 Ärzte, eine männliche und eine weibliche Pflegekraft aus psychiatrischen Krankenhäusern ausgewählt. Die Experteninterviews wurden im Winter 2006 jeweils vor Ort durchgeführt und fanden für die befragten Personen im alltäglichen Arbeitsmilieu statt. Durch dieses Setting wurde zudem ein praktischer Einblick in Arbeitsprozesse des Krankenhauses ermöglicht, was die explorativ angelegte qualitative Erhebung zu diesem Zeitpunkt komplettierte. Im Anschluss an die Interviewtermine wurden Gedächtnisprotokolle angefertigt.

Die Auswertung dieser ersten qualitativen Sequenz ergab, dass Wissenserwerb und Wissensverbreitung in beiden Krankenhaustypen einerseits in Form von ritualisierter face-to-face Interaktion (z.b. Teamsitzungen, Besprechungen, Übergaben, Visiten) stattfindet. Berufsgruppenspezifische Übergaben werden von den Befragten als *die* zentrale Schnittstelle des Wissenstransfers gesehen, weil dort zwischen den Schichten Informationen zum aktuellen Zustand von Patientinnen und Patienten, Neuzugängen und Entlassungen ausgetauscht werden. Andererseits existieren für beide Berufsgruppen verschiedene technische bzw. technologische Möglichkeiten, welche zur Unterstützung des Wissenstransfers dienen. Neben unterschiedlich anspruchsvoll gestalteten krankenhauseigenen Intranetangeboten und Zugängen zu arbeitsrelevanter Software (KIS) existieren auch auf Stationsebene vielfältige Formen der papierförmigen Dokumentation (z.B. Buch für Neuigkeiten, Handbücher zur Bedienung von technischen Gerätschaften etc.). Unterschiede bezüglich der technischen Möglichkeiten offenbarten sich in der Form, dass die befragten Pflegekräfte im Gegensatz zu den Ärztinnen und Ärzten in den jeweiligen Krankenhäusern über keinen personalisierten PC-Zugang verfügen. Diese qualitativ gewonnenen Erkenntnisse sind in die Konstruktion des quantitativen Erhebungsinstruments eingeflossen, die nachfolgend beschrieben wird.

5.3 Forschungssequenz II – quantitative Erhebung

Im Vordergrund dieser Sequenz stand die Überprüfung der im Theorieteil hergeleiteten Hypothesen in Form einer quantitativen Erhebung. Wie aus der explorativen ersten Sequenz bereits deutlich wurde, war von einer Online-Befragung durch die eingeschränkten technischen Möglichkeiten des Krankenhauspersonals von vornherein abzusehen. Eine in Frage kommende Alternative zur Online-Befragung stellt die papierförmige schriftliche Befragung dar, um quantitative Daten in größerem Umfang erheben zu können. Die schriftliche Befragung eignet sich – wie in diesem Fall – besonders zur Untersuchung von homogenen Gruppen. Allerdings erfordert diese Untersuchungsvariante eine hohe Strukturierbarkeit der Befragungsinhalte (vgl. Bortz/Döring 2005: 253). Die Strukturierbarkeit der Inhalte ist aufgrund der in Kapitel 4 entwickelten Forschungsheuristik gegeben. Eine weitere Anforderung an die Durchführung einer schriftlichen Befragung war eine entsprechend umfangreiche Grundgesamtheit, die an das Kriterium Repräsentativität gebunden ist, damit die gewonnen Ergebnisse tatsächlich in der Breite interpretierbar sind. Da eine Vollerhebung aller, im Krankenhaus tätigen Ärztinnen bzw. Ärzte und Pflegekräfte in Deutschland im Rahmen dieser Studie ressourcentechnisch nicht realisierbar war, entscheidet die Güte der gezogenen Stichprobe über die Interpretationsmöglichkeiten der Ergebnisse.

Die Stichprobe wurde daher aus der Grundgesamtheit der im Krankenhaus Beschäftigten Ärztinnen bzw. Ärzte und Pflegekräfte des Bundeslandes Nordrhein-Westfalen (NRW) gezogen. Brauchbare Stichproben zeichnen sich dadurch aus, dass sie möglichst hinsichtlich vieler Merkmalseigenschaften der Gesamtpopulation gleichen. Bei der Festlegung der Stichprobe ist daher darauf zu achten, dass sie zumindest merkmalsspezifisch repräsentativ ist. Für die Erforschung der Einflussfaktoren auf den Wissenstransfer im Krankenhaus, sollte die Stichprobe für NRW daher hinsichtlich des Merkmals Geschlecht und dem Verhältnis der beiden Berufsgruppen Ärzteschaft und Pflegekräfte repräsentativ sein. Im Folgenden dienen allgemeine Krankenhausdaten zur Beschreibung der Grundgesamtheit, um später Rückschlüsse auf die Güte der gezogenen Stichprobe zu erlauben.

5.3.1 Allgemeine Krankenhausdaten zur Studie

Datenquellen aus dem Gesundheitsbereich sind sehr heterogen. Für statistische Informationen aus dem gesamten Bereich des Gesundheitswesens stehen als Datenquellen die amtliche Statistik, Angaben von Organisationen und Institutionen des Gesundheitswesens sowie Gesundheitsberichterstattungen zur Verfügung (vgl. Treeck 2006: 7). Da es keine statistischen Quelle gibt, die alle relevanten Daten bereitstellt, beziehen sich die nachfolgenden Angaben für das Jahr 2006 aus einer Zusammenschau der Daten aus der Krankenhausdatenbank NRW (2006 bzw. 2007), den statistischen Berichten des Landesamtes für Datenverarbeitung und Statistik NRW (2007) sowie dem Statistischen Jahrbuch (2007) für die Bundesrepublik Deutschland.

Das Landesamt für Datenverarbeitung und Statistik Nordrhein-Westfalen unterscheidet in den jährlichen Erhebungen zwischen allgemeinen und sonstigen Krankenhäusern. Allgemeine Krankenhäuser verfügen über Betten in vollstationären Fachabteilungen, d.h. es handelt sich um Krankenhäuser mit einem Versorgungsvertrag nach § 108 Nr. 3 SGB V. Sonstige Krankenhäusern dagegen verfügen ausschließlich über psychiatrische und/oder neurologische Betten. Darunter fallen auch reine Tages- oder Nachtkliniken, in denen ausschließlich teilstationäre Behandlungen durchgeführt werden und in denen Patientinnen und Patienten nur eine begrenzte Zeit des Tages oder der Nacht untergebracht sind. Letztere Krankenhäuser wurden aufgrund ihrer Größe nicht in das Sample miteinbezogen. Die Gesamtzahl der Krankenhäuser in NRW ist seit 1990 kontinuierlich gesunken (s. Abb. 27). Waren es 1990 noch 487 Krankenhäuser sind es 437 Krankenhäuser im Jahr 2006.

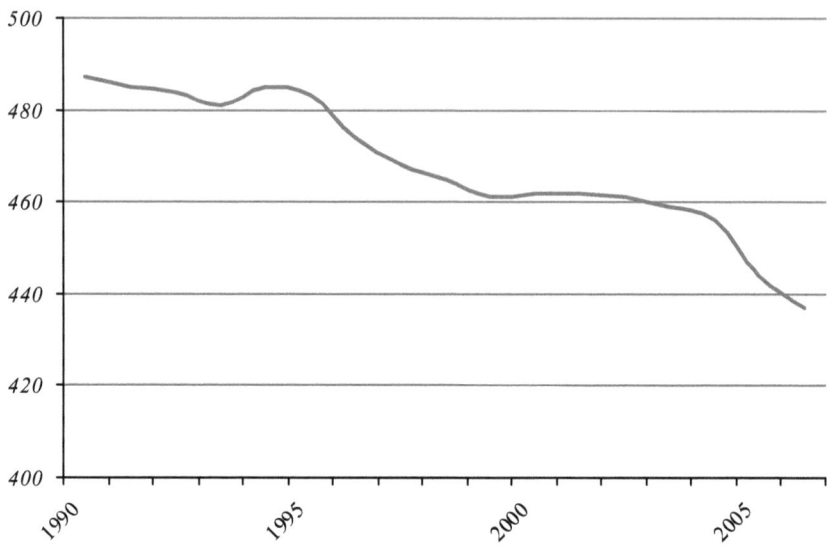

Abbildung 27: Anzahl der Krankenhäuser in NRW 1990-2006. Quelle: Landesamt für Datenverarbeitung und Statistik NRW (2007), eigene Berechnung.

Die Krankenhauszahl im gesamten Bundesgebiet ist ebenfalls stark gesunken. Im Zeitraum 2001-2006 sind bundesweit 136 Krankenhäuser geschlossen worden, davon waren 25 Krankenhäuser in NRW betroffen (Statistisches Jahrbuch 2007: 246). NRW hat in Deutschland als bevölkerungsreichstes Bundesland die meisten Krankenhäuser. Jedes vierte Krankenhausbett steht in Nordrhein-Westfalen (Statistisches Bundesamt 2006: 37). Laut Krankenhausdatenbank NRW (2006; 2007) gab es in Nordrhein-Westfalen im Befragungszeitraum der empirischen Untersuchung insgesamt 62 psychiatrische Krankenhäuser und 364 somatische bzw. allgemeine Krankenhäuser sowie 11 Krankenhäuser, die unter die Kategorie reine Tages- und Nachtkliniken fallen. Im Bericht des Landesamtes für Datenverarbeitung und Statistik NRW sind 96 Krankenhäuser mit der Fachrichtung Psychiatrie und Psychotherapie angegeben. Die höhere Zahl ist darauf zurückzuführen, dass hier nicht nur die reinen psychiatrischen Krankenhäuser, sondern auch allgemeine Krankenhäuser mit psychiatrischer Fachrichtung angeführt sind.

Krankenhäuser 2006 nach ausgewählten Fachrichtungen							
Krankenhäuser[1] mit Fachrichtung für	Anzahl am 31.12.	aufgestellte Betten (JD)	stationär behandelte Kranke[2]	Berechnungs-/ Belegungstage in 1000	Krankenhaushäufigkeit[3]	Verweildauer (Tage)[4]	Bettennutzung[5] (Prozent)
Chirurgie	298	27516	874559	7076	48,5	8,1	70,5
Frauenheilkunde und Geburtshilfe	209	9628	383905	2031	21,3	5,3	57,8
Hals-, Nasen- und Ohrenheilkunde	174	2789	128455	593	7,1	4,6	58,3
Innere Medizin	329	42688	1574079	12251	87,2	7,8	78,6
Kinderheilkunde	75	4859	216758	1168	12,0	5,4	65,9
Neurologie	79	4484	160352	1354	8,9	8,4	82,7
Orthopädie	81	5660	162321	1527	9,0	9,4	73,9
Urologie	100	3993	168222	1052	9,3	6,3	72,2
Psychiatrie und Psychotherapie	96	14228	181530	4687	10,1	25,8	90,3

JD = Jahresdurchschnitt
1) Krankenhäuser, die Betten für vorstehende Fachrichtungen anbieten
2) einschl. Verlegungen innerhalb des Krankenhauses
3) stationär behandelte Kranke x 1 000 / mittlere Einwohnerzahl
4) Berechnungs-/Belegungstage / stationär behandelte Kranke
5) Berechnungs-/Belegungstage x 100 / aufgestellte Betten x Zahl der Tage im Jahr

Tabelle 9: Krankenhäuser NRW, ausgewählte Fachrichtungen (Quelle: Daten des Landesamtes für Datenverarbeitung und Statistik NRW 2007).

Von allen Krankenhäusern haben jene der Fachrichtung Psychiatrie und Psychotherapie mit 90,3 Prozent die höchste Bettennutzung sowie mit durchschnittlich 25,8 Tagen die längste Verweildauer. Die Einteilung von Krankenhäusern in Größenklassen variiert in den Berichten des Landesamtes für Datenverarbeitung und Statistik NRW (LDS). Einerseits werden die Größenklassen in Krankenhäuser unter 100 Betten, mit 100 bis unter 200 Betten, mit 200 bis unter 400 Betten, mit 400 bis unter 600 Betten und mehr als 600 Betten aufgeteilt, z.B. im statistischen Bericht des LDS zum Gesundheitswesen in Nordrhein-Westfalen (2000:

14). Andererseits findet sich in den Angaben der Grunddaten der Krankenhausstatistik (Landesdatenbank NRW) die Unterteilung von Krankenhäusern mit unter 200 Betten, von 200 bis unter 500 Betten und mit 500 Betten und mehr. Aus den Daten der Landesbank NRW (2006) ergibt sich folgende Aufteilung:

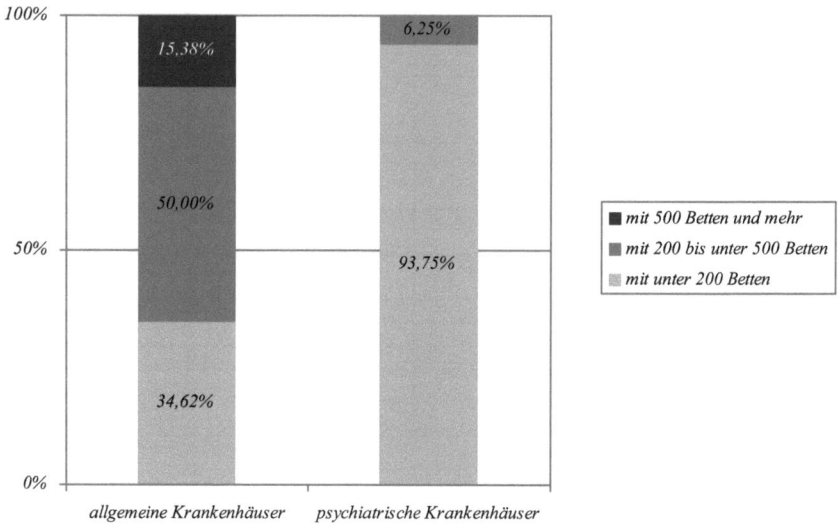

Abbildung 28: Krankenhausgrößenklassen NRW (Stand 31.12.2006).

In Nordrhein-Westfalen stellen mittelgroße Krankenhäuser (mit über 200 bis unter 500 Betten), gefolgt von kleinen Krankenhäusern (mit unter 200 Betten) den Hauptanteil der allgemeinen Krankenhäuser. Die Gruppe der psychiatrischen Krankenhäuser wird dominiert von kleinen Krankenhäusern. Hier gibt es auch – im Gegensatz zur Gruppe der allgemeinen Krankenhäuser – keine großen Einrichtungen (mit 500 Betten und mehr).

Die Anzahl der Beschäftigten der beiden untersuchten Berufsgruppen Ärzteschaft und Pflegekräfte in allgemeinen Krankenhäusern und in psychiatrischen Krankenhäusern sehen in NRW für das Jahr 2006 folgendermaßen aus:

	Frauen	Männer	Anzahl der Beschäftigten insgesamt
Ärztliches Personal in allgemeinen Krankenhäusern	11 860	19 433	31 293
Ärztliches Personal in psychiatrischen Krankenhäusern	886	817	1 703
Gesundheits- und Krankenpfleger/-innen	61 263	12 531	73 794
Pflegepersonal in psychiatrischen Fachabteilungen	8 402	3 677	12 069

Tabelle 10: Personal in nordrhein-westfälischen Krankenhäusern im Jahr 2006 (in Anlehnung an Daten des Landesamtes für Datenverarbeitung und Statistik NRW 2007).

Von der Grundgesamtheit her sind in NRW aufgrund der unterschiedlichen Krankenhaushäufigkeit insgesamt mehr Ärztinnen und Ärzte in somatischen als in psychiatrischen Krankenhäusern beschäftigt. Gleiches gilt für den Anteil der beschäftigten Pflegekräfte in den jeweiligen Krankenhaustypen. Auffällig ist allerdings, dass das Verhältnis der beschäftigten Ärztinnen bzw. Ärzte und Pflegekräfte in somatischen und psychiatrischen Krankenhäusern variiert: in psychiatrischen beträgt das Verhältnis 87,63% Pflegekräfte zu 12,37% Ärzteschaft, wohingegen das Verhältnis in somatischen Krankenhäusern 71,90% Pflegekräfte zu 28,10% Ärzteschaft beträgt.

Darüber hinaus fällt auf, dass in allgemeinen Krankenhäusern in der Ärzteschaft mehr Männer (62%) als Frauen beschäftigt sind, wohingegen in psychiatrischen Krankenhäusern der Frauenanteil in der Ärzteschaft mit 52% höher ist als der Anteil der dort tätigen Männer. In der Berufsgruppe der Pflegekräfte ist es genau umgekehrt, hier überwiegt zwar der Frauenanteil in beiden Krankenhaustypen, allerdings ist der Anteil in der Männer in psychiatrischen Krankenhäusern (30%) fast doppelt so hoch wie in allgemeinen Krankenhäusern (17%). Dieser Umstand mag auf die Arbeitsbedingungen in psychiatrischen Krankenhäusern zurückzuführen sein, bei der eine männliche Physis von Vorteil ist. Pflegearbeit ist zwar in beiden Krankenhaustypen oftmals Schwertsarbeit. Allerdings sind Pflegekräfte im psychiatrischen Bereich häufig mit einer von den Patienten ausgehenden Gewalt konfrontiert (Love/Hunter 1996). Die aggressionsbedingte Verletzungsgefahr ist in akutpsychiatrischen Aufnahmestationen besonders hoch. Daher zählt der Pflegeberuf hier zu einer der an Gewalt exponiertesten Berufsgruppen überhaupt, „vergleichbar nur mit Sicherheitsdiensten und der Polizei" (Needham 2004: 31). Dies mag ein Grund für den höheren Anteil von Männern in der psychiatrischen Pflege sein.

5.3.2 Krankes Krankenhaus

Für das oben kurz skizzierte Krankenhaussterben sind vor allem die sich immer stärker verschärfenden politischen Rahmenbedingungen verantwortlich, so dass mittlerweile vom „kranken Krankenhaus" (Neumann/Schaper 2008) die Rede ist. Zwar spielen die veränderten politischen Bedingungen im Rahmen dieser Studie nur indirekt eine Rolle – schließlich geht es darum, die Binnenperspektive der im Krankenhaus beschäftigten Ärztinnen und Ärzte sowie Pflegekräfte zu untersuchen – nichtsdestotrotz sollte man diese Veränderungen im Hinterkopf behalten.

Im Jahr 2004 waren 65 % der Behandlungskosten in den Krankenhäusern Personalkosten, d.h. das Krankenhaus ist eine sehr personalintensive Organisation. Die meisten Arbeitsprozesse im Krankenhaus unterliegen dabei dem uno-actu Prinzip, welches besagt, dass die Produktion und Konsumption der Dienstleistung zeitlich zusammenfällt und die Mitwirkung der Patientinnen und Patienten voraussetzt (Neumann/Schaper 2008). Hier liegt genau das Kostenkrankheitsproblem personalintensiver Dienstleistungen (cost disease), wie es von Baumol (1972) erstmals beschrieben wurde. Da personale Dienstleistungen nicht lagerfähig sind, lässt sich deren Produktivität nicht unendlich steigern. Eine scheinbar höhere Arbeitsproduktivität geht in Wirklichkeit zu Lasten der Beschäftigten und somit auch zu Lasten der Patientenversorgung.

Seit 1977 sind in immer kürzeren Abständen 14 gesundheitspolitische Gesetze verabschiedet worden, die jeweils zum Ziel hatten, die Kosten im Gesundheitswesen zu dämpfen (Schulenburg 2004). Die Krankenhäuser sind durch die Deckelung der Budgets ganz konkret seit 1993 von diesen Maßnahmen betroffen. 2004 wurden in allgemeinen Krankenhäusern DRGs als Fallpauschalensystem eingeführt. Zusätzlich wurde 1996 im Bereich der Pflege in allgemeinen Krankenhäusern die Pflege-Personalverordnung abgeschafft. Diese veränderten Rahmenbedingungen haben zu einem Kellertreppeneffekt (Simon 2008) geführt, so dass in den letzten 10 Jahren 50.000 Vollzeitstellen in der Pflege abgebaut wurden. Die Anzahl der Beschäftigten in der Pflege ist daher kontinuierlich gesunken, wohingegen die Anzahl der beschäftigten Ärztinnen und Ärzte durch interne Umverteilungen in den Krankenhäusern leicht gestiegen ist. Dieser „offizielle" Anstieg hat mindestens zwei Ursachen: Erstens mussten die Stellen der AIPler (Arzt im Praktikum) in reguläre Arztstellen umgewandelt werden. Zweitens wurden seit dem Urteil des Europäischen Gerichtshofes 1996 Bereitschaftsdienste der Arbeitszeit angerechnet, so dass zur Einhaltungen der Arbeitszeiten qua Gesetz neue Stellen geschafft werden mussten. Hinzu kommt seit geraumer Zeit ein weiteres Problem: Durch die verschlechterten Arbeitsbedingungen wandert immer mehr ärztliches Personal ins Ausland ab. Allein im Jahre 2005 konnten 6000 Arztstellen nicht besetzt werden.

5.3.3 Durchführung der quantitativen Erhebung

Zur Durchführung der empirischen Studie wurden 2006 insgesamt 63 psychiatrische Krankenhäuser und 355 somatische bzw. allgemeine Krankenhäuser in NRW postalisch angeschrieben. Universitätskrankenhäuser wurden aufgrund der Forschungsorientierung von vornherein aus dem Sample ausgeschlossen. Die Auswahl der Krankenhäuser wurde durch eine Adressliste erleichtert, welche die Kassenärztliche Vereinigung Nordrhein für das Forschungsvorhaben zur Verfügung stellte. Das Anschreiben war – auf Empfehlung der interviewten Experten aus der ersten Forschungssequenz – allgemein „An die Geschäftsführung" der jeweiligen Krankenhäuser gerichtet, da die Teilnahme an der Befragung für jede der drei Organisationseinheiten (Pflegedirektion, Ärztliche Direktion und Verwaltungsdirektion) gleichermaßen interessant sein konnte. Im Anschreiben wurde das Forschungsprojekt kurz vorgestellt und allen teilnehmenden Krankenhäusern zugesagt, die Ergebnisse der Befragung für das eigene Krankenhaus zum Durchschnitt aller anderen Krankenhäuser (in anonymisierter Form) in Form eines Berichts zur Verfügung gestellt zu bekommen. Dem Anschreiben wurde ein Fax-Formular zur Rückmeldung beigefügt. Insgesamt meldeten sich 63 Krankenhäuser per Faxantwort zurück. Darunter waren 38 Krankenhäuser an der Durchführung der Befragung interessiert, 8 Krankenhäuser wünschten nähere Informationen und für 17 Krankenhäuser war aufgrund fehlender zeitlicher Ressourcen eine Teilnahme von vornherein ausgeschlossen. Das Spektrum der antwortenden Ansprechpartner der einzelnen Krankenhäuser reichte von ärztlichen Direktoren sowie Pflegedirektion über Assistenten der geschäftsführenden Direktion und Qualitätsmanagementbeauftragten bis hin zu Personen aus dem Kreise der Personalräte. Zu allen Ansprechpartnern der 46 interessierten Krankenhäuser wurde zunächst telefonisch Kontakt aufgenommen. Fünf allgemeine Krankenhäuser und sechs psychiatrische Krankenhäuser kamen aufgrund der Krankenhausgrößenklasse und der Anzahl der jeweils Beschäftigten Ärztinnen bzw. Ärzte und Pflegekräfte und in die engere Auswahl, um die Repräsentativität im Sinne der genannten Variablen sicherzustellen.

Nachfolgende Tabelle (s. Tab. 11) dient dazu die teilnehmenden Krankenhäuser kurz im Hinblick auf den Krankenhaustyp, Bettenzahl, Anzahl der Beschäftigten und Einwohnerzahl der Stadt im Vergleich darzustellen:

Krankenhausgrunddaten der Stichprobe (Stand 31.12.2005)					
Krankenhaus	Krankenhaustyp	Bettenzahl	Anzahl der Beschäftigten		Einwohnerzahl der Stadt zwischen
			Ärzteschaft	Pflegekräfte	
A	psychiatrisch	151	21	114	20.000 und 30.000
B	psychiatrisch	180	20	96	90.000 und 100.000
C	psychiatrisch	145	25	118	20.000 und 30.000
D	psychiatrisch	285	29	200	20.000 und 30.000
E	psychiatrisch	171	23	129	60.000 und 70.000
F	psychiatrisch	193	25	75	500.000 und 600.000
G	allgemein	418	85	258	200.000 und 300.000
H	allgemein	459	122	366	100.00 und 200.00
I	allgemein	330	60	280	60.000 und 70.000
J	allgemein	370	98	204	100.00 und 200.00
K	allgemein	618	159	419	100.00 und 200.00

Tabelle 11: Krankenhausgrunddaten der Stichprobe (eigene Darstellung).

Von den sechs psychiatrischen Krankenhäusern aus dem Sample fallen fünf in die Kategorie kleiner Krankenhäuser (mit unter 200 Betten) und ein Krankenhaus in die Kategorie mittelgroßes Krankenhaus (mit 200 bis unter 500). Für die allgemeinen Krankenhäuser fällt jeweils ein Krankenhaus in die Kategorie kleines und großes Krankenhaus (mit mehr als 500 Betten). Drei Krankenhäuser bilden, wie in der Grundgesamtheit den Hauptanteil von mittelgroßen Krankenhäusern. Die Stichprobe ist somit hinsichtlich der Verteilung von Krankenhausgrößenklasse für NRW repräsentativ (vgl. Abb. 29). Weitere Rückschlüsse im Hinblick auf die Repräsentativität der Studie können erst in Bezug auf die Bruttostichprobe gezogen werden.

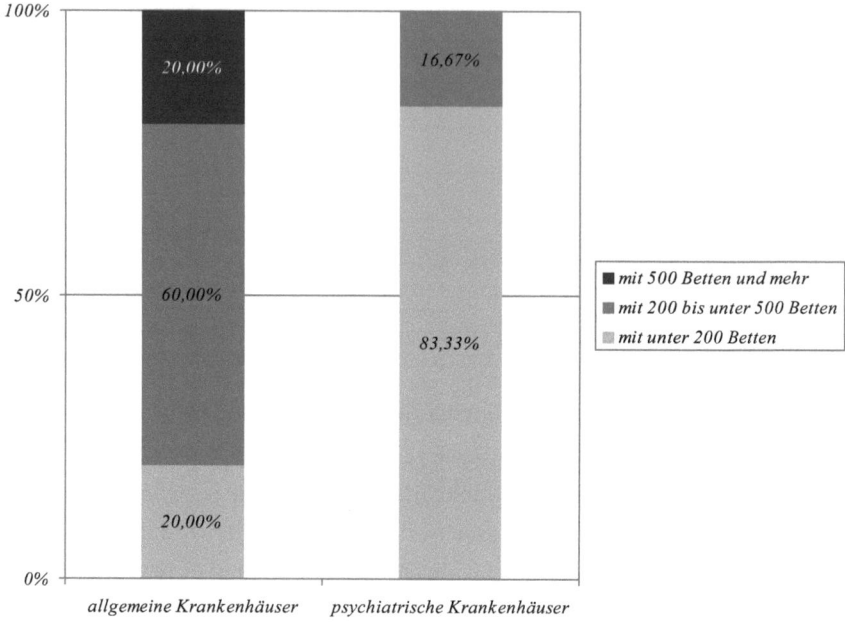

Abbildung 29: Krankenhausgrößenklassen in der Stichprobe.

Mit den Ansprechpartnern in den einzelnen Krankenhäusern wurden größtenteils Termine vor Ort vereinbart, um das Anliegen der Befragung sowie einen Entwurf des Fragebogens auch anderen Verantwortlichen im Krankenhaus detailliert vorzustellen. Darüber hinaus ging es in den Gesprächen darum, Feinheiten zur konkreten Durchführung abzustimmen. Da die Durchführung einer schriftlichen Befragung mitbestimmungspflichtig ist, wurden in den meisten Krankenhäusern Personen aus dem Personalrat ebenfalls zu den Gesprächen eingeladen. Um die Zustimmung der Mitbestimmungsseite zu gewinnen, wurde eine Musterdienstvereinbarung entworfen. Die angepasste Dienstvereinbarung wurde von der Ärztlichen Direktion, von der Pflegedirektion sowie vom Personalrat in den meisten Krankenhäusern unterschrieben. In den Vorgesprächen wurde deutlich, dass hinsichtlich der Fragebogengestaltung eine grundlegende Modifikation erfolgen musste: Ein Großteil der Gesprächspartner gab zu bedenken, dass die Angabe der Fachabteilung im Fragebogen aufgrund der potentiellen Möglichkeit der Reanonymisierung trotz Dienstvereinbarung nicht erhoben werden könne. Weitere Vorgaben bzw. Änderungswünsche bezüglich der inhaltlichen Fragebogengestaltung mussten nicht vorgenommen werden. Die Durchführung der Erhebung wurde so gut wie möglich an die organisatorischen Bedürfnisse der einzelnen Krankenhäuser angepasst. Größtenteils wurden die Fragebögen über die Abteilungs- bzw. Stationsleitungen an die Ärztinnen bzw. Ärzte und an die Pflegekräfte verteilt. Fast alle Krankenhäuser machten von dem Angebot Gebrauch, dem Fragebogen ein krankenhauseigenes Anschreiben beizufügen, das sowohl von Seiten der Ärztlichen Direktion, als auch von Seiten der Pflegedirektion signiert war. Zudem wurde in fast allen Krankenhäusern auf der Startseite im Intranet zur Teilnahme an der Befragung aufgerufen. Zur Sicherstellung einer guten Rücklaufquote wurden bei einem Teil der Krankenhäuser für den zwei- bis dreiwöchigen Befragungszeitraum eigens Postfächer eingerichtet, in anderen Krankenhäusern wurde eine umfunktionierte Wahlurne in der Cafeteria aufgestellt, um die ausgefüllten Fragebögen zentral und anonym einzusammeln. Darüber hinaus wurden nach einer Woche Erinnerungsschreiben an die Ärztinnen und Ärzte sowie an die Pflegekräfte gerichtet.[5] Die schriftlichen Befragungen in den einzelnen Krankenhäusern fanden Mitte 2006 statt. Insgesamt wurden 869 Fragebögen in den psychiatrischen und 2149 in den allgemeinen Krankenhäusern ausgegeben.

5.3.4 Rücklauf

In den Vorgesprächen wurden Bedenken geäußert, dass der Rücklauf bei den Ärztinnen und Ärzten unter Umständen sehr gering ausfallen würde. Diese Bedenken wurden allerdings nicht bestätigt. Im Gegenteil – die Befragung stieß insgesamt auf eine positive Resonanz, die sich mit einer Rücklaufquote von

---

[5] An dieser Stelle sei den Koordinatorinnen und Koordinatoren vor Ort ausdrücklich gedankt.

34,13% auf alle Krankenhäuser bezogen bemerkbar macht. Auf die einzelnen Berufsgruppen in den unterschiedlichen Krankenhaustypen teilt sich der Rücklauf wie folgt auf: Von den 143 befragten Ärztinnen und Ärzten in den psychiatrischen Krankenhäusern, füllten 59 Personen aus der Berufsgruppe der Ärzteschaft den Fragebogen aus. Dies ergibt eine erfreuliche Rücklaufquote von 41,25%. Bei den 726 Pflegekräften waren es 322 Personen, die einen ausgefüllten Fragebogen abgaben. Hier ist mit 45,59% die höchste aller Rücklaufquoten erreicht worden. Die auf das Sample bezogene niedrigste Rücklaufquote von 27,28% ist bei den befragten Ärztinnen und Ärzten in den allgemeinen Krankenhäusern erreicht worden. Hier füllten nur 143 von den 526 beschäftigten Ärzten und Ärztinnen einen Fragebogen aus. Bei den 1623 befragten Pflegekräften waren es 513 Pflegekräfte, die einen Fragebogen ausfüllten. Auch hier liegt die Rücklaufquote von 31,61% unter der Rücklaufquote bei den Pflegekräften in den psychiatrischen Krankenhäusern.

Rücklaufquote in den befragten	Ärzteschaft	Pflegekräfte
allgemeinen Krankenhäusern	27,28%	31,61%
psychiatrischen Krankenhäusern	41,25%	45,59%

Tabelle 12: Rücklaufquoten im Überblick.

Alle ausgefüllten Fragebögen wurden zur weiteren statistischen Auswertung in das Programm SPSS eingegeben. Damit sichergestellt wurde, Fehler bei der Eingabe auszuschließen, sind die Fragebögen zunächst mit Hilfe eines Computerprogramms automatisch eingelesen worden. Diese Eingaben wurden anschließend von Hand kontrolliert, um jeglichen Fehler auszuschließen. Nachfolgend sind ein paar Eckdaten der erhobenen demografischen Faktoren aufgeführt. Darüber hinaus können aus den gewonnenen Daten weitere Kriterien hinsichtlich der Repräsentativität der Stichprobe abgeleitet werden.

5.3.5 Sozialstatistische Angaben und Repräsentativität

Insgesamt wurden 69,32% aller Fragebögen von Frauen und 30,68% von Männern ausgefüllt. Das Durchschnittsalter liegt bei den weiblichen und männlichen Pflegekräften in beiden Krankenhäusern nah beieinander. Auch bei den psychiatrischen Ärztinnen und Ärzten ist dies der Fall. Einzige Ausnahme bilden die befragten Ärztinnen (36,8 Jahre) und Ärzte (41,1 Jahre) in den allgemeinen Krankenhäusern.

Durchschnittsalter in den befragten	Ärzteschaft		Pflegekräfte	
	männlich	weiblich	männlich	weiblich
allgemeinen Krankenhäusern (in Jahren)	41,1	36,4	38,2	38,4
psychiatrischen Krankenhäusern (in Jahren)	44,5	43,0	41,7	40,2

Tabelle 13: Durchschnittsalter nach Geschlecht, Berufsgruppe und Krankenhaustyp.

Pflegekräfte sind – unabhängig vom Geschlecht – im Durchschnitt länger als die Ärzteschaft in den befragten Krankenhäusern beschäftigt (s. Tab. 14). Dieser Unterschied ist auf die längere Ausbildungszeit der Ärzte und Ärztinnen zurückzuführen.

Durchschnittliche Beschäftigungsdauer in den befragten	Ärzteschaft		Pflegekräfte	
	männlich	weiblich	männlich	weiblich
allgemeinen Krankenhäusern (in Jahren)	8,1	5,9	12,2	14,5
psychiatrischen Krankenhäusern (in Jahren)	6,2	4,3	14,6	15,1

Tabelle 14: Durchschnittliche Beschäftigungsdauer nach Geschlecht, Berufsgruppe und Krankenhaustyp.

Gleiches gilt auch für die Gesamtbeschäftigungsdauer in den einzelnen Krankenhaustypen (s. Tab. 15). Der Altersunterschied zwischen den befragten Ärztinnen und Ärzten in den allgemeinen Krankenhäusern (s. Tab. 13) scheint sich auf die Differenz in der Gesamtbeschäftigungsdauer auszuwirken.

Durchschnittliche	Ärzteschaft		Pflegekräfte	
Gesamtbeschäftigungsdauer	männlich	weiblich	männlich	weiblich
allgemein Krankenhäuser (in Jahren)	13,0	9,6	16,1	17,9
psychiatrische Krankenhäuser (in Jahren)	13,8	10,8	18,2	18,2

Tabelle 15: Durchschnittliche Gesamtbeschäftigungsdauer nach Geschlecht, Berufsgruppe und Krankenhaustyp.

Wirft man einen Blick auf die Repräsentativität der Stichprobe bezogen auf die Grundgesamtheit, so kann die Stichprobe hinsichtlich des Anteils an Ärztinnen bzw. Ärzten und Pflegekräften als repräsentativ gelten. Denn auch in der Stichprobe variiert das Verhältnis der beschäftigten Ärzteschaft und Pflegekräfte in somatischen und psychiatrischen Krankenhäusern: in psychiatrischen Krankenhäusern beträgt das Verhältnis 86,5% Pflegekräfte (87,63% in der Grundgesamtheit) zu 13,5% Ärztinnen und Ärzten (12,37% in der Grundgesamtheit), wohingegen das Verhältnis in somatischen Krankenhäusern 78,41% Pflegekräfte (71,90% in der Grundgesamtheit) zu 21,59% Ärztinnen und Ärzten (28,10% in der Grundgesamtheit) beträgt (s. Abb. 30).

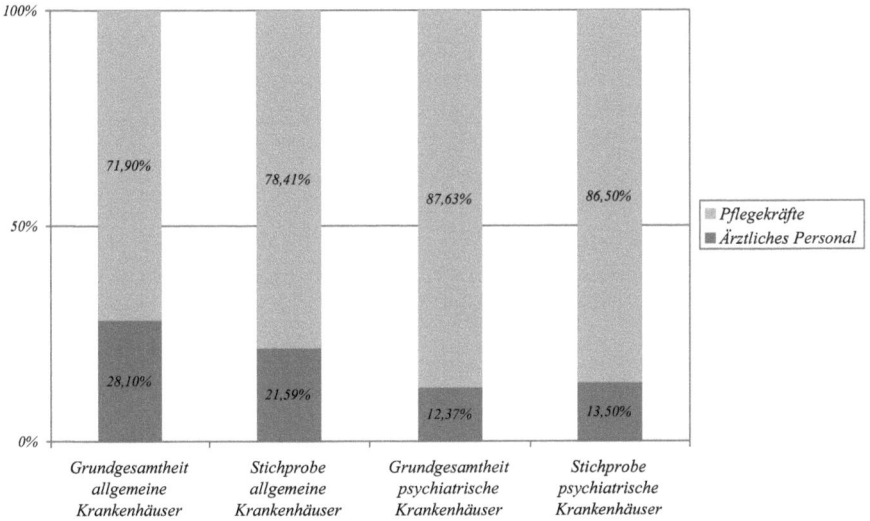

Abbildung 30: Prozentualer Anteile des ärztlichen Personals und der Pflegekräfte (Grundgesamtheit und Stichprobe im Vergleich).

Ebenso repräsentativ stellt sich das Verhältnis von männlichen zu weiblichen Beschäftigten in der Stichprobe dar. Liegt der Frauenanteil in somatischen Krankenhäusern bei 37,9% in der Grundgesamtheit der Ärzteschaft, so sind es 35,7% in der Stichprobe. Gleiches gilt für die Geschlechterverteilung in der Berufsgruppe der Pflegekräfte: Hier sind es 16,9% männliche Pflegekräfte in der Grundgesamtheit zu 19,2% in der Stichprobe (s. Abb. 31).

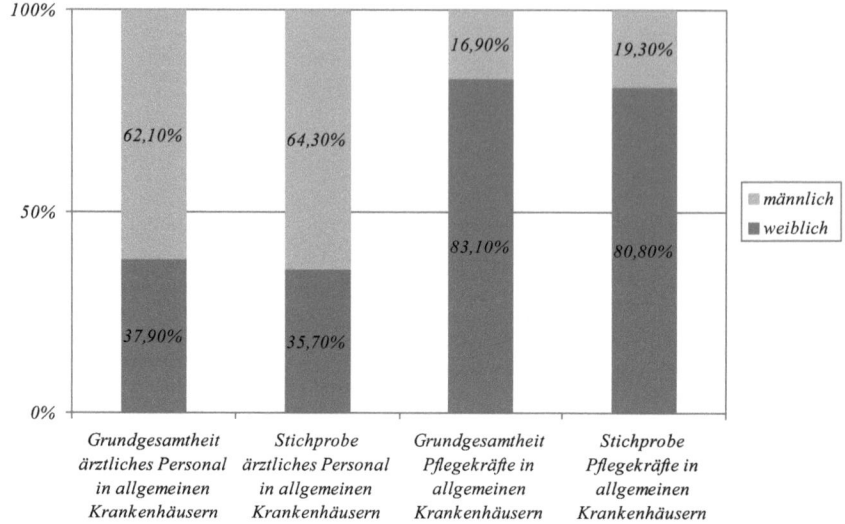

Abbildung 31: Prozentualer Anteile des weiblichen und männlichen Personals in allgemeinen Krankenhäusern (Grundgesamtheit und Stichprobe im Vergleich).

Einzig im Fall der befragten Ärztinnen und Ärzte in den befragten psychiatrischen Krankenhäusern ist der Anteil an Frauen etwas höher als in der Grundgesamtheit. Bei den weiteren Berechnungen müssen daher Gewichtungsfaktoren für diese Berufsgruppe berücksichtigt werden. Bei der Berufsgruppe der Pflegekräfte ist das Verhältnis der Anzahl an männlichen Pflegekräften zur Anzahl von weiblichen Pflegekräften der Grundgesamtheit ähnlich: 30,4% Männer zu 69,60 Frauen in der Grundgesamtheit und 31,60% Männern zu 68,40% Frauen in der Stichprobe (s. Abb. 32).

Ergebnisse

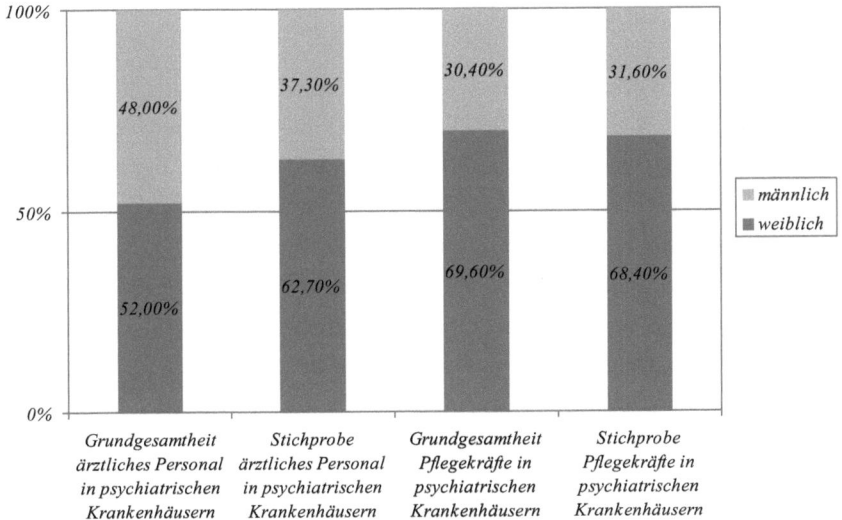

Abbildung 32: Prozentualer Anteile des weiblichen und männlichen Personals in psychiatrischen Krankenhäusern (Grundgesamtheit und Stichprobe im Vergleich).

5.4 Ergebnisse

Dieses Kapitel dient der empirischen Überprüfung und der Darstellung der Ergebnisse der zuvor gebildeten Hypothesen. Es beinhaltet daher neben der Beschreibung der konkreten Operationalisierung auch die Veranschaulichung der angewendeten Analyseverfahren. Zur Dimensionsreduktion wurden die Items der verschiedenen Bereiche im Fragebogen (z.B. intrinsische Motivation, Organisationskultur) zunächst einer Hauptkomponentenanalyse unterzogen. Die auf diese Weise bestätigten oder neu gefundenen Skalen werden anschließend und multivariat in Form von verschiedenen Regressionsmodellen (Bortz/Döring 2005) zur eigentlichen Hypothesenprüfung herangezogen.

5.4.1 Abhängige Variablen

Der Begriff des Wissenstransfers wurde im Kapitel 3 theoretisch hergeleitet. Demnach umfasst Wissenstransfer die Prozesse des Wissenserwerbs und der Wissensweitergabe, wobei beide Transfermöglichkeiten sowohl implizit als auch explizit erfolgen können. Wissenstransfer wurde immer als der von der befragten Person wahrgenommene Wissenstransfer operationalisiert. Nur die befragte Person selbst kann entscheiden, ob sie etwas gelernt hat oder versucht hat, Wissen an andere Personen zu vermitteln. Zur Operationalisierung dieses theoretischen Konstruktes wurden Items entwickelt, welche jeweils zwischen impliziten und expliziten Formen des Wissenstransfers aus der individuellen Sicht unterscheiden. Diese Items wurden in enger Anlehnung an das Konstrukt von Nonaka und Takeuchi (1995) entwickelt. Die Ärztinnen bzw. Ärzte und die Pflegekräfte wurden im Fragebogen zu beiden Varianten des Wissenstransfers befragt. Für den Wissenserwerb wurden folgende Items verwendet:

- Kollegen unterstützen mich dabei, meine eigenen Arbeitserfahrungen zu sammeln.
- Ich lerne eine Menge dadurch, dass ich meinen Kollegen bei der Erledigung ihrer Arbeit beobachte.
- Ich lasse mir bestimmte Vorgänge von Kollegen zeigen, damit ich sie erlerne.

Für die Wissensweitergabe:

- Ich zeige Kollegen bestimmte Vorgänge, damit sie sie erlernen.
- Ich unterstütze Kollegen dabei, eigene Arbeitserfahrungen zu sammeln.
- Kollegen lernen eine Menge dadurch, indem sie sich Sachen von mir abschauen.

Jedes Item wurde über eine fünf-stufige Likert-Skala gemessen (1=trifft gar nicht zu, 5= trifft genau zu). Überprüft wurde dieses erste Konstrukt mit Hilfe einer

Hauptkomponentenanalyse[6], welche die Unterscheidung der Wissenstransferrichtungen in Wissenserwerb und Wissensweitergabe stützt:

		Komponente	
		1	2
Wissensweitergabe Cronbachs alpha = ,744	Ich zeige Kollegen bestimmte Vorgänge, damit sie sie erlernen.	,911	,058
	Ich unterstütze Kollegen dabei, eigene Arbeitserfahrungen zu sammeln.	,866	,111
	Kollegen lernen eine Menge dadurch, indem sie sich Sachen von mir abschauen.	,859	,124
Wissenserwerb Cronbachs alpha = ,860	Kollegen unterstützen mich dabei, meine eigenen Arbeitserfahrungen zu sammeln.	,080	,857
	Ich lerne eine Menge dadurch, dass ich meinen Kollegen bei der Erledigung ihrer Arbeit beobachte.	,120	,788
	Ich lasse mir bestimmte Vorgänge von Kollegen zeigen, damit ich sie erlerne.	,070	,779

Tabelle 16: Rotierte Komponentenmatrix(a)[7]. Formen des Wissenstransfers.

Der KMO-Wert (Kaiser-Meyer-Olkin), welcher die Angemessenheit der Stichprobe misst und als Entscheidungsgrundlage für die Angemessenheit der Faktorlösung einer Hauptkomponentenanalyse dient, beträgt bei dieser Hauptkomponentenanalyse 0,718 und ist als sehr gut einzustufen. Die erklärte Varianz beträgt 72,29 % (n = 1018). Sowohl der erste Faktor „Wissenserwerb" (Cronbachs alpha = ,744) als auch der zweite Faktor „Wissensweitergabe" (Cronbachs alpha = ,860) erweisen sich als sehr reliabel. Die Ergebnisse für das Konstrukt des Wissenstransfers können daher als angemessen betrachtet werden, um sie zur Hypo-

---

[6] Extrahiert wurden nach dem Kaiserkriterium alle Faktoren mit einem Eigenwert größer eins. Zur einfachen Interpretation der Faktoren wurde eine Varimax Rotation benutzt.
[7] Extraktionsmethode: Hauptkomponentenanalyse. Rotationsmethode: Varimax mit Kaiser-Normalisierung.

thesenprüfung in Form von additiven Indices zur Berechnung eines Regressionsmodells heranzuziehen.

5.4.2 Unabhängige Variablen

Die unabhängigen Variablen werden einerseits als institutionelle Regeln in Form von regulativen, kognitiven, normativen Regeln und andererseits als Ressourcen in Form von autoritativer und allokativer Ressourcen dargestellt.

5.4.2.1 Regulative Regeln

Regulative Regeln dienen dazu, Richtlinien in Form von Gesetzen bzw. Vorschriften einzuhalten. Im Krankenhaus genießen Ärzteschaft und Pflegekräfte aufgrund ihrer Berufsgruppenzugehörigkeit unterschiedliche Rechte, welche ihr Handeln innerhalb der Organisation ermöglichen und gleichzeitig beschränken. Die erste Hypothese, dass sich der Erwerb und die Weitergabe von Wissen bei Ärztinnen bzw. Ärzten und Pflegekräften aufgrund ihrer Berufszugehörigkeit unterscheiden, wird durch die Berücksichtigung der vier Ausprägungen

- ärztliches Personal in psychiatrischen Krankenhäusern,
- Pflegekräfte in psychiatrischen Krankenhäusern,
- ärztliches Personal in allgemeinen Krankenhäusern sowie
- Pflegekräfte in allgemeinen Krankenhäusern

in den verschiedenen Regressionsmodellen berücksichtigt.

5.4.2.2 Kognitive Regeln

Die kognitiven Regeln der Konstitution von Sinn umfassen die Dimensionen Sozialisation und Motivation. Wie im Kapitel 3 theoretisch hergeleitet, findet die

Sozialisation in die Berufsgruppe zum einen über die Ausbildung, zum anderen findet die Sozialisation später auch in den Organisationen statt. Die Hypothese für den Zusammenhang der Sozialisation auf den Wissenstransfer lautet, dass je länger Ärzte und Ärztinnen sowie Pflegekräfte in die Organisation Krankenhaus hineinsozialisiert wurden, um so weniger neues Wissen werden sie im Sinne des Wissenstransfers erwerben, aber um so mehr Wissen können sie an andere weitergeben. Befragt wurden bereits ausgebildete Pflegekräfte und Ärztinnen bzw. Ärzte, so dass eine verlässliche Messung von Sozialisationseffekten über die Gesamtdauer der Berufspraxis in Krankenhäusern vorgenommen wurde, welche in Jahren gemessen wurde.

Die zweite Einflussgröße kognitiver Regeln auf den Wissenstransfer, insbesondere auf die Weitergabe von Wissen, stellt das Konstrukt der intrinsischen Motivation dar. Vermutet wird, dass je höher die intrinsische Motivation der Ärzteschaft und Pflegekräfte ist, desto eher sind sie zur Wissensweitergabe bereit. Die intrinsische Motivation wurde mittels fünf selbst entwickelter Items abgefragt:

- Meine Meinung über mich selbst wächst, wenn ich meine Arbeit gut mache.
- Ich empfinde eine große persönliche Zufriedenheit, wenn ich meine Arbeit gut mache.
- Ich fühle mich schlecht und unglücklich, wenn ich sehe, dass ich meine Arbeit schlecht ausgeführt habe.
- Meine Arbeit macht mir Freude.
- Meine Stimmung wird im Allgemeinen nicht davon beeinflusst, wie gut ich meine Arbeit mache.

Die ersten vier dieser fünf Items bilden eine reliable Skala (Cronbachs alpha = ,603). Wenn das letzte Item hinzugezogen wird, verschlechtert sich Cronbachs alpha auf ,423. Daher wird es für weitere Berechnungen nicht verwendet. Die ausgewählten Items sind für weitere Berechnungen jeweils zu einem additiven Index zusammengefasst worden.

5.4.2.3 Exkurs

Die Kerndimensionen sowie verschiedene Kontextfaktoren üben im Modell von Hackmann und Oldham (1980) einen Einfluss auf die intrinsische Motivation aus. Jene Faktoren, die sich auf die Stärke des Zusammenhangs zwischen der intrinsischen Motivation und dem Wissenstransfer beziehen, werden jeweils als moderierende Variable untersucht. Daraus ergibt sich die Exkurshypothese, dass je interessanter eine Tätigkeit ist und je zufriedener Akteure mit den Kontextfaktoren ihrer Arbeit sind, umso höher ist die Auftretenswahrscheinlichkeit von intrinsischer Motivation. Zunächst werden die Arbeitsmerkmale mit Hilfe einer Hauptkomponentenanalyse überprüft. Die Items, welche die Arbeitsmerkmale abfragen, wurden – nicht zuletzt wegen ihrer erfolgreichen Erprobung – eng an die Items von Hackman und Oldham (1980) sowie Schmidt et al. (1985) angelehnt. Die von Hackman und Oldham entwickelte Unterteilung der Arbeitsmerkmale spiegelt sich in den Faktoren, die sich aus der Hauptkomponentenanalyse der hier erhobenen Daten ergeben, wider: Autonomie, Rückmeldung, Ganzheitlichkeit, Anforderungsvielfalt und Bedeutsamkeit.

			Komponente				
			1	2	3	4	5
Autonomie Cronbachs alpha = ,836		Ich kann bei meiner Arbeit fast vollständig selbst entscheiden, was wann und in welcher Weise getan wird.	,907	,135	,134	,069	-,027
		Meine Arbeit gibt mir beträchtliche Gelegenheit, selbst zu entscheiden, wie ich dabei vorgehe.	,889	,163	,161	,106	,028
Rückmeldung Cronbachs alpha = ,700		Meine Arbeit liefert selbst Hinweise darüber, wie gut ich arbeite, unabhängig von den Informationen, die ich von Ärzten oder anderen Pflegekräfte bekomme.	,165	,845	,045	,042	,039
		Bei der Ausführung meiner Arbeitstätigkeiten kann ich gut feststellen, wie gut ich arbeite.	,118	,844	,125	,124	,050
Ganzheitlichkeit Cronbachs alpha = ,754		Die Organisation meiner Arbeit gibt mir die Möglichkeit, eine angefangene Arbeit auch zu Ende zu führen.	,149	,071	,863	,052	,003
		Die Erledigung meiner Arbeit ist ganzheitlich, d.h. die Bearbeitung kompletter Arbeitsaufgaben hat einem erkennbaren Anfang und Ende.	,121	,092	,858	,107	-,023
Anforderungsvielfalt Cronbachs alpha = ,671		Meine Arbeit ist sehr abwechslungsreich.	,114	,004	,103	,860	,059
		Meine Arbeit ist sehr anspruchsvoll und verlangt von mir viele unterschiedliche Fähigkeiten.	,046	,160	,054	,855	,059
Bedeutsamkeit Cronbachs alpha = 0.441		Insgesamt betrachtet ist meine Arbeit nicht sehr wichtig und bedeutend.	,022	-,134	-,029	,048	,838
		Meine Arbeitstätigkeit selbst gibt keine Hinweise darauf, ob man die Arbeit gut oder schlecht macht.	-,024	,252	,012	,068	,759

Tabelle 17: Rotierte Komponentenmatrix(a)[8] der Arbeitsmerkmale.

---

[8] Extraktionsmethode: Hauptkomponentenanalyse. Rotationsmethode: Varimax mit Kaiser-Normalisierung.

Die Güte dieses Modells ist als akzeptabel einzuschätzen, weil der KMO-Wert ,658 beträgt und die erklärte Varianz bei 76,71 % liegt. Die Reliabilitätsanalyse der gebildeten Faktoren ergibt, dass bis auf den Faktor Bedeutsamkeit (Cronbachs alpha = ,441) alle anderen Faktoren, wie Autonomie (Cronbachs alpha = ,836), Rückmeldung (Cronbachs alpha = ,700), Ganzheitlichkeit (Cronbachs alpha = ,754) und Anforderungsvielfalt (Cronbachs alpha = ,671) in die weitere Analyse einfließen können.

Um die Stärke der Beziehung einzelner Einflussfaktoren auf das Aufkommen intrinsischer Motivation zu untersuchen, werden die Daten zu diesem Zweck einer linearen Regressionsanalyse unterzogen, weil sie über die Zusammenhänge in Korrelationen mehr auszusagen vermag. „Die Regressionsanalyse bildet eines der flexibelsten und am häufigsten eingesetzten statistischen Analyseverfahren. Sie dient der Analyse von Beziehungen zwischen einer oder mehreren unabhängigen Variablen" (Backhaus et al. 2003: 46). Der Faktor intrinsische Motivation stellt im Exkurs die abhängige Variable dar, die von den (moderierenden) unabhängigen Variablen (Anforderungsvielfalt, Autonomie, Rückmeldung, Bedeutsamkeit, Ganzheitlichkeit, Sicherheit des Arbeitsplatzes, gerechte Entlohnung, Möglichkeit anderen Menschen zu helfen, Qualität des Führungsstils, Zeitdruck) beeinflusst wird. Der Regressionskoeffizient gibt den marginalen Effekt der Änderung einer unabhängigen Variablen auf die abhängige Variable an und besitzt somit eine wichtige inhaltliche Bedeutung (vgl. Backhaus et al. 2003: 61). Dargestellt sind in der folgenden Tabelle (s. Tab. 18) die standardisierten Beta-Koeffizienten, welche die Stärke nicht absolut sondern relativ zu den anderen im Modell befindlichen Variablen angeben. Dies eröffnet die Möglichkeit, die Regressionskoeffizienten miteinander zu vergleichen.

Ergebnisse

	Intrinsische Motivation			
	Psychiatrische Krankenhäuser		Allgemeine Krankenhäuser	
	Ärzteschaft	Pflegekräfte	Ärzteschaft	Pflegekräfte
Anforderungsvielfalt	,106	**,214****	**,313****	**,227****
Autonomie	-,038	,070	-,029	-,013
Rückmeldung	,058	,001	,034	**,133****
Bedeutsamkeit	,005	-,007	,093	**,104***
Ganzheitlichkeit	-,145	,099$^+$	,136$^+$	,081$^+$
Sicherheit des Arbeitsplatzes.	-,122	-,042	-,021	,051
Gerechte Entlohnung	**,191**$^+$	-,039	,112	**,103***
Möglichkeit Menschen kennen zu lernen	-,137	**,147***	,106	**,141***
Möglichkeit anderen Menschen zu helfen	**,730****	**,300****	**,293****	**,207****
Qualität des Führungsstils	**,327***	**,133***	-,094	,063
Zeitdruck	-,012	**-,100***	**-,148***	-,045
Geschlecht (männlich = 1)	,075	**-,127***	-,043	**-,063***
N	55	314	142	488
Korrigiertes r²	,506	,340	,408	,326

** $p < 0,01$
* $p < 0,05$
$^+ p < 0,1$

Tabelle 18: Regressionsmodell intrinsische Motivation.

Die Berechung der Regression wurde für die Berufsgruppe der Ärztinnen und Ärzte in psychiatrischen Krankenhäusern gewichtet, da der Anteil der befragten Ärztinnen in diesem Fall über dem Anteil der Ärztinnen in der Grundgesamtheit liegt und ungewichtete Ergebnisse verzerrt wären. Das Verhältnis des Frauenanteils beträgt 52,0% in der Grundgesamtheit zu 62,7% Frauenanteil in der Stichprobe. Komplementär dazu beträgt der Männeranteil 48,0% in der Grundgesamtheit zu 37,3% in der Stichprobe. Die Berechnung des Gewichtungsfaktors ergibt sich aus der Relation des Soll-Wertes zum Ist-Wert (vgl. Janssen/Laatz 2007: 48). Daraus ergibt sich für die Frauen ein Gewichtungsfaktor von 1,21 und für die Männer von 0,78. Aus den errechneten Gewichtungsfaktoren wird eine Gewichtungsvariable gebildet, so dass die Daten zur Berechnung der Regression mit diesem Gewichtungsfaktor gewichtet werden können.

Mit Hilfe des Bestimmtheitsmaßes, dem korrigierten r^2, wird die Güte der Anpassung (goodness of fit) der Regressionsfunktion an die empirischen Daten gemessen. Die Schätzung der Regressionsgrade ist immer dann umso besser, je geringer der Anteil der Residuen, d.h. der Abweichungen ist. Der Wertebereich des Bestimmtheitsmaßes r^2 liegt immer zwischen Null und Eins. Im Normalfall wird r^2 durch die Anzahl der Regressoren beeinflusst, da mit jedem hinzukommenden Regressor „ein mehr oder weniger großer Erklärungsanteil hinzugefügt [wird], der möglicherweise nur zufällig bedingt ist. Der Wert des Bestimmtheitsmaßes kann also mit der Aufnahme von irrelevanten Regressoren zunehmen, aber nicht abnehmen" (Janssen/Laatz 2007: 67). Im Regressionsmodell (s. Tab. 33) wurde daher das korrigierte Bestimmtheitsmaß berechnet, welches das einfache Bestimmtheitsmaß um eine Korrekturgröße vermindert und somit auch durch die Aufnahme weiterer Regressoren abnehmen kann. Alle vier dargestellten Modelle weisen einen hohen korrigierten r^2-Wert und somit eine hohe Güte der Anpassung der Regressionsfunktion an die erhobenen empirischen Daten. Die erklärte Varianz des Modells liegt in psychiatrischen Krankenhäusern für das ärztliche Personal bei 50,6%, für Pflegekräfte bei 34,0% und in allgemeinen Krankenhäusern für das ärztliche Personal bei 40,8% und für Pflegekräfte bei 32,6%.

Im Modell sticht hervor, dass die Möglichkeit anderen Menschen im Krankenhaus zu helfen, d.h. über beide Krankenhaustypen und Berufsgruppen hinweg, die stärkste Beziehung zum Auftreten von intrinsischer Motivation innehat. Alle Beta-Werte sind auf dem 1% Niveau signifikant. Der Beta-Wert für die Ärzteschaft in psychiatrischen Krankenhäusern beträgt ,730**, für Pflegekräfte in psychiatrischen Krankenhäusern ,300**; bei den Ärztinnen und Ärzten in allgemeinen Krankenhäusern liegt er bei ,293** und bei Pflegekräften in allgemeinen Krankenhäusern bei ,207*. Alle anderen Beta-Werte variieren von Krankenhaustyp und Berufsgruppenzugehörigkeit. Annähernd eindeutig ist nur noch die Beziehung zwischen der erlebten *Anforderungsvielfalt* sowie *Ganzheitlich-*

keit und dem Faktor *intrinsische Motivation*. Für Pflegekräfte in psychiatrischen Krankenhäuser ist der Wert zur Anforderungsvielfalt („214**) niedriger als der Wert, anderen Menschen durch den Beruf helfen zu können („300**). Im Fall der beiden Berufsgruppen in allgemeinen Krankenhäusern ist es genau umgekehrt. Hier liegt der Wert für Ärzte und Ärztinnen bei „313** zu „293** und bei Pflegekräften bei „227** zu „207** für die Möglichkeit, anderen Menschen durch den Beruf helfen zu können.

Die Gruppe der Ärzteschaft in psychiatrischen Krankenhäusern bildet bei den Ergebnissen der Regression mehrere Ausnahmen: Für Ärztinnen und Ärzte in psychiatrischen Krankenhäusern sind weder Anforderungsvielfalt noch Ganzheitlichkeit signifikant. Dagegen sind die Qualität des Führungsstils („327*) auf dem 5% Niveau sowie das Gefühl einer gerechten Entlohnung („191$^+$) auf dem 10% Niveau signifikant.

Auf dem 5% Niveau sind für Pflegekräfte in psychiatrischen Krankenhäusern die Qualität des Führungsstils („133*) und die Möglichkeit andere Menschen durch den Beruf kennen zu lernen („147*) signifikant. Darüber hinaus zeigt sich ein negativer Zusammenhang zwischen intrinsischer Motivation und Zeitdruck bei den Pflegekräften in psychiatrischen Krankenhäusern durch das Regressionsmodell (-„100*). Bestätigt und verdeutlicht wird dies durch die Freihandkommentare in den ausgefüllten Fragebögen, von denen hier einer exemplarisch abgebildet ist (s. Abb. 33).

Ich habe ständig das Gefühl, unter großem Zeitdruck arbeiten zu müssen.   ▫ ▫ ▫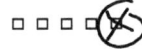

Abbildung 33: Ausschnitt aus dem ausgefüllten Fragebogen, Pflegkraft (weiblich, 33 Jahre), psychiatrisches Krankenhaus „E".

Ebenso negativ signifikant ist der Wert für das Geschlecht mit -„127*. Im vorliegenden Fall ist der Wert für Männer mit 1 kodiert und der Wert für Frauen mit 0. Somit hat die weibliche Ausprägung des Geschlechts Einfluss auf das Aufkommen intrinsischer Motivation. Das bedeutet nicht, dass Frauen höher intrinsisch motiviert sind als ihre männlichen Kollegen. Vergleicht man die Mittelwerte für intrinsische Motivation, so ergibt sich für weibliche Pflegekräfte (n = 217) ein Wert von 3,90 bei einer Standardabweichung von ,599 und für männliche Pflegekräfte (n = 105) von 3,81 bei einer Standardabweichung von ,529. Auf dem 10% Niveau signifikant ist für Pflegekräfte in psychiatrischen Krankenhäusern der Faktor Ganzheitlichkeit (,099$^+$).

Der Faktor Ganzheitlichkeit ist bei den befragten Ärzten und Ärztinnen in allgemeinen Krankenhäuser auf dem 5% Niveau signifikant (,136*). Darüber hinaus wird für diese Berufsgruppe durch den Einbezug der anderen Variablen in die Berechnung, der negative Einfluss von Zeitdruck auf die intrinsische Motivation signifikant (-,145*). Auch hier gab es eine Menge an Freihand-Kommentaren in den ausgefüllten Fragebögen (s. Abb. 34), von denen einer exemplarisch abgebildet ist.

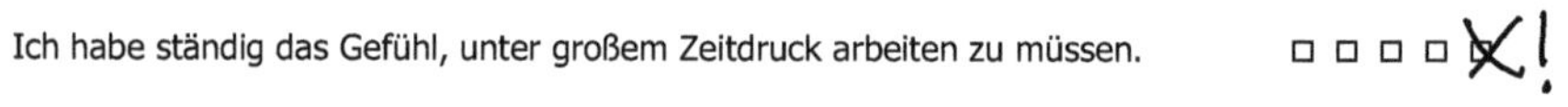

Ich habe ständig das Gefühl, unter großem Zeitdruck arbeiten zu müssen.   ☐ ☐ ☐ ☐ ✗!

Abbildung 34: Ausschnitt aus dem Fragebogen, Arzt (männlich, 27 Jahre), allgemeines Krankenhaus „J".

Für Pflegekräfte in allgemeinen Krankenhäusern sind neben den Möglichkeit durch den Beruf anderen Menschen zu helfen (,207**), der Anforderungsvielfalt (,227**) noch der Aspekt der Rückmeldung (,133**) auf dem 1% Niveau signifikant. Auf dem 5% Niveau sind die Bedeutsamkeit der Tätigkeit (,104*), die Möglichkeit durch den Beruf andere Menschen kennen zu lernen (,141*) sowie eine gerechte Entlohnung (,103*) für Pflegekräfte in allgemeinen Krankenhäusern signifikant. Wie bei der Berufsgruppe der Pflegekräfte in psychiatrischen Krankenhäusern, ist auch für die Pflegekräfte in allgemeinen Krankenhäusern der Wert für das Geschlecht negativ auf dem 5% Niveau signifikant (-,063*). Ein Vergleich der Mittelwerte für intrinsische Motivation ergibt für weibliche Pflegekräfte (n = 409) ein Wert von 3,99 bei einer Standardabweichung von ,631 und für männliche Pflegekräfte (n = 97) von 3,89 bei einer Standardabweichung von ,616.

5.4.2.4 Schlussfolgerungen des Exkurses

Die Untersuchung der Einflussvariablen auf das Auftreten von intrinsischer Motivation mit Hilfe des Modells von Hackman und Oldham (1980) erweist sich auch für diese Studie als reliables Instrument.

Für die beschäftigten Ärztinnen bzw. Ärzte und für die beschäftigten Pflegekräfte in den befragten Krankenhäusern hat der karitative Aspekt, d.h. die Möglichkeiten anderen Menschen durch den Beruf zu helfen, einen positiven Einfluss auf die Auftretenswahrscheinlichkeit von intrinsischer Motivation.

Negativ konnotiert wurde dieses Phänomen unter dem Begriff Helfersyndrom in Schmidbauers 1977 erschienenen Publikation „Die hilflosen Helfer". Er geht davon aus, dass die Berufswahl von Menschen in Helferberufen (z.B. Arzt bzw. Ärztin, Therapeut bzw. Therapeutin, Sozialarbeit, Pfarrer bzw. Pfarrerin) durch das Helfersyndrom motiviert sein kann. Unter dem Begriff Helfersyndrom verbirgt sich seiner Meinung nach ein gewissermaßen suchtartiges, narzisstisches und schädliches Verhalten. Allerdings ist die spontane Hilfsbereitschaft Bestandteil vieler Kulturen, ebenso wie eine rollengebundene Hilfsbereitschaft in arbeitsteiligen Kulturen (vgl. Schmidbauer 2002: 4).

Bislang gibt es zum Auftreten karitativer Motivation – im positiven Sinne – kaum empirische Untersuchungen. Bartholomeyczik (1991, 1993) hat mit Hilfe mehrerer qualitativer Untersuchungen im Kontext der Pflegewissenschaften Hinweise auf Bedeutung karitativer Elemente der Arbeitstätigkeit von Pflegekräften hingewiesen: „Die Befriedigung, die aus diesem diffusen Gefühl des Helfens und menschlicher Kontakte gezogen wird, wird von fast allen Krankenschwestern genannt, mit denen in dieser Untersuchung qualitative Interviews geführt wurden" (Bartholomeyczik 1993: 93). Eine Pflegekraft zitiert sie mit folgenden Worten: „Also erstmal würde ich diesen Beruf jederzeit wieder lernen, ein absoluter Wunschberuf, schon von Anfang an. Für mich kam nie etwas anderes in Frage. Und das Schönste an meinem Beruf ist wirklich, daß man was bringt, daß man wirklich den Menschen helfen kann" (Bartholomeyczik 1993: 93).

Doch nicht nur die Ausübung karitativer Tätigkeiten durch den Beruf motiviert Akteure im Krankenhaus. Für Pflegekräfte in psychiatrischen und allgemeinen Krankenhäusern stellt die Möglichkeit, durch den Beruf andere Menschen kennen zu lernen, ebenso einen motivierenden Aspekt dar.

Die Argumentation von Hackman und Oldham (1989) wird übrigens aktuell auch in die Diskussion zur Gestaltung ganzheitlicher Pflege aufgenommen: „Aus Sicht der Mitarbeiter bieten sich bei pflegerischer Interaktion in vollständigen Aufgabenstrukturen hinreichende Arbeitsanforderungen, etwa in Form von Abwechslungsreichtum, Verantwortung und Lernerfordernissen […]Darüber hinaus bietet ganzheitliche Pflege den Mitarbeitern mehr tätigkeitsbezogene Ressourcen, etwa in Form von erweiterten Entscheidungs- und Handlungsspielräumen, die zur Bewältigung der vielfältigen Arbeitsanforderungen und -belastungen genutzt werden können"(Glaser 2006: 52). Wichtig in diesem Kontext ist, dass dies Einfluss auf die Arbeitsgestaltung hat. Wenn die Wahrscheinlichkeit erhöht werden soll, dass Akteure intrinsisch motiviert sind, muss ihnen ein großer Handlungs- und Entscheidungsspielraum im Sinne von Hackman und Oldham (1980) gegeben werden. Die Arbeitsorganisation erzeugt somit ein kollektives kognitives Schema (vgl. Wilkesmann 2005).

5.4.2.5 Normative Regeln

Normative Regeln dienen der Legitimation von Handeln und werden über Normen, die sich in der Organisationskultur manifestieren, in die Organisation getragen. Für das Krankenhaus wird vermutet, dass eine Organisationskultur, die durch die Merkmale Teamorientierung (auch über Abteilungsgrenzen hinweg), strategische Entwicklungsfähigkeit sowie einer Übereinstimmung von Normen und Werten gekennzeichnet ist, einen positiven Einfluss auf den Wissenstransfer hat. Die Dimensionen zur Erhebung der Organisationskultur wurden in Anlehnung an die bereits erprobten Items von Denison und Mishra (1995) zu den Bereichen Eingebundenheit (Involvement) und Übereinstimmung/Beständigkeit (Consistency) über eine fünf-stufige Likert-Skala (1=trifft gar nicht zu, 5= trifft genau zu) abgefragt. Die Eingebundenheit und die Übereinstimmung von Werten in der Organisation wird durch die Hauptkomponentenanalyse in die Faktoren Entwicklungsfähigkeit (Capability Developement), intradisziplinäre Teamorientierung (Team Orientation), interdisziplinäre Teamorientierung und Koordination (Integration and Coordination) und gemeinsam geteilte Werte (Core Values) unterteilt. Die Güte dieses Modells ist als hoch einzuschätzen, weil der KMO-Wert ,852 beträgt und die erklärte Varianz bei 64,74 % liegt.

Die ersten drei Faktoren Entwicklungsfähigkeit (Cronbachs alpha = ,799), Teamorientierung innerhalb der Abteilung (Cronbachs alpha = ,776) und Teamorientierung über Abteilungsgrenzen hinweg (Cronbachs alpha = ,670) erweisen sich als reliabel, so dass mit ihnen für weitere Berechnungen additive Indices gebildet werden. Der vierte Faktor gemeinsam geteilte Werte weist eine unzureichende Reliabilität (Cronbachs alpha = 0.341) auf, und fließt daher nicht in weitere Modellberechnungen ein.

			Komponente			
			1	2	3	4
Entwicklungsfähigkeit Cronbachs alpha = ,799		Im Krankenhaus wird viel für die Weiterbildung der Mitarbeiter investiert	,828	,085	,128	-,027
		Die fachliche Fähigkeit der Mitarbeiter in diesem Krankenhaus wird als wichtige Quelle des Wettbewerbsvorteils angesehen.	,804	,179	,197	-,003
		Die Stärken des Krankenhauses werden ständig ausgebaut (z.B. Spezialisierung).	,762	,153	,063	,143
		Über die strategische Ausrichtung unseres Krankenhauses bin ich informiert.	,619	,182	,200	,145
Teamorientierung innerhalb der Abteilung Cronbachs alpha =,776		Die meisten Kollegen meiner Abteilung sind sehr engagiert bei der Erledigung ihrer Arbeit.	,095	,780	,090	,082
		Entscheidungen in meiner Abteilung werden normalerweise auf der Grundlage der besten Informationen getroffen.	,228	,756	,134	,053
		Jeder in meiner Abteilung glaubt, dass man einen positiven Einfluss auf das Klima der Zusammenarbeit haben kann.	,108	,750	,164	,113
		Ich fühle mich als Teil eines Teams bei der Arbeit in meiner Abteilung.	,133	,704	,019	,004
Teamorientierung über Abteilungsgrenzen hinweg Cronbachs alpha = ,670		Es ist einfach, Projekte über Abteilungen hinweg in diesem Krankenhaus zu koordinieren.	,267	,072	,834	,004
		Mitarbeiter besitzen, obwohl sie aus unterschiedlichen organisatorischen Abteilungen kommen, eine gemeinsame Sichtweise (es gibt selten Abteilungsegoismen).	,171	,256	,776	,142
Gemeinsam geteilte Werte Cronbachs alpha = ,341		Mein Handeln im Krankenhaus ist gleich bleibend und vorhersagbar.	-,064	,007	,218	,830
		Im Krankenhaus gibt es bestimmte ethische Werte, die mein Handeln lenken.	,322	,204	-,112	,666

Tabelle 19: Rotierte Komponentenmatrix(a)[9] der Unternehmenskultur.

---

[9] Extraktionsmethode: Hauptkomponentenanalyse. Rotationsmethode: Varimax mit Kaiser-Normalisierung.

5.4.2.6 Autoritative Ressourcen

Verschiedene Formen der Arbeitsorganisation stellen zeitgebundene autoritative Ressourcen in Krankenhäusern dar. Vermutet wird, dass je stärker diese strukturellen Vorgaben der Arbeitsorganisation institutionalisiert sind, umso positiver ist deren Einfluss auf den Wissenstransfer von Ärzten bzw. Ärztinnen und Pflegekräften. Arbeitsorganisatorische Möglichkeiten stellen im Krankenhaus zum einen die klassischen, offiziell „angeordneten" und formalen Arbeitsbesprechungen in Form von Übergaben und Teamsitzungen dar, zum anderen bieten informelle Möglichkeiten, wie Pausen, Gelegenheiten zum Transfer von Wissen. Beide Varianten wurden ebenfalls über eine fünf-stufige Likert-Skala gemessen (1=trifft gar nicht zu, 5= trifft genau zu). Das Item für den formalen Erwerb von Wissen lautet:

- Ich lerne viel in Teamsitzungen, Übergaben, Stationssitzungen oder Abteilungsbesprechungen.

Für die Wissensweitergabe:

- Bei Teamsitzungen, Übergaben, Stationssitzungen oder Abteilungsbesprechungen bringe ich mich häufig fachlich ein.

Für informelle Möglichkeiten des Wissenstransfers:

- Auch in Pausen tausche ich mich über fachliche Probleme mit Kolleginnen und Kollegen aus.

Neben der zeitlichen Gestaltung von autoritativen Ressourcen führt die Arbeitsgestaltung zu einem speziellen Machtgefüge bzw. zu Statusunterschieden zwischen Ärzteschaft und Pflegekräften. Die zu überprüfende Hypothese hierzu lautet, dass der Erwerb von Wissen und die Weitergabe von Wissen aufgrund der Statusunterschiede vornehmlich innerhalb der eigenen Berufsgruppe erfolgen.

Beide Varianten wurden ebenfalls über eine fünf-stufige Likert-Skala gemessen (1=trifft gar nicht zu, 5= trifft genau zu). Das Item für den Erwerb von Wissen lautet:

- Ich lerne viel dadurch, indem ich Kollegen der eigenen Berufsgruppe frage.

Für die Weitergabe von Wissen:

- Ich teile neue Ideen etc. meinen Kollegen der eigenen Berufsgruppe mit.

Für die berufgruppenübergreifender Wissenstransfer:

- Ich nehme normalerweise die Gelegenheit wahr, mich mit Personen der anderen Berufsgruppe (Ärzteschaft <-> Pflegekräfte bzw. Pflegekräfte <-> Ärzteschaft) über Arbeitsaufgaben auszutauschen.

5.4.2.7 Allokative Ressourcen

Allokative Ressourcen in Krankenhäusern sind für die Berufsgruppen in den Krankenhäusern unterschiedlich verfügbar und dadurch auch unterschiedlich stark institutionalisiert. Gefragt wurde daher nach den Zugangsmöglichkeiten und der jeweiligen Nutzung intranet- und internetbasierter Medien.

Ergebnisse 241

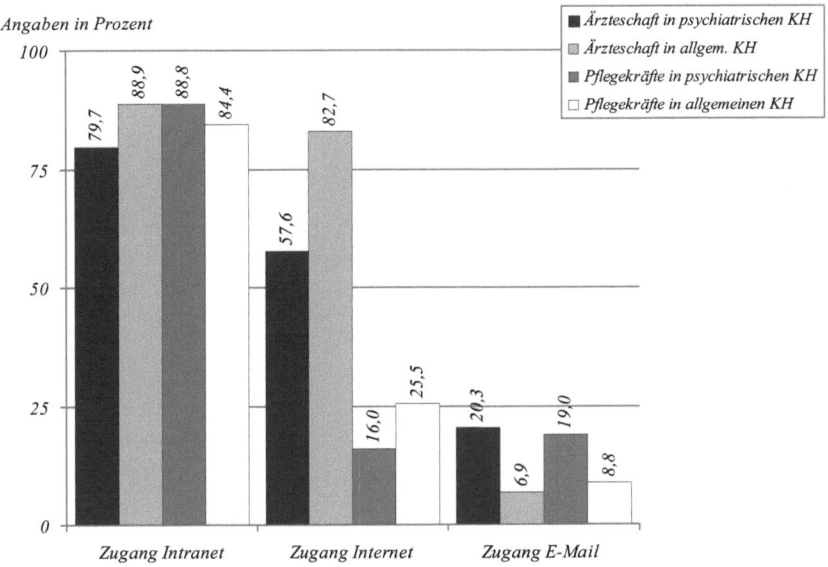

Abbildung 35: Zugangsmöglichkeiten zu digitalen allokativen Ressourcen.

Mit 79,9% ist der Anteil der Ärztinnen und Ärzte in psychiatrischen Krankenhäusern, die angaben, einen Zugang zum Intranet zu haben, am geringsten. Sowohl bei den Pflegekräften in den psychiatrischen Krankenhäuser (88,9%) als auch bei der Ärzteschaft (88,8%) und Pflegekräften (84,4%) in allgemeinen Krankenhäusern ist der Anteil der befragten Personen, die einen jeweils Zugang zum Intranet haben, insgesamt höher (s. Abb. 35). Was die Zugangsmöglichkeiten zum Internet betrifft, so sind Ärztinnen und Ärzte in allgemeinen Krankenhäusern am stärksten privilegiert. Hier sind es 82,7% der Befragten, gegenüber 57,6% der Kollegen in den psychiatrischen Krankenhäusern, die angaben, im Krankenhaus einen Zugang zum Internet zu haben. Von den Pflegekräften sind jene, die in allgemeinen Krankenhäusern arbeiten, den Pflegekräften in psychiatrischen Krankenhäusern ebenfall prozentual mit 25,5% zu 16,0% überlegen. Am wenigsten scheint es die Möglichkeit zu geben, E-Mails zu empfangen bzw. zu verschicken. Hier sind die beiden Gruppen der Ärztinnen und Ärzte annähernd gleich gut ausgestattet: 20,3% der Ärztinnen und Ärzte in allgemeinen Krankenhäusern und 19,0% in psychiatrischen Krankenhäuser haben die Möglichkeit, in ihrem Krankenhaus einen E-Mailzugang zu nutzen. Deutlich schlechtere Zugangsmöglichkeiten zu E-Mails sind auch hier bei der Berufsgruppe der Pflegekräfte zu verzeichnen. Lediglich 6,9% der Pflegekräfte in psychiatrischen Krankenhäusern und 8,8% der Pflegekräfte in allgemeinen Krankenhäusern verfügen über einen E-Mailzugang.

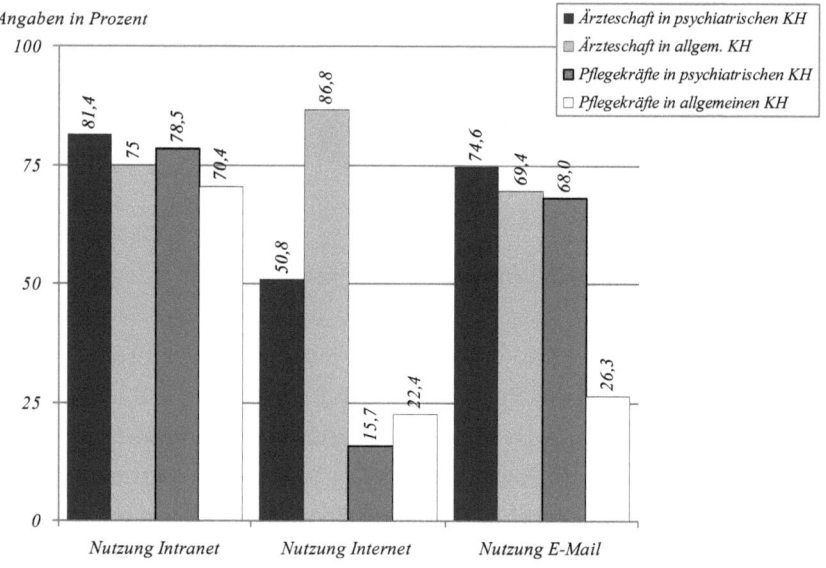

Abbildung 36: Nutzung digitaler allokativer Ressourcen.

Der Zugang zu digitalen Ressourcen impliziert allerdings nicht unbedingt deren Nutzung. Gefragt wurde daher nach dem Grad der Nutzung. Von den 79,7% der Ärztinnen und Ärzte in psychiatrischen Krankenhäusern, die einen Zugang zum Intranet haben, nutzen diesen zu 81,4% tagtäglich. Bei ihren Kollegen in den allgemeinen Krankenhäusern sind es 75%, bei den Pflegekräften in psychiatrischen Krankenhäusern 78,5% und in den allgemeinen Krankenhäusern 70,4%. Der mit Abstand höchste Nutzungsgrad aller digitalen Medien liegt bei 86,8% für das Internet bei Ärztinnen und Ärzten in allgemeinen Krankenhäusern. Von den wenigen Akteuren, die im Krankenhaus einen E-Mailzugang haben, ist der Nutzungsgrad relativ hoch (s. Abb. 36). Beim ärztlichen Personal in psychiatrischen Krankenhäusern liegt er bei 74,6% und bei den Pflegekräften dort immerhin bei 68%, obwohl nur 19% der Befragten angaben, einen Zugang zu besitzen.

Neben der Verfügbarkeit und der allgemeinen Nutzung von digitalen Ressourcen wurden die Ärztinnen bzw. Ärzte und Pflegekräfte hinsichtlich der Nutzung allokativer Ressourcen zum Transfer von Wissen befragt. Vermutet wurde, dass, je stärker allokative Ressourcen institutionalisiert sind, umso positiver ist deren Einfluss auf den Wissenstransfer. Auf einer fünf-stufigen Likert-Skala wurden folgende Items gemessen (1=trifft gar nicht zu, 5= trifft genau zu), für den Wissenserwerb:

- Ich lerne viel mit Hilfe von Informationen durch das Krankenhaus-Informations-System (KIS) bzw. andere arbeitsrelevante Software.
- Ich lerne viel mit Hilfe von Informationen durch andere elektronische Medien (z.B. Internet, Intranet, Chat, Diskussionsforen etc.).

Für die Weitergabe von Wissen:

- Mein Fachwissen teile ich durch Einträge, die über die Pflichtangaben hinausgehen, in das Krankenhaus-Informations-System (KIS) mit.
- Mein Fachwissen teile ich durch Einträge in andere elektronische Medien (z.B. Diskussionsform, Chat) mit.

Die Weitergabe und der Erwerb von Wissen finden in Krankenhäusern auch über klassische, analoge Medien statt. Daher wurde ebenfalls auf einer 5-stufigen Likert-Skala (1=trifft gar nicht zu, 5= trifft genau zu) nach papierförmigen Ressourcen gefragt. Für die Weitergabe von Wissen lautete das Item:

- Ich dokumentiere viel für Kollegen in Papierform (Dokumentationen, Handbücher etc.).

Für den Erwerb von Wissen:

- Ich lerne viel durch papierförmige Medien (Dokumentationen, Fachliteratur etc.).

Zusätzlich zu den hier beschriebenen unabhängigen Variablen wurde die Ausprägung *Geschlecht* als Kontrollvariable in die Analyse aufgenommen. Für die Variable Geschlecht wurde die Ausprägung männlich mit 1 und die Ausprägung weiblich mit 0 kodiert.

5.4.2.8 Regressionsmodelle

Mit Hilfe einer bivariaten Analyse lassen sich keine Aussagen über die Beziehung zwischen einer oder mehrerer Variablen treffen. Um die Hypothesen einer tieferen empirischen Überprüfung zu unterziehen, wurden daher für die beiden Dimensionen Wissensweitergabe und Wissenserwerb jeweils vier Regressionsmodelle geschätzt. Diese wurden zur Übersichtlichkeit und der Vergleichbarkeit der Ergebnisse (nicht der Werte) in zwei Tabellen zusammengeführt (s. Tab. 20 und 21). In den Spalten findet sich jeweils ein Modell für die Ärzteschaft und Pflegekräfte, die in psychiatrischen und allgemeinen Krankenhäusern tätig sind. Die Faktoren Wissensweitergabe bzw. Wissenserwerb stellen die abhängige Variable dar, die von den (moderierenden) unabhängigen Variablen beeinflusst werden. Die unabhängigen Variablen sind zur leichteren Erfassbarkeit in Anlehnung an die entwickelte Forschungsheuristik angeordnet. Die aufgeführten Regressionskoeffizienten zeigen den marginalen Effekt der Änderung einer unabhängigen Variablen auf die abhängige Variable und sind als standardisierte Beta-Koeffizienten dargestellt, um die Stärke relativ zu den anderen im Modell befindlichen Variablen anzugeben. Die Regressionskoeffizienten lassen sich auf diese Weise miteinander vergleichen. Aufgrund der schiefen Verteilung von Frauen und Männern innerhalb der Ärzteschaft in psychiatrischen Krankenhäusern, wurde das Regressionsmodell für diese Berufsgruppe ebenfalls gewichtet. Der Gewichtungsfaktor beträgt für die Frauen 1,21 und für die Männer von ,078. Es wurden zur Schätzung der Regressionsmodelle dieselbe Gewichtungsvariable genutzt, die bereits für das Regressionsmodell zur Erklärung intrinsischer Motivation (s. Kapitel 3.5.3) gebildet wurde. Darüber hinaus wurde mit Hilfe des korrigierten Bestimmtheitsmaßes (r^2) die Güte der Anpassung (goodness of fit) der Regressionsfunktion an die empirischen Daten gemessen. Vorab lässt sich sagen, dass alle acht dargestellten Modelle einen hohen korrigierten r^2-Wert aufweisen und somit eine hohe Güte der Anpassung der Regressionsfunktion an die erhobenen empirischen Daten vorliegt.

			Wissensweitergabe[10]			
			Psychiatrische Krankenhäuser		Allgemeine Krankenhäuser	
			Ärzteschaft	Pflegekräfte	Ärzteschaft	Pflegekräfte
Institutionelle Regeln	Kognitive Faktoren	Sozialisation	,280*	,138**	,307**	,095*
		Intrinsische Motivation	,039	,123*	,123+	,048
	Normative Faktoren	Entwicklungsfähigkeit	,275+	,023+	-,182*	-,085+
		Teamorientierung innerhalb der Abteilung	,070	,031	,052	,054
		Teamorientierung über Abteilungsgrenzen hinweg	-,220	-,012	,036	,041
Autoritative Ressourcen	Arbeitsorganisation	Formale Arbeitsbesprechungen	,207	,162**	,331**	,166**
		Pausen	-,047	-,015	,066	,058
		Austausch mit der eigenen Berufsgruppe	,161	,248**	,058	,330**
		Austausch mit der anderen Berufsgruppe	,151	,100+	,264**	,060
Allokative Ressourcen	Technische Hilfsmittel	Digitale intranetbasierte Medien	,169	-,077	,001	-,013
		Digitale internetbasierte Medien	-,107	,147*	-,015	,004
		Analoge Medien	,030	,102+	,026	,048
		Geschlecht (1= männlich)	-,054	,069	,135+	,150**
** $p < 0,01$ * $p < 0,05$ + $p < 0,1$		N	55	292	134	464
		Korrigiertes R^2	,444	,260	,440	,291

Tabelle 20: Regressionsmodell Wissensweitergabe.

---

[10] Standardisierte Regressionskoeffizienten.

			Wissenserwerb[11]			
			Psychiatrische Krankenhäuser		Allgemeine Krankenhäuser	
			Ärzteschaft	Pflegekräfte	Ärzteschaft	Pflegekräfte
Institutionelle Regeln	Kognitive Faktoren	Sozialisation	-,067	-,021	-,090	**-,089***
		Intrinsische Motivation	-,027	,057	-,002	-,022
	Normative Faktoren	Entwicklungsfähigkeit	-,103	,005	-,038	,034
		Teamorientierung innerhalb der Abteilung	-,112	**,172****	,077	**,197****
		Teamorientierung über Abteilungsgrenzen hinweg	,253	,019	-,112	-,033
Autoritative Ressourcen	Arbeitsorganisation	Formale Arbeitsbesprechungen	,094	**-,121***	,051	**,133****
		Pausen	,106	,061	,041	-,014
		Austausch mit der eigenen Berufsgruppe	**,466****	**,423****	**,558****	**,436****
		Austausch mit der anderen Berufsgruppe	,132	,008	,065	-,037
Allokative Ressourcen	Medien	Digitale intranetbasierte Medien	,052	**,189****	,104	**,154****
		Digitale internetbasierte Medien	-,147	,000	,020	-,049
		Analoge Medien	**,282⁺**	-,020	-,066	-,011
		Geschlecht (1= männlich)	-,075	,030	,025	-,004
** $p < 0,01$ * $p < 0,05$ + $p < 0,1$		N	54	300	135	472
		Korrigiertes R^2	,445	,254	,392	,357

Tabelle 21: Regressionsmodell Wissenserwerb.

---

[11] Standardisierte Regressionskoeffizienten.

Die Regressionsmodelle, die zur Überprüfung der Hypothesen zur Weitergabe von Wissen geschätzt wurden, besitzen vor allem bei den befragten Ärztinnen und Ärzten einen hohen korrigierten r^2-Wert (s. Tab. 20). Interessanterweise gleichen sich die korrigierten r^2-Werte für die beiden untersuchten Berufsgruppen – unabhängig von Krankenhaustyp. Für die Ärzteschaft liegt die erklärte Varianz des Modells bei 44,4% in psychiatrischen und bei 44,1% in allgemeinen Krankenhäusern. Die erklärte Varianz des Modells beträgt für die Berufsgruppe der Pflegekräfte in den psychiatrischen Krankenhäusern 26,0% und in den allgemeinen Krankenhäusern 29,1%. Multikollinearität liegt nicht vor.

Die geschätzten Regressionsmodelle, die zur Überprüfung der Hypothesen zum Erwerb von Wissen dienen, sind ebenfalls nicht multikollinear und weisen einen hohen korrigierten r^2-Wert auf (s. Tab. 21). Auch hier ist die erklärte Varianz des Modells in der Ärzteschaft am höchsten. Der Wert für ärztliches Personal in psychiatrischen Krankenhäusern liegt bei 44,5% und bei 39,2% für die Ärzteschaft in allgemeinen Krankenhäusern. Die erklärte Varianz des Modells für die Berufsgruppe der Pflegekräfte beträgt in den psychiatrischen Krankenhäusern 25,4% und in den allgemeinen Krankenhäusern 35,7%. So gesehen passen die Regressionsmodelle für die Ärzteschaft am besten zu den theoretischen Annahmen. Im Folgenden werden die Ergebnisse zur Überprüfung der einzelnen Hypothesen in Anlehnung an die Forschungsheuristik näher beschrieben (s. Abb. 24).

5.4.3 *Institutionelle Regeln und Ressourcen*

Die erste Säule institutioneller Regeln besteht im Krankenhaus in Form von *regulativen Regeln*, die dazu führen, dass sich der Wissenstransfer aufgrund vorhandener gesetzlicher Rahmenbedingungen für die beiden Berufgruppen unterscheidet (H 1). Die erste Hypothese kann insofern bestätigt werden, als dass es bestimmte Einflussfaktoren gibt, die eindeutig der Berufsgruppe von Pflegekräften zugeschrieben werden können. Beispielsweise haben zum Erwerb von

Wissen die Nutzung arbeitsrelevanter Software für Pflegekräfte in psychiatrischen Krankenhäusern (,189**) und für Pflegekräfte in allgemeinen Krankenhäusern (,154**) einen signifikanten Einfluss. Darüber hinaus ist für den Erwerb von Wissen die Teamorientierung innerhalb der eigenen Abteilung für Pflegekräfte in psychiatrischen Krankenhäusern (,172**) und für ihre Kollegen in allgemeinen Krankenhäusern (,197**) wichtig. Eine weitere signifikante und gemeinsame Ausprägung besteht im individuellen Austausch mit Kollegen der eigenen Berufsgruppe zur Weitergabe von Wissen. Für Pflegekräfte in psychiatrischen Krankenhäusern liegt der Wert bei ,248** und in allgemeinen Krankenhäusern bei ,330**. Die Werte für die Berufsgruppe der Pflegekräfte sowohl in psychiatrischen als auch in allgemeinen Krankenhäusern mit signifikanten Ausprägungen lassen eine Bestätigung hinsichtlich der ersten aufgestellten Hypothese zu.

Die zweite Säule institutioneller Regeln bezieht sich auf *kognitive Regeln* zur Konstitution von Sinn. Hier wurden als theoretische Vorannahmen der Einfluss von Sozialisation (H 2a und H 2b) und intrinsische Motivation (H 3) als mögliche Einflussfaktoren unterschieden. Bezüglich der Sozialisationseffekte wird angenommen, dass je kürzer Ärztinnen bzw. Ärzte und Pflegekräfte in die Organisation Krankenhaus hineinsozialisiert wurden, um so mehr Wissen werden sie im Sinne des Wissenstransfers von anderen erwerben (H 2a). Die Hypothese kann mit einem negativen Wert auf dem Signifikanzniveau von 5% (-,089*) für die Berufgruppe der Pflegekräfte in allgemeinen Krankenhäusern bestätigt werden. Der negativ ausgeprägte Wert besagt, dass je länger Pflegekräfte im Krankenhaus beschäftigt sind, umso weniger haben sie das Gefühl neues Wissen zu erwerben. Umgekehrt wird angenommen, dass je länger Ärztinnen bzw. Ärzte und Pflegekräfte in die Organisation Krankenhaus hineinsozialisiert wurden, um so mehr Wissen können sie an andere weitergeben (H 2b). Diese Hypothese kann für beide befragten Berufsgruppen in psychiatrischen und allgemeinen Krankenhäusern bestätigt werden. Für die Ärzteschaft in psychiatrischen Krankenhäusern (,258*) und für Pflegekräfte in allgemeinen Krankenhäusern (,095*) besteht ein signifikanter Zusammenhang auf dem 5% Niveau. Für die

Ärzteschaft in allgemeinen Krankenhäusern („307**") und Pflegekräfte in psychiatrischen Krankenhäusern („138**") ist hier sogar ein stark signifikanter Zusammenhang auf dem 1% Niveau nachweisbar. Die Hypothese über den Einfluss von intrinsischer Motivation auf die Weitergabe von Wissen (H 3) kann nur zum Teil bestätigt werden. Hier ergibt sich einen schwaches Signifikanzniveau für das ärztliche Personal in allgemeinen Krankenhäusern („123$^+$) und Pflegekräfte in psychiatrischen Krankenhäusern („123*).

Normative Regeln zur Legitimation von Handeln in Form einer Organisationskultur bilden die dritte Säule institutioneller Regeln. Hier werden die drei Bereiche Entwicklungsfähigkeit, Teamorientierung innerhalb der Abteilung und Teamorientierung über Abteilungsgrenzen hinaus unterschieden. Es wird angenommen, dass eine Organisationskultur, die durch die eben genannten Merkmale gekennzeichnet ist, einen positiven Einfluss auf den Transfer von Wissen im Krankenhaus hat (H 4). Es zeigt sich, dass für die Weitergabe von Wissen der Bereich Entwicklungsfähigkeit einen leicht signifikanten Zusammenhang, und zwar über alle Berufsgruppen und Krankenhaustypen, darstellt. Auffällig ist, dass die Werte für beide Berufsgruppen in allgemeinen Krankenhäusern negativ ausgeprägt sind. Vergleicht man die Mittelwerte für den Faktor Entwicklungsfähigkeit (1=trifft gar nicht zu, 5= trifft genau zu), so ergibt sich für ärztliches Personal in allgemeinen Krankenhäusern (n = 144) ein Wert von 2,41 bei einer Standardabweichung von ,909 und für Pflegekräfte (n = 513) von 3,08 bei einer Standardabweichung von ,833. Die Kollegen in psychiatrischen Krankenhäusern stimmen dem Faktor Entwicklungsfähigkeit stärker zu. Für die Ärzteschaft (n = 59) beträgt der Mittelwert hier 3,12 bei einer Standardabweichung von ,836 und für Pflegekräfte (n = 330) beträgt der Mittelwert 3,56 bei einer geringeren Standardabweichung von ,731. Bestätigt werden kann, dass Entwicklungsfähigkeit einen Einfluss auf die Weitergabe von Wissen hat. Für die beiden anderen Bereiche der Teamorientierung gibt es im Fall der Weitergabe von Wissen – im Gegensatz zum Erwerb von Wissen – keine signifikanten Zusammenhänge. Für den Wissenserwerb ist der Faktor Teamorientierung innerhalb der eigenen Abteilung für die Berufsgruppe der Pflegekräfte in beiden Krankenhaustypen stark signifikant (s.o.). Teamorientierung über Abteilungsgrenzen hinweg hat einen leicht signifikanten Einfluss auf den Wissenserwerb von Ärztinnen bzw. Ärzten in psychiatrischen Krankenhäusern (,255$^+$). Für ärztliches Personal in allgemeinen Krankenhäusern haben normative Faktoren keinerlei signifikanten Einfluss auf den Erwerb von Wissen.

Neben den drei Säulen der institutionellen Regeln hat die Verfügbarkeit von Ressourcen einen Einfluss auf die Prozesse des Wissenstransfers. Unterschieden werden autoritative von allokativen Ressourcen. Für die Säule der *autoritativen Ressourcen* wurden zwei Hypothesen aufgestellt. Zum einen wird vermutet, dass strukturelle Vorgaben der Arbeitsorganisation in Form von formalen Besprechungen, als auch in Form von Pausen einen positiven Einfluss auf den Wissenstransfer von Ärztinnen bzw. Ärzten und Pflegekräften haben. Im Gegensatz zu Pausen, die keinerlei signifikante Ausprägungen vorweisen, zeigen formale Arbeitsbesprechungen für die Pflegekräfte in psychiatrischen Krankenhäusern (,162**), für die Ärzteschaft (,331**) und für die Pflegekräfte (,166**) in allgemeinen Krankenhäusern in der Tat einen stark signifikanten Zusammenhang im Hinblick auf die Weitergabe von Wissen. Für Pflegekräfte in allgemeinen Krankenhäusern ist dieser Zusammenhang auch für die Dimension Wissenserwerb stark signifikant (,133**). Für die Kollegen in psychiatrischen Krankenhäusern besteht auch hier ein leicht signifikanter Zusammenhang, allerdings mit einer negativen Ausprägung (-,121*).

Zum anderen wird für den Einfluss autoritativer Ressourcen auf den Transfer von Wissen vermutet, dass sowohl der Erwerb von Wissen, als auch die Weitergabe von Wissen aufgrund der Statusunterschiede vornehmlich innerhalb der eigenen Berufsgruppe erfolgen. In den Regressionsmodellen für den Erwerb von Wissen wird deutlich, dass der Austausch innerhalb der eigenen Status- bzw. Berufsgruppe Krankenhaus, d.h. über beide Krankenhaustypen und Berufsgruppen hinweg, den bedeutendsten Zusammenhang darstellt, weil alle Beta-Werte durchweg auf dem 1% Niveau signifikant sind und alles in allem die höchsten Beta-Werte erreicht werden. Der Beta-Wert für ärztliches Personal in psychiatrischen Krankenhäusern beträgt ,466**, für Pflegekräfte in psychiatrischen Krankenhäusern ‚423**; bei ärztlichem Personal in allgemeinen Krankenhäusern liegt er bei ‚558** und bei Pflegekräften in allgemeinen Krankenhäusern bei ‚436**. Die Hypothese kann für die Dimension des Wissenserwerbs für alle Berufsgruppen und Krankenhaustypen bestätigt werden. Annähernd stark signifikant ist nur noch die Beziehung zwischen der Weitergabe von Wissen innerhalb der eigenen Statusgruppe in der Berufsgruppe der Pflegekräfte in psychiatrischen (‚248**) und allgemeinen Krankenhäusern (‚330**). Interessanterweise existiert hinsichtlich der Wissensweitergabe der Austausch mit der anderen Statusgruppe und gerade nicht mir der eigenen Statusgruppe für die Ärzteschaft in allgemeinen Krankenhäusern ein stark signifikanter Zusammenhang (‚264**). Gleiches, allerdings nur in schwacher Ausprägung, gilt für Pflegekräfte in psychiatrischen Krankenhäusern (‚100$^+$). Für die Dimension des Wissenserwerbs stellt der Austausch mit Kollegen anderer Statusgruppen keinen signifikanten Zusammenhang dar.

Die letzte theoretisch hergeleitete Säule besteht in der Verfügbarkeit von *allokativen Ressourcen*. Hier werden digitale internet- und intranetbasierte Medien von analogen Medien unterschieden. Vermutet wird, dass je stärker allokative Ressourcen in die Arbeitsprozesse integriert sind, sich deren Einfluss auf den Wissenstransfer von ärztlichem Personal und von Pflegekräften positiv auswirkt. Allerdings wird hier aufgrund der eingeschränkten Verfügbarkeit von digitalen allokativen Ressourcen für Pflegekräfte ein schwächerer Zusammenhang vermutet als bei der Ärzteschaft. Der letzte Teil der Hypothese kann für die Dimension des Wissenserwerbs sofort widerlegt werden. Gerade für die Berufsgruppe der Pflegekräfte besteht ein starker positiver Zusammenhang in der Nutzung digitaler intranetbasierter Medien zum Wissenserwerb. Der geschätzte Beta-Wert liegt bei ‚189** für Pflegekräfte in psychiatrischen Krankenhäuser und bei ‚154** für Pflegekräfte in allgemeinen Krankenhäusern. Darüber hinaus ergibt sich ein schwach signifikanter Zusammenhang für Pflegekräfte in psychiatrischen Krankenhäusern hinsichtlich der Nutzung von digitalen internetbasierten Medien (‚147*) und analogen Medien (‚102$^+$). Der einzige und zudem nur schwach signifikante Zusammenhang besteht zwischen analogen Medien und dem Erwerb von

Wissen für die Ärzteschaft in psychiatrischen Krankenhäusern („282⁺). Die Ressource *digitaler Medien* stellt insgesamt nur für Pflegekräfte einen positiven Zusammenhang dar.

Ebenfalls als Kontrollvariable wurde die Dimension *Geschlecht* in die Schätzung der Regressionsmodelle aufgenommen. Auch hier wurde die Variable Geschlecht in der Ausprägung männlich mit 1 und in der Ausprägung weiblich mit 0 kodiert. Da die Werte Geschlecht und Wissensweitergabe positiv miteinander zusammenhängen, verstärkt dies die Annahme, dass ein signifikanter Zusammenhang für die männlichen Pflegekräfte („150**) und die Ärzteschaft („135⁺) auf die Wissensweitergabe besteht.

5.4.4 Zusammenfassung

Die wichtigsten Ergebnisse der multivariaten Analyse lassen sich wie folgt zusammenfassen:

Vor allem die berufsgruppenspezifischen Unterschiede werden durch den Vergleich der Regressionsmodelle deutlich (H1). Die wichtigsten Einflussfaktoren für die *Weitergabe von Wissen* in der Berufsgruppe der Ärzte und Ärztinnen in psychiatrischen Krankenhäusern sind zum einen die kognitive Regeln (Sozialisation, H2a) und zum anderen normative Regeln (Entwicklungsfähigkeit, H4). Der Haupteinflussfaktor für die Weitergabe von Wissen bei Pflegekräften in psychiatrischen Krankenhäusern sind autoritative Ressourcen, vor allem der Austausch innerhalb der eigenen Berufsgruppe (H6) und in Teamsitzungen (H5), sowie der Austausch mit der anderen Berufsgruppe hat hier einen positiven Einfluss. Darüber hinaus sind für diese Berufsgruppe kognitive Regeln (Sozialisation, H2a), intrinsische Motivation (H3), normative Regeln (Entwicklungsfähigkeit, H4) sowie überraschenderweise allokativer Ressourcen (H7) in Form von digitalen internetbasierten und analogen Medien wichtig. Für Ärztinnen und Ärzte in allgemeinen Krankenhäusern sind die entscheidenden Einflussfaktoren für die Wissensweitergabe autoritative Ressourcen in Form von formalen Besprechungen (H5) und Status (Austausch mit der anderen Berufsgruppe, H6). Darüber hinaus spielen kognitive Regeln in Form von Sozialisation (H2a) und intrinsischer Motivation (H3) sowie normative Regeln (Entwicklungsfähigkeit, H4) eine Rolle. Letztere allerdings mit einer unerwarteten negativen Ausprägung. Ebenfalls unerwartet ist der leicht signifikante Einfluss der moderierenden Variable Geschlecht auf die Wissensweitergabe beim ärztlichen Personal in allgemeinen Krankenhäusern. Diese beiden Einflussfaktoren bestehen auch für Pflegekräfte in allgemeinen Krankenhäusern. Der wichtigste Einfluss auf die Wissensweitergabe für diese Berufsgruppe besteht allerdings in autoritativen Ressourcen im Status (Austausch innerhalb der eigenen Berufsgruppe, H6) sowie in Form von formalen Besprechungen (H5). Ein leichter Einfluss auf die Weitergabe von Wissen besteht, wie in allen anderen Berufsgruppen auch, in der Sozialisation (H2a).

Für den *Erwerb von Wissen* sind im Fall der Ärzteschaft in Krankenhäusern mit psychiatrischer Ausrichtung neben allokativen Ressourcen (analogen Medien, H7) vor allem autoritative Ressourcen (Austausch mit der eigenen Berufsgruppe, H6) von Bedeutung. Für Pflegekräfte in psychiatrischen Krankenhäuser sind autoritative Ressourcen (Austausch mit der eigenen Berufsgruppe, H6) sowie allokative Ressourcen (digitale intranetbasierte Medien, H7) neben normativen Regeln (Teamorientierung innerhalb der Abteilung, H4) wichtig. Interessanterweise haben autoritative Ressourcen in Form von formalen Besprechung (H5) einen negativen und leicht signifikanten Einfluss auf den Erwerb von Wissen in dieser Berufsgruppe. In allgemeinen Krankenhäusern haben einzig und allein autoritative Ressourcen (Austausch mit der eigenen Berufsgruppe, H6) einen Einfluss auf den Erwerb von Wissen. Autoritative Ressourcen (Austausch mit der eigenen Berufsgruppe, H6) sowie formale Besprechungen (H5) sind für Pflegekräfte in allgemeinen Krankenhäusern ebenfalls der bedeutsamste Einflussfaktor auf den Erwerb von Wissen. Darüber hinaus sind normative Regeln (Teamorientierung innerhalb der Abteilung, H4), kognitive Regeln (Sozialisation, H2b) und allokative Ressourcen (digitale intranetbasierte Medien, H7) für den Wissenserwerb für diese Berufsgruppe wichtig.

Die bestätigten Ergebnisse werden in der nun folgenden dritten Sequenz qualitativ illustriert. Darüber hinaus werden die unerwarteten Ergebnisse weiter qualitativ erforscht.

5.5 Forschungssequenz III – interaktive Interpretation

Zur Interpretation dieser unerwarteten Ergebnisse wurden mit den beiden Berufsgruppen interaktiv orientierte qualitative Forschungsmethoden gewählt. Durch die dritte qualitativ orientierte Forschungssequenz bewegt sich die Interpretation der unerwarteten Ergebnisse der quantitativen Analyse nicht im Bereich von Spekulationen. Die interaktive Interpretation der Ergebnisse fand einerseits in Form von Gruppendiskussionen in zwei allgemeinen und einem psychiatrischen Krankenhäusern statt, die an der quantitativen Befragung teilgenommen haben. Andererseits erfolgte die Interpretation der unerwarteten Ergebnisse in Form von nicht-standardisierten Fokusinterviews mit ausgewählten Experten.

5.5.1 Gruppendiskussion

Das Gruppendiskussionsverfahren als Forschungsmethode lässt sich zwar schon auf die 1950er Jahre am Frankfurter Institut für Sozialforschung (Pollock 1955; Mangold 1960) zurückdatieren, allerdings erfreut sich die forschungspraktische Anwendung der Methode erst in den letzten Jahren zunehmender Beliebtheit.

Die Gruppendiskussion zeichnet sich durch das Prinzip der Natürlichkeit vor allem dadurch aus, dass hier Gruppen zusammenkommen, die auch außerhalb der Diskussionssituation existieren. Die Gruppe setzt sich in diesem Fall aus Vertretern der Ärzteschaft und der Pflegekräfte zusammen. Zudem wird die Gruppendiskussion durch die Themenvorgabe der Diskussionsleitung von außen, d.h. von einer gruppenfremden Person initiiert (vgl. Loos/Schäffer 2001: 13).

Die Methode der Gruppendiskussion als Erkenntnisquelle zur Erklärung unerwarteter Ergebnisse wurde aufgrund der potentiellen Dynamik ausgewählt, die in einem solchen Setting entstehen kann (Flick et al. 2000). Im Vordergrund der Gruppendiskussion steht die Gewinnung von Daten durch die Beobachtung der Gruppenkommunikation. Es geht also gerade nicht darum, eine möglichst effektive Abfrage von Einzelmeinungen sondern einen Meinungsaustausch zu beobachten, der sich aus der Gruppensituation ergibt. Die Thematik der Gruppendiskussion wird dabei in erster Linie durch das Erkenntnisinteresse des Forschers bestimmt (Lamnek 1998). In Gruppendiskussionen steht im Gegensatz zu Gruppeninterviews die „Bedeutung von Interaktions-, Diskurs und Gruppenprozessen für die Konstitution von Meinungen, Orientierungs- und Bedeutungsmustern" (Bohnsack 1999: 123) im Mittelpunkt der Forschung. Der entscheidende Vorteil dieses Erhebungsinstruments liegt in der Möglichkeit, den kollektiven Habitus einer Gruppe zu erfassen, der möglicherweise nur als gemeinsames implizites Wissen vorliegt (Bohnsack 1999). Dieses gemeinsam geteilte und implizit vorliegende Wissen formt darüber hinaus einen Orientierungsrahmen für alle Personen, die an der Diskussion beteiligt sind.

Zur Vorbereitung auf die Gruppendiskussion wurden die Ergebnisse der quantitativen Erhebung zunächst für alle an der Befragung beteiligten Krankenhäuser in Form eines 15-20-seitigen anonymisierten Berichts zur Verfügung gestellt. In den meisten Krankenhäusern wurde dieser Bericht im Intranet veröffentlicht. Im Bericht wurden die Ergebnisse d.h. jeweils die eigenen im Krankenhaus erreichten Werte dem arithmetischen Mittel aller beteiligten Krankenhäuser grafisch gegenübergestellt. Die Ergebnisse der Befragung wurden auf diese Weise ins Feld zurückgespiegelt. Dies eröffnete wiederum Lernmöglichkeiten für die Akteure der einzelnen Krankenhäuser, indem ihre Stärken und Schwächen visualisiert wurden. Die Berichte waren auch Grundlage von vier Ergebnispräsentationen, die in einem der beteiligten psychiatrischen Krankenhäuser und zwei beteiligten allgemeinen Krankenhäusern stattfanden.[12] Die Prä-

---

[12] In einem allgemeinen Krankenhaus wurden zwei Termine angeboten, damit verschiedenen Schichten die Teilnahme an der Ergebnispräsentation ermöglicht werden konnte.

sentationen der Ergebnisse bildeten den Ausgangspunkt der Gruppendiskussion. Zu dieser gemeinsamen Ergebnispräsentation wurden vonseiten der Ärztlichen Direktion und Pflegedirektion alle Ärztinnen und Ärzte sowie alle Pflegekräfte der jeweiligen Krankenhäuser eingeladen. Mit Hilfe der ausgeteilten Teilnahmelisten wurde die Anzahl der teilnehmenden Ärztinnen und Ärzte und Pflegekräfte wie folgt ermittelt:

Krankenhaus B (KHb)		Krankenhaus K (KHk)		Krankenhaus I 1. Präsentation (KHi1)		Krankenhaus I 2. Präsentation (KHi2)	
Ärzteschaft	Pflegekräfte	Ärzteschaft	Pflegekräfte	Ärzteschaft	Pflegekräfte	Ärzteschaft	Pflegekräfte
8	15	6	14	8	26	4	18

Tabelle 22: Teilnehmendes ärztliches und pflegerisches Personal an der Gruppendiskussion.

Die Krankenhäuser KHk und KHi gehören zu der Gruppe allgemeiner Krankenhäuser, das Krankenhaus (Khb) zur Gruppe der psychiatrischen Krankenhäuser. Im Anschluss an die Gruppendiskussion wurden Kurzprotokolle angefertigt, auf denen Datum, Gruppenname, Sitzordnung sowie Besonderheiten notiert wurden.

5.5.2 Ergebnisse Gruppendiskussion

Die in den Kurzprotokollen aufgezeichneten Sitzordnungen während der Gruppendiskussionen lassen sich schematisch folgendermaßen skizzieren (s. Abb. 37):

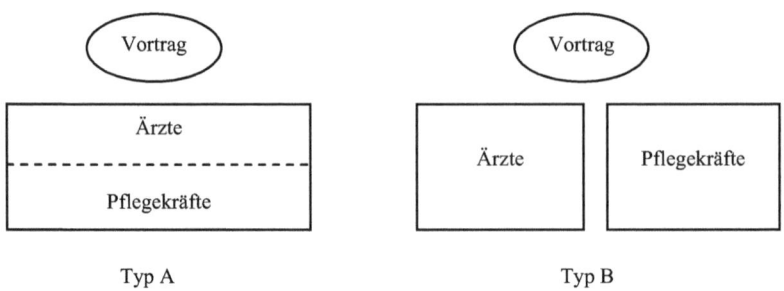

Abbildung 37: Sitzordnung Gruppendiskussion.

Beide Berufsgruppen setzten sich jeweils in die unmittelbare Nähe ihresgleichen. Im allgemeinen Krankenhaus (KHk) und im psychiatrischen Krankenhaus (KHb) wurde die Sitzordnung des Typs A gewählt. In den beiden Diskussionsrunden im allgemeinen Krankenhaus (Khi) wurde aufgrund der Bestuhlung im Vortragsraum die Sitzordnung des Typ B bevorzugt. Neben der gewählten Sitzordnung fiel allgemein auf, dass Ärzte die meisten Wortanteile während der Diskussion hatten. Dieser Unterschied ist daher eher auf den Status innerhalb der Organisation Krankenhaus zurückzuführen als auf persönliche Merkmale (Vielredner vs. Schweiger). Non-verbale Unterschiede gab es darüber hinaus zwischen der Diskussionsgruppe im psychiatrischen Krankenhaus (KHb) und den allgemeinen Krankenhäusern (KHk, KHi1 und KHi2). Vor allem die anwesenden Ärztinnen und Ärzte vermittelten während der Ergebnispräsentation mit ihrer Gestik und Mimik einen stets aufmerksamen und verständnisvollen Blick.

Generell wurden in den Gruppendiskussionen die Ergebnisse der Befragung bestätigt. Erwähnenswert sei an dieser Stelle, dass selbst der, im Vergleich zu den anderen Krankenhäusern, eher schlechte Wert bei der intrinsischen Motivation, die eigene Wahrnehmung der Belegschaft des Krankenhauses KHb wiedergegeben hat. Ein ähnliches Ergebnis betrifft das Krankenhaus KHi. Dort wurde in beiden Gruppendiskussionen die – im Vergleich zu den anderen Krankenhäusern – höhere Zufriedenheit mit der Sicherheit des Arbeitsplatzes und mit der Entlohnung damit begründet, dass man als eines der wenigen Krankenhäuser in der Region keinerlei Lohnkürzungen inkl. Urlaubs- und Weihnachtsgeld hinnehmen musste. Ein Bias im Datensatz ist daher durch die Repräsentativität und die Bestätigung der Ergebnisse in der Gruppendiskussion auszuschließen.

5.5.3 Fokussierte Interviews

Zur vertiefenden Interpretation der unerwarteten Ergebnisse und zur Illustration der bestätigten Hypothesen wurden fokussierte Interviews mit ausgewählten Experten durchgeführt. Entwickelt wurde der Ansatz des fokussierten Interviews in den 1940er Jahren von Merton und Kendall (1979) zur Medienerforschung. Das fokussierte Interview ist dabei eine Befragungsform, „bei der ein bestimmter Untersuchungsgegenstand im Mittelpunkt des Gesprächs steht, bzw. bei der es darum geht, die Reaktion des Interviewten auf das fokussierte Objekt zu ermitteln. Dieses kann ein Film, ein Rundfunkprogramm, ein Artikel, ein Buch, ein psychologisches Experiment oder irgendeine andere konkrete Situation sein" (Bortz/Döring 2005). Ähnlich wie im Leitfadeninterview galten im fokussierten Interview schon immer allgemeine Kriterien der Gestaltung und Durchführung von Interviews, wie etwa Nichtbeeinflussung, Spezifität und Tiefgründigkeit (Flick et al. 2000). Im Gegensatz zu Leitfadeninterviews wird der Interviewsituation im fokussierten Interview ein konkreter Diskussionsanreiz zugrunde gelegt und die Interviewsituation wird insgesamt offener gehalten wird. Hier ergeben sich durchaus Parallelen zur Methode der Gruppendiskussion (s.o.). Grundlage bildeten im Rahmen dieser Studie die Ergebnisse der Regressionsschätzungen, auf deren Diskussion sich die Interviews konzentrierten. Die Interviews fanden zum Teil telefonisch, zum Teil vor Ort in den Krankenhäusern statt und dauerten zwischen 45 und 90 Minuten. Die Interviews wurden digital aufgezeichnet und mitprotokolliert. Befragt wurden folgende Personen:

Psychiatrisches Krankenhaus		Allgemeines Krankenhaus	
Ärzteschaft	Pflegekräfte	Ärzteschaft	Pflegekräfte
männlich, 48 Jahre (APK1)	weiblich, 20 Jahre (PPK1)	männlich, 45 Jahre (AAK1)	weiblich, 39 Jahre (PAK1)
weiblich, 51 Jahre (APK2)	weiblich, 46 Jahre (PPK2)	weiblich, 65 Jahre (AAK2)	weiblich, 37 Jahre (PAK2)

Tabelle 23: Interviewpartner der dritten Forschungssequenz.

Grundsätzlich wurden die Ergebnisse der Regressionen von den befragten Experten so eingeschätzt, dass diese sich mit den Erfahrungen aus der Praxis decken. Zur besseren Lesbarkeit der Arbeit fließen die detaillierten Ergebnisse der Fokusinterviews an entsprechenden Stellen in die Diskussion ein.

5.6 Diskussion

Zunächst kann bestätigt werden, dass Wissenserwerb und Wissensweitergabe Elemente des Wissenstransfers sind, die jeweils von verschiedenen Faktoren getragen werden. Wie erwartet, unterstützt keines der acht Regressionsmodelle ein gleiches Set an Hypothesen.

Diskussion 261

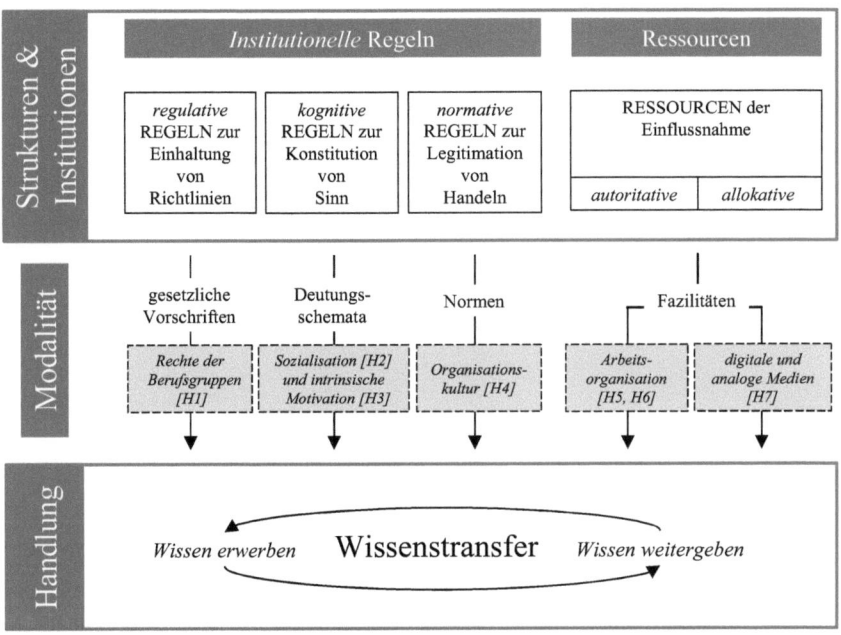

Abbildung 38: Forschungsheuristik mit Hypothesen (eigene Darstellung).

Zur Diskussion der Ergebnisse werden die einzelnen Hypothesen jeweils auf die Dimensionen des Wissenstransfers bezogen fokussiert betrachtet. Die nachfolgenden Grafiken zu den regulativen, kognitiven und normativen Regeln sowie den autoritativen und allokativen Ressourcen dienen der plastischen Darstellung und der besseren Lesbarkeit der Ergebnisse.

5.6.1 Regulative Regeln

Regulative Regeln dienen dazu, Richtlinien in Form von Gesetzen bzw. Vorschriften einzuhalten. Vor allem die berufsgruppenspezifischen Unterschiede aufgrund regulativer Regeln führen zu einer unterschiedlichen Wahrnehmung des Wissenstransfers. Es kann daher bestätigt werden, dass sich Wissenstransfer im Krankenhaus aufgrund gesetzlicher Rahmenbedingungen für die beiden Berufgruppen der Ärztinnen bzw. Ärzte und Pflegekräfte unterscheidet (H1). Die Bestätigung der Hypothese gründet sich in der asymmetrischen Statusverteilung, die durch regulative Regeln hervorgerufen wird. Ärzte und Ärztinnen sind gegenüber Pflegkräften zwar nicht in der Personalverantwortung, jedoch sind sie durch die inhaltliche Diagnose- und Therapiefestlegung den Pflegekräften gegenüber in der Fachverantwortung.

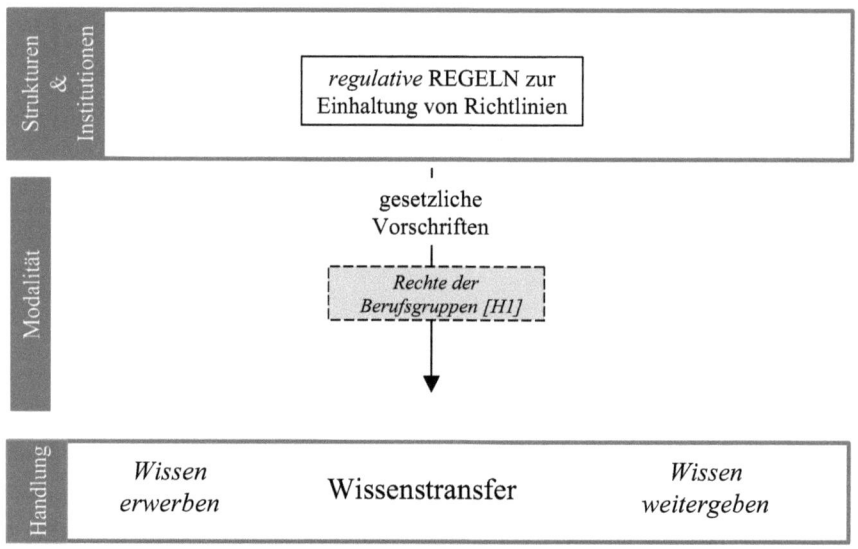

Abbildung 39: Regulative Regeln zur Einhaltung von Richtlinien.

Diese Interpretation wird auch gestützt durch verschiedene Aussagen in den fokussierten Interviews, von denen diese beiden als Exempel dienen:

> „Wir als Ärzte verantworten allein rein rechtlich die Diagnose und Medikalisierung. Die Pflege ist lediglich für die Ausführung der Behandlung nach Pflegestandards zuständig. Da tragen wir schon eine hohe Verantwortung" (AAK2).

Diskussion 263

„Für uns in der Pflege gibt keinen eigenständigen rechtlichen Aufgabenbereich. Im Prinzip handeln wir im Sinne der Fremdverantwortung und haben nur wenig Einfluss auf die Ausgestaltung von Arbeitsvorgaben. Dies macht mir zum Beispiel bei Prognosen, wo mit einer Heilung des Patienten nicht mehr zu rechnen ist, besonders zu schaffen, weil ich die ärztliche Entscheidung zu lebensverlängernden Maßnahmen mittragen muss" (PAK1).

Die rechtliche Verantwortung bei der Arbeit an den Patienten und Patientinnen trägt die anweisende Ärztin bzw. der anweisende Arzt. Die Pflegekraft hat daher nicht über die Richtigkeit der angeordneten Maßnahme zu urteilen, weil es einzig und allein um die korrekte und fachgerechte Durchführung der angeordneten Maßnahme geht. Regulative Regeln wirken daher auf den Transfer von Wissen, weil den Berufsgruppen, d.h. der Ärzteschaft und den Pflegekräften unterschiedliche Rechte und Pflichten bei der Ausführung der Behandlung gewährt werden. Besonders stark wird diese Differenz beim ärztlichen und pflegerischen Personal in allgemeinen Krankenhäusern deutlich. Zwar sind Pflegekräfte der Ärzteschaft, wie gesagt, hierarchisch nicht unterstellt, dennoch gibt das ärztliche Personal das Wissen aufgrund der Gesamtverantwortung vom Status her gesehen eher top-down weiter, wohingegen sich die Weitergabe und der Erwerb von Wissen bei Pflegekräften innerhalb der eigenen Berufsgruppe vollziehen.

5.6.2 Kognitive Regeln

Ebenfalls bestätigt werden kann die zweite Hypothese (H2a) für Pflegekräfte in allgemeinen Krankenhäusern. Hier ergab sich ein negativer Zusammenhang in dem Sinn, dass je kürzer Pflegekräfte in die Organisation Krankenhaus hineinsozialisiert wurden, um so mehr Wissen werden sie im Sinne des Wissenstransfers von anderen erwerben. Dies gilt für alle Berufsgruppen in beiden Krankenhaustypen auch umgekehrt: Je länger Ärztinnen und Ärzte sowie Pflegekräfte in die Organisation Krankenhaus hineinsozialisiert wurden, um so mehr haben sie das Gefühl, Wissen an andere weiterzugeben (H2b).

„Gerade am Anfang heißt es in der Medizin ‚learning by doing' – dies wird natürlich unterstützt durch kollegiale Vermittlung. Vormachen und nachmachen lautet die Maxime. Beim Anleiten wird automatisch erklärt" (AAK1).

Dies deckt sich mit verschiedenen Studien, nach denen das situierte Problemlösen im kollegialen Kreis der Ort ist, an dem aus Novizen Experten gemacht werden (z.B. Fox 1957; Becker et al. 1961; Cicourel 1990, 1999; Cook-Gumperz/Messerman 1999; Erickson 1999; Gruber 1999; Hunter 1991; Schubert 2008). „Ein Chirurg kann eine Operation nie aus einem Buch lernen, und ein guter Chirurg wird nicht besser, wenn er viel liest, sondern wenn er mehr operiert" (Gruber 1999: 45). Novizen dagegen verfügen oftmals über ein besseres explizites Wissen als Experten.

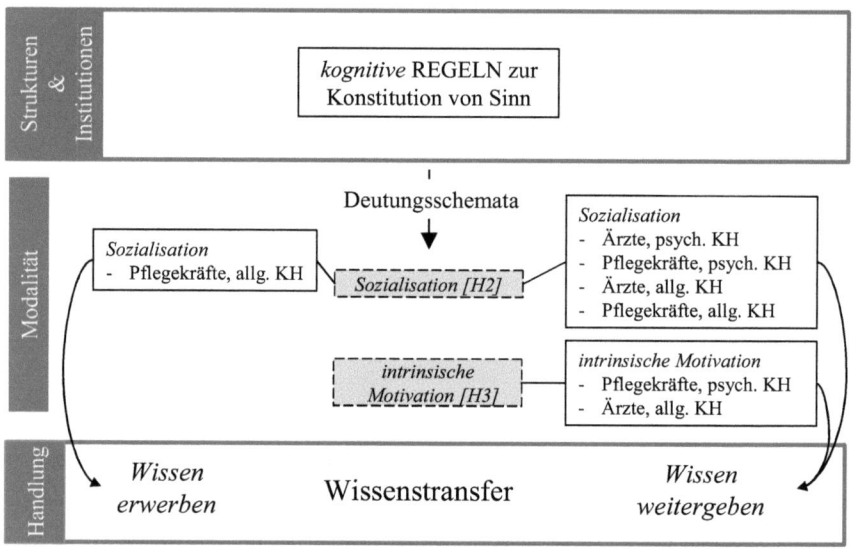

Abbildung 40: Kognitive Regeln zur Konstitution von Sinn.

Ferner konnte die zweite Hypothese aus der Säule kognitiver Regeln bestätigt werden. Vor allem bei Pflegekräften in psychiatrischen Krankenhäusern und

Diskussion

beim ärztlichen Personal in allgemeinen Krankenhäusern hat die intrinsische Motivation einen positiven Einfluss auf die Weitergabe von Wissen. Einer der befragten Ärzte aus einem Allgemeinen Krankenhaus illustriert dies im fokussierten Interview mit folgendem Beispiel:

> „Ich engagiere mich beispielsweise in der Ausbildung im Rettungsdienst für Notärzte und Rettungsassistenten. Spezialisiert haben wir uns in meinem Bereich zum einen auf die Durchführung von Trainingseinheiten für die Herz-Lungen-Wiederbelebung und zum anderen in der Anästhesie und Intensivpflege auf die Weiterbildung der Ärzte und des Krankenpflegepersonals. Wissen Sie, da werde ich manchmal von den Kollegen ausgelacht, wenn ich meinen kleinen Audi hier auf dem Parkplatz abstelle. In der Zeit, wo ich die Weiterbildung mehr oder weniger ehrenamtlich durchführe, versorgen die ihre Privatpatienten" (AAK2).

Etwas anders wird dieses Ergebnis für den Bereich der Pflege in psychiatrischen Krankenhäusern interpretiert und illustriert. Hier wird deutlich, dass man sich durchaus dieser Motivationsform bewusst ist, dass sich die intrinsische Motivation durch das wahrgenommene Ausbleiben externer Anreize in Zukunft möglicherweise reduzieren wird:

> „In letzter Zeit habe ich den Eindruck beim Abschluss von Tarifverträgen, dass gerade im kirchlichen Bereich der karitative Gedanke und die damit verbundene intrinsische Motivation in den Vordergrund gestellt werden. Die Geschäftsführung rechnet ganz konkret damit, dass eine Pflegekraft freiwillig solange bleibt, bis der Patient ordentlich versorgt ist. Die gehen nicht eher nach Hause und gehen sehr stark über so manche psychische und physische Grenze hinaus" (PPK2).

Die Ergebnisse des Exkurses ergeben darüber hinaus, dass die Möglichkeit anderen Menschen zu helfen im Krankenhaus, d.h. über beide Krankenhaustypen und Berufsgruppen hinweg, die stärkste Beziehung zum Auftreten von intrinsischer Motivation innehat.

5.6.3 Normative Regeln

Für die Säule normativer Regeln zur Legitimation von Handeln kann bestätigt werden, dass eine Organisationskultur, die durch die Merkmale Teamorientierung und Entwicklungsfähigkeit gekennzeichnet ist, einen Einfluss auf den Wissenstransfer im Krankenhaus hat (H3).

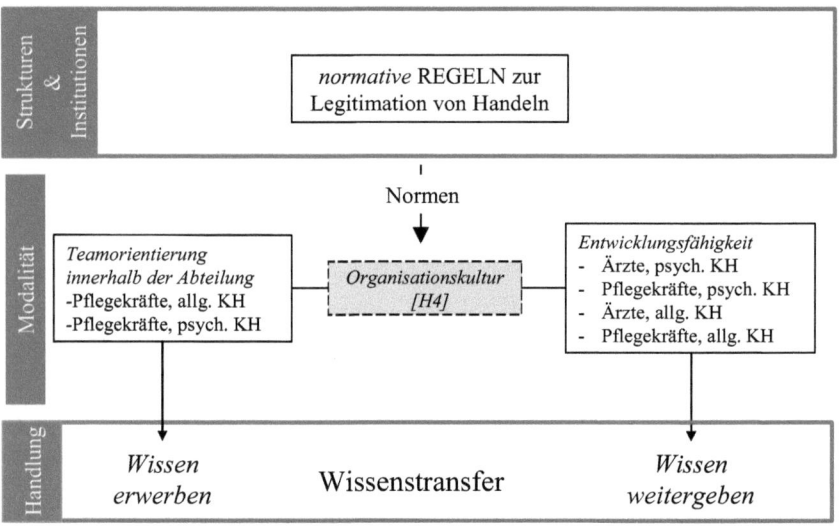

Abbildung 41: Normative Regeln zur Legitimation von Handeln.

Der Bereich der Teamorientierung innerhalb der eigenen Abteilung hat dabei einen positiven Einfluss auf den Erwerb von Wissen bei Pflegekräften in allgemeinen und psychiatrischen Krankenhäusern. Die Ausbildung und weniger die Organisation an sich führt zur Entwicklung organisationaler Normvorstellungen.

„In der Pflege hat man ein Teamgefühl im klassischen Sinn. Man entwickelt dort wirklich gemeinsam Lösungen anhand von konkreten Problemen" (PPK1).

Diskussion 267

Im Hinblick auf die erlebte Entwicklungsfähigkeit sticht der Unterschied zwischen den allgemeinen und psychiatrischen Krankenhäusern hervor. In allgemeinen Krankenhäusern besteht bei beiden Berufsgruppen ein negativer Zusammenhang zur Wissensweitergabe, wohingegen der Zusammenhang in psychiatrischen Krankenhäusern positiv ist. Für dieses unerwartete Ergebnis bezüglich allgemeiner Krankenhäuser gibt es zwei Erklärungsansätze. Erstens gestaltet sich durch die Umsetzung des DRG-Systems in allgemeinen Krankenhäusern die Sicherstellung der Weiterbildung des ärztlichen Nachwuchses immer schwieriger.

„Sagen wir mal so, wenn eine Minute im OP Kosten in Höhe von 13 Euro verursachen und ich als erfahrene Kraft eine Stunde für einen Eingriff benötige, benötige ich fast das Doppelte an Zeit, um eine unerfahrene Kraft während der OP auszubilden. Ich verursache aber auch das Doppelte an Kosten, die ich durch die, in den DRGs festgelegen OP-Minuten, nicht abgerechnet bekomme" (AAK1).

Die Einführung der DRGs hat aber noch weitere Nebeneffekte: Krankenhäuser sind darum bemüht immer mehr „Fälle" durchzuschleusen, um der Output-Steuerung gerecht zu werden. Das hat zur Folge, dass Patientinnen und Patienten möglichst schnell aus dem Krankenhaus entlassen werden sollen (Stichwort „blutige Entlassungen"), um die Fallzahl entsprechend zu erhöhen und das bei einer immer älteren Patientenstruktur aufgrund der demografischen Veränderungen.

Zweitens ist dieser Unterschied neben dem Kostenfaktor auch auf kulturelle Differenzen zurückzuführen, die eine Pflegekraft folgendermaßen illustriert:

„In der Psychiatrie wendet man wesentlich mehr Zeit auf, miteinander zu kommunizieren. Man ist auch selbstkritischer und aktiver, zum Beispiel fordern die Mitarbeiter in der Pflege selbst organisiert eine Fortbildung zu einem bestimmten Thema. In der Somatik wird eher abgewartet bis jemand von einer höheren Hierarchieebene sagt: Am soundsovielten wird es eine Weiterbildung geben, weil wir dieses oder jenes Defizit haben" (PPK1).

Schon hier wird deutlich, dass allgemeine Krankenhäuser in der Regel hierarchischer organisiert sind als psychiatrische Krankenhäuser. Darüber hinaus wurden in den Interviews die statusorientierten Differenzen nicht nur zwischen den beiden Berufsgruppen Ärzteschaft und Pflegekräfte, wie man später noch sehen wird, sondern auch zwischen den verschiedenen Abteilungen innerhalb des Krankenhauses betont. Je spezialisierter die Fachbereiche und Aufgabengebiete sind, umso schwieriger ist deren Akzeptanz bezüglich anderer Fächer. Dies gilt zum einen für den Bereich der Psychiatrie:

> „Wir als Psychiater haben es manchmal schwieriger als andere, was unser Ansehen angeht. Wir heilen die Seele der Menschen. Diese Prozesse sind von Außenstehenden nur sehr schwer zu beurteilen, was sich wiederum auf unsere Anerkennung als medizinisches Fach auswirkt" (APK1).

Zum anderen gilt dies besonders für das Ansehen einzelner Abteilungen in allgemeinen Krankenhäusern. Hier zeigen sich interessante Differenzen:

> „Zum Beispiel hat die Chirurgie Probleme Internisten zu akzeptieren. Chirurgen greifen in akuten Notsituationen ein und ein Erfolg ist sehr schnell sichtbar. Man denke nur an eine Blinddarmoperation, dem Patienten geht es direkt nach der OP schon deutlich besser. Internisten sind eher die Tüftler und man weiß nicht genau, was die so machen. Also gerade die schneidenden Fächer, wie die Herz- oder Neurochirurgie genießen insgesamt ein hohes Ansehen" (PPK2).

> „Wir als Anästhesisten verstehen uns als Hausärzte der Patienten, weil wir, wie kein anderes Fach, den Patienten in seiner Ganzheit betrachten. Wir müssen für jeden Patienten die geeignete Methode und die passende Medikation auswählen, weil jeder Patient mit seinen Besonderheiten individuell behandelt werden muss. Wenn jemand Diabetes und eine Medikamentenunverträglichkeit hat, dann muss ich das bei der Narkose genauestens beachten" (AAK2).

Die Statusdifferenzen zwischen den Abteilungen werden in allgemeinen Krankenhäusern überdies durch die Kleidung sichtbar nach außen getragen.

> „Im [allgemeinen] Krankenhaus lässt selbst das Äußere Rückschlüsse auf die Abteilung zu, in der man tätig ist. Die Leute vom OP laufen zum Beispiel in grün, die Anästhesie in blau durch die Gegend" (PAK1).

Dagegen ist es in vielen Abteilungen in psychiatrischen Krankenhäusern häufig so, dass man Patientinnen und Patienten von Ärztinnen und Ärzten und Pflegekräften kaum unterscheiden kann, da sie keine weißen Kittel tragen, sondern ‚in Zivil' arbeiten.

„Wenn sie als externe Person bei uns eine Station betreten, dann können sie als Externe nicht erkennen, wer hier der Arzt und wer der Patient ist." (APK2)

Im Rahmen der quantitativen Befragung war es aufgrund der potentiellen Gefahr der Reanonymisierung nicht möglich, abzufragen, aus welchen Fachabteilungen die befragten Ärztinnen bzw. Ärzte und Pflegekräfte stammen. Insbesondere die Personal- und Betriebsräte hatten ihre Bedenken dagegen angemeldet. Die Ergebnisse der quantitativen Befragung zeigen immerhin Differenzen zwischen allgemeinen und psychiatrischen Krankenhäusern. Zumindest in dieser groben Unterscheidung von Fachrichtungen (allgemein versus psychiatrisch) wird deutlich, dass die einzelnen Fachrichtungen sich bei den Faktoren unterscheiden, die den Wissenstransfer unterstützt. Illustriert wurde dies auch durch die Art und Weise, wie mit Patientinnen und Patienten und deren Angehörigen umgegangen wird.

„In der Psychiatrie wendet man wesentlich mehr Zeit auf, miteinander zu kommunizieren. In den Behandlungsprozess werden – anders als in den Fächern der Somatik – auch die Angehörigen kompetent miteinbezogen. Das Patientengespräch in der Somatik ist in der Regel sehr fachbezogen" (APK1).

Andererseits betont die Ärztin eines allgemeinen Krankenhauses die Wichtigkeit, dass man durch eine gewisse Fachbezogenheit störende Faktoren ausblenden kann und muss.

„Persönliche Aspekte müssen im Prozess der Arbeit völlig außen vor bleiben, d.h. alle störenden Kontextfaktoren werden ausgeblendet und man konzentriert sich beim Arbeiten voll und ganz auf sein Fach. Ich hab zum Beispiel mit meinem Nachbarn vor Gericht gestanden und trotzdem hab ich ihm eine ordentliche Narkose verabreicht" (AAK2).

5.6.4 Autoritative Ressourcen

Betrachtet man den Einfluss von Ressourcen auf den Transfer von Wissen, so kann bestätigt werden, dass formale Besprechungen in allgemeinen Krankenhäusern bei beiden Berufsgruppen und im Fall von psychiatrischen Krankenhäusern bei Pflegekräften einen positiven Einfluss auf die Weitergabe von Wissen haben (H5).

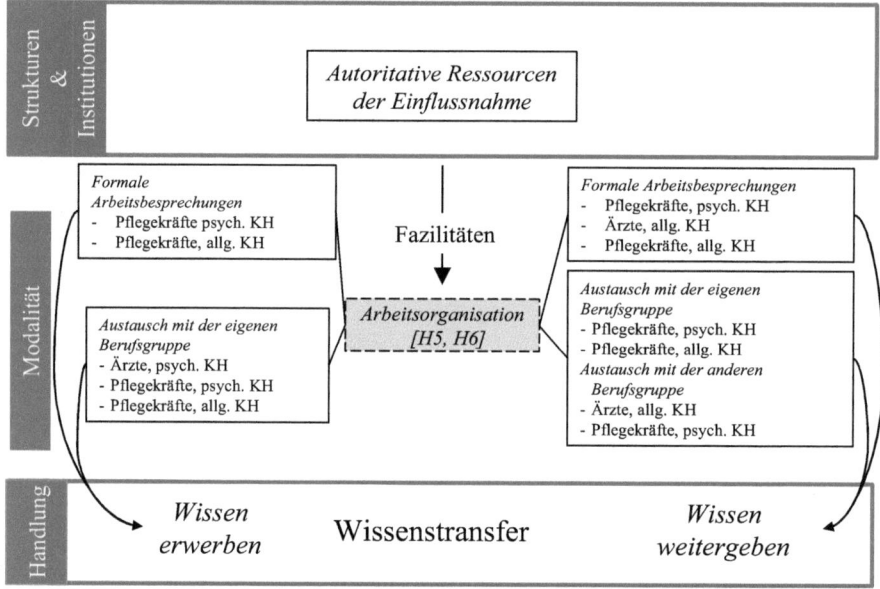

Abbildung 42: Autoritative Ressourcen der Einflussnahme.

Dies ist vor allem auf den Schichtbetrieb zurückzuführen, der eine fest institutionalisierte Übergabe zwischen jeder Schicht erfordert.

„Morgens in der Frühbesprechung erfolgt die Übergabe vom Nachtdienst an den Tagesdienst und man hält eine kleine Vorschau für den nächsten Tag. In der Nach-

Diskussion 271

mittagsbesprechung erfolgt wiederum die Übergabe an die Nachtdiensthabenden" (AAK2).

Interessant ist, dass bei den Ärztinnen und Ärzten formale Arbeitsbesprechungen keinen Einfluss auf den Wissenserwerb haben und der Wert bei Pflegekräften in psychiatrischen Krankenhäusern sogar negativ ausgeprägt ist. Ein möglicher Erklärungsansatz liegt darin, dass in formalen Besprechungen häufig organisatorische Dinge beredet werden und diese nicht unter dem Gesichtspunkt Wissenserwerb betrachtet werden.

„Bei Übergaben beispielsweise werden häufig Dinge angesprochen, die nicht neu sind" (AAK1).

Weiterhin ist interessant, dass informelle Möglichkeiten in Form von Pausen weder Einfluss auf die Wissensweitergabe noch auf den Wissenserwerb haben. In der Praxis wurde argumentiert, dass durch die immer stärker werdende Arbeitsdichte Pausen eine immer geringere Bedeutung haben.

„Häufig trinkt man seinen Kaffee während der Übergabe" (AAK1).

„Früher da gab es mittags den Chirurgentisch und ein Ärztecasino, heute hat man gar keine Zeit mehr für ein gemeinsames Mittagessen" (AAK2).

Die zu erledigenden Arbeitsaufträge sind bei zunehmender Personalknappheit so dicht aneinandergereiht, dass keine Pausen mehr möglich sind. Zum Teil werden Störungen im Organisationsablauf als Erleichterung empfunden, weil sie unverhofft Freiräume verschaffen. Auch in den ausgefüllten Fragebögen wird das Problem der Zeitknappheit bzw. mangelnden Möglichkeiten sich in Pausen auszutauschen deutlich (s. Abb. 43 bzw. 44):

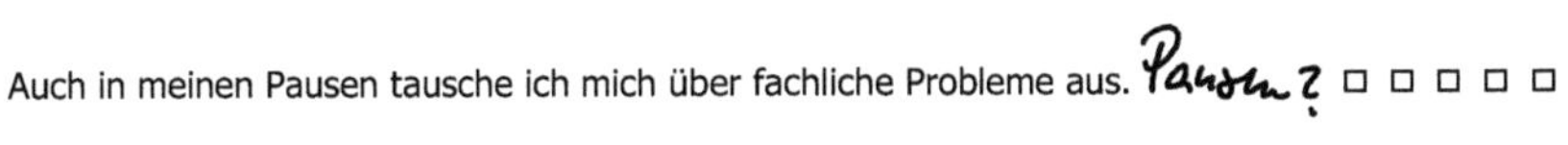

Auch in meinen Pausen tausche ich mich über fachliche Probleme aus. *Pausen?* ☐ ☐ ☐ ☐ ☐

Abbildung 43: Ausschnitt aus dem Fragebogen, Arzt (50 Jahre), allgemeines Krankenhaus.

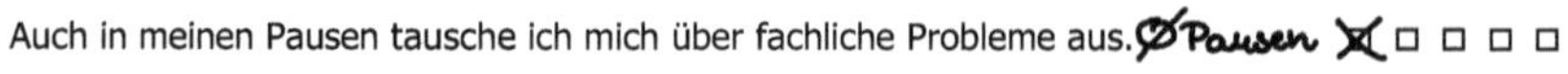

Auch in meinen Pausen tausche ich mich über fachliche Probleme aus. ⌀ Pausen ☒ ☐ ☐ ☐ ☐

Abbildung 44: Ausschnitt aus dem Fragebogen, Ärztin (33 Jahre), allgemeines Krankenhaus.

Ebenfalls bestätigt werden kann für Pflegekräfte in beiden Krankenhaustypen sowie für ärztliches Personal in psychiatrischen Krankenhäusern die Hypothese, dass der Erwerb von Wissen vornehmlich innerhalb der eigenen Berufsgruppe stattfindet (H6). Für Pflegekräfte in allgemeinen und psychiatrischen Krankenhäusern trifft dieser Zusammenhang auch auf die Weitergabe von Wissen zu. Für letztere sogar auch unerwartet im Hinblick auf den Austausch mit der Ärzteschaft. Doch scheinen hier normative Regeln ebenfalls einen Einfluss auf die Arbeitsorganisation zu haben.

> „Man versteht sich in der Psychiatrie einfach statusübergreifend als Team, Fallbesprechungen finden beispielsweise statusübergreifend statt. Da gibt es keine großen Hemmschwellen, sich auszutauschen" (PPK2).

Unerwartet war zunächst das Ergebnis, dass ein stark signifikanter Zusammenhang zwischen dem Austausch mit Pflegekräften und der Weitergabe von Wissen bei Ärztinnen und Ärzten in allgemeinen Krankenhäusern besteht. Wirft man jedoch einen genauen Blick auf die Gestaltung der Aufgabenteilung, so wird deutlich, dass die Ärzteschaft in der Regel qua Status anordnet, was die Pflege an Behandlung auszuführen hat (s.o.).

> „Meistens ist es so, dass die Ärzte die Therapie anordnen und die Pflege nur noch ausführt" (PAK2).

5.6.5 Allokative Ressourcen

In Bezug auf die Nutzung allokativer Ressourcen wurde vermutet, dass durch die eingeschränkte Verfügbarkeit die Nutzung bei den Pflegekräften geringer ist, doch das Gegenteil ist der Fall. Gerade für den Erwerb von Wissen sind digitale intranetbasierte Medien für diese Berufsgruppe wichtig.

Verschiedene Gründe führen zu diesem Ergebnis. Zum einen wird die Eingabe von Daten vom ärztlichen Personal an die Pflege delegiert.

„Häufig wird die Eingabe von Patientendaten an die Pflege delegiert. Angefangen von Eingaben über die Patientenaufnahme bis zur Eingabe der Daten zur Patientenentlassung" (PAK1).

„Hier kann es sich nur um eine Momentaufnahme handeln. In Zukunft werden die Unterstützungsmöglichkeiten durch IT immer wichtiger. Ein Manko ist derzeit, dass die EDV nicht an den Prozessen im Krankenhaus orientiert ist. Hier wird an der Wirklichkeit vorbeiprogrammiert. Die Abläufe werden durch die EDV häufig verlangsamt. Da frag ich mich: was ist schneller als mein Hirn – nichts! Viele Aufgaben, z.B. die Anmeldungen zum EKG oder Röntgen, werden allerdings derzeit auch von den Ärzten an die Pflegekräfte übertragen" (AAK1).

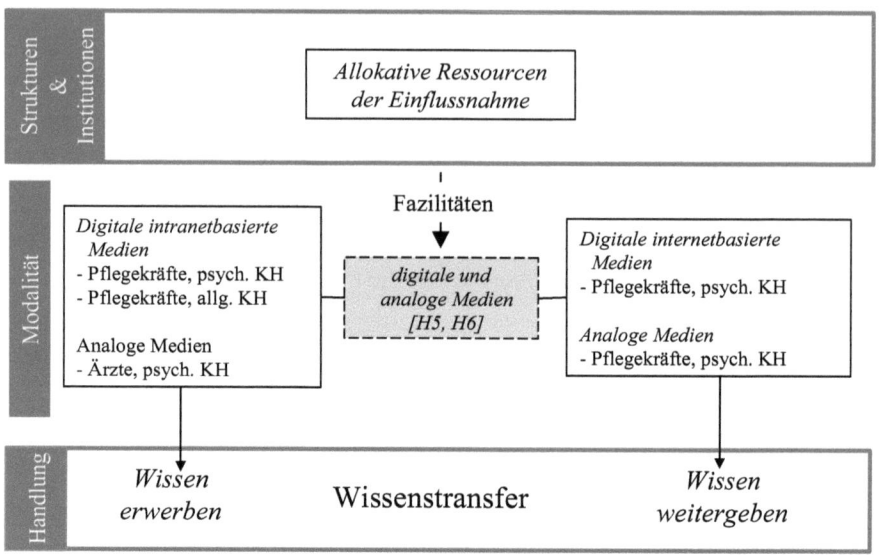

Abbildung 45: Allokative Ressourcen der Einflussnahme.

Zum anderen bilden die im Intranet hinterlegten Pflegestandards die Grundlage für die originäre pflegerische Arbeit.

> „Das Intranet wird bei uns in der Pflege häufig dazu genutzt, um sich über spezielle Pflegestandards zu informieren. Auch die Arbeitsablaufplanung ist im Intranet bei der Pflege hinterlegt. Diese Möglichkeit wird aktiv genutzt, weil zum Beispiel in der Patientendokumentation auf die Nutzung der im Intranet verfügbaren Pflegestandards hingewiesen wird" (PAK2).

Darüber hinaus stellt der Einsatz digitaler allokativer Ressourcen tatsächlich eine Ressourcenfrage im klassisch ökonomischen Sinn dar:

> „Viele medizintechnische Geräte können nur mit großer Mühe und mit viel Geld schnittstellenkompatibel gemacht werden. Die Geräteausstattung ist in den Krankenhäusern sehr inhomogen. Darüber hinaus sind Schweigepflichtaspekte und die Gerichtstauglichkeit noch ungelöst. Insgesamt entstehen durch die voranschreitende

Computerisierung ungeheure Zusatzkosten technischer und personeller Art."
(AAK2)

In psychiatrischen Krankenhäusern haben papierförmige Medien nach wie vor einen Einfluss auf den Transfer von Wissen. Hier vollzieht sich einerseits die Umstellung auf computerbasierte Interaktion langsamer als in den allgemeinen Krankenhäusern, welche dazu gezwungen sind die DRG-Richtlinien umzusetzen. Andererseits ist die Lektüre von Fachliteratur in Papierform für die Arbeit des ärztlichen Personals in psychiatrischen Krankenhäusern enorm wichtig.

„Ich halte mich hauptsächlich mit Fachliteratur und Zeitschriften auf dem Laufenden über mein Spezialgebiet. Da gibt es momentan noch keine wirkliche Alternative" (APK2).

5.6.6 Geschlecht

Als Kontrollvariable wurde die Dimension Geschlecht in die Schätzung der Regressionsmodelle aufgenommen. Es besteht ein signifikanter Zusammenhang für die männlichen Pflegekräfte und Ärzte in allgemeinen Krankenhäusern bezüglich der Weitergabe von Wissen.

In den allgemeinen Krankenhausdaten wurde deutlich, dass in der Ärzteschaft mehr Männer (62%) als Frauen tätig sind. Die anfangs skizzierte Entwicklung der aktuellen Studierendenzahlen, bei der sich das Verhältnis von Männern zu Frauen seit Mitte der 1990er Jahre gewendet hat, spiegelt sich (noch) nicht in der Personalbesetzung der Krankenhäuser und schon gar nicht in der Besetzung von Führungspositionen im Krankenhaus wider. Für Metz-Göckel und Nyssen (1990) beruht die Unterrepräsentanz von Frauen in Macht- und Führungspositionen auf der geschlechtlichen Arbeitsteilung, welche das, von einer Hierarchie gekennzeichneten, modernen Geschlechterverhältnis widerspiegelt. Bereits in ihrer Studie bilanzieren Metz-Göckel und Müller (1987), dass die historisch gesehen bestausgebildete Generation junger Frauen auf relative schlechte Arbeitschancen trifft (Metz-Göckel/Müller 1987: 232). Buddeberg-Fischer (2001) macht für die Unterrepräsentanz von Frauen in Chefarztpositionen darüber hinaus den Einfluss von nicht ausgesprochenen Stereotypen verantwortlich: „Aus der Sozialpsychologie ist bekannt, dass Geschlechterstereotype die Wahrnehmung von sich selbst und vom anderen Geschlecht beeinflussen, und zwar in der Weise, dass sich Männer in der Regel in ihrer Kompetenz über- und Frauen unterschätzen" (Fischer 2001: 1841). Die männlichen Kollegen in den psychiatrischen Krankenhäusern haben allerdings eine andere Selbstwahrnehmung. Die geschlechtsspezifische Wahrnehmung bezüglich des Wissenstransfers, insbesondere der Weitergabe von Wissen, scheint daher eher auf der organisationalen Ebene verortet zu sein. Auch männliche Pflegekräfte in allgemeinen Krankenhäusern haben eine andere Selbstwahrnehmung als ihre Kollegen in der psychiatrischen Pflege.

Der Zusammenhang für die Weitergabe von Wissen, wurde in den fokussierten Interviews für männliche Pflegekräfte bestätigt. Zur Erklärung verwies eine Interviewpartnerin auf die bereits oben kurz skizzierten historischen Zusammenhänge im Bereich der Pflege. Bis Mitte der 1970er Jahre war die Pflege in allgemeinen Krankenhäusern vornehmlich weiblich. Männer waren in der Pflege nur selten anzutreffen. Falls doch, dann verrichteten sie in der Regel Schwerstarbeit auf den Stationen.

> „Sie waren hauptsächlich für Spezialaufgaben zuständig, beispielsweise mussten sie Leichen in die Kühlboxen im Untergeschoss bringen, männliche Patienten auf die Pötte heben oder sie mussten in der Urologie Katheder bei männlichen Patienten legen" (PAK2).

Mit dem Einzug der Männer in die Pflege verbesserten sich die Arbeitsbedingungen. Neben einer besseren Bezahlung, wurden die Arbeitszeitbedingungen für die Pflege verbessert, indem Schichtsysteme in den Krankenhäusern eingeführt wurden. „1970 war die Arbeitszeit für das Pflegepersonal noch unterschiedlich geregelt, es gab in manchen Häusern noch Arbeitsverträge mit 52 Wochenstunden. Erst 1974 erfolgte die allgemeine Angleichung der Arbeitszeit an den öffentlichen Dienst" (Bartholomeyczik 1993: 86). Ein weiteres Beispiel zu den damaligen Arbeitsbedingungen erzählt eine befragte Ärztin:

> „Früher, also in den Jahren 1964 bis 1966 habe ich im St. Georg Krankenhaus in Leipzig noch erlebt, dass die Stationsschwester Ellen eine Wohnung auf der Station 6 III hatte. Sie wohnte auf der Station, hatte dort ein Wohnzimmer, Küche usw. und war das Gedächtnis der Station. Da brauchte man kaum Übergaben" (AAK2).

Von allen Interviewpartnern wurde darüber hinaus dieses Ergebnis so interpretiert: Bei männlichen Pflegekräften handelt es sich um besondere Typen, die häufig Spezialdienste in hoch technisierten Bereichen, z.B. in der Intensivpflege oder OP-Pflege übernehmen.

> „Meistens sind das besondere Typen. Am besten lassen die sich als beflissen, eifrig und überbetont engagiert charakterisieren" (AAK1).

> „Für mich als Ärztin sind die Pfleger auch eher für Spezialaufgaben und weniger für Routineaufgaben zu gebrauchen" (AAK2).

Eine der befragten Pflegekräfte illustriert dies mit einem konkreten Beispiel:

> „Zum Beispiel ist ein Pfleger hier im Krankenhaus Experte auf dem Gebiet von drei verschiedenen Beatmungsformen. Er ist in diesem Bereich auch weitaus auf einem höheren Niveau als die Ärzte. Jetzt hat der Kollege vom Chefarzt eine Einladung bekommen, auf einer ärztlichen Veranstaltung einen Vortrag über die Beatmungstechniken zu halten. Das ist der absolute Ritterschlag für einen Pfleger. Aber bei aller Technikverliebtheit - manchmal bleibt da bei den männlichen Kollegen einfach die Menschlichkeit auf der Strecke, weil der Patient von der Technik in den Hintergrund gerückt wird. Frauen haben da eher den Patienten im Blick. Der Patient als Mensch bleibt bei manchen Pflegern völlig außen vor. Dabei ist die Beatmungsmaschine ohne den Patienten völlig sinnlos!" (PAK2).

Männliche Pflegekräfte erarbeiten sich – in meist technischen Fragen – Expertise. Sie wollen dann auch als Experten gesehen werden und scheinen daher insgesamt ein größeres Bedürfnis zu haben, ihr Fachwissen weiterzugeben als weibliche Pflegekräfte. In verschiedenen Studien konnte in der Tat nachgewiesen werden, dass Männer im Bereich der Pflege in Leitungspositionen und in angesehene Spezialgebieten drängen (z.B. Williams 1995; Porter-O'Grady 1995; Evans 1997; Weber 2005). Zum Teil wird dies allerdings auch der männlichen Physis zugeschrieben: „In certain specialities, such as psychiatric and orthopedic nursing, there may be a preference due to their presumably superior physical strength, which is needed to restrain and/or move patients" (Williams 1995: 64). Unbestreitbar ist die Tatsache, dass Pflegearbeit Schwertsarbeit ist. Eine Pflegekraft beschreibt diesen Umstand folgendermaßen:

> „Da ist man schon froh, wenn da eine starke Hand mit anpackt" (PAK1).

Interessanterweise aber haben männliche Pflegekräfte in der Psychiatrie im Gegensatz zu ihren Kollegen eine andere Selbstwahrnehmung bei der Weitergabe von Wissen, obwohl der Anteil von Männern in der psychiatrischen Pflege höher ist, als der in allgemeinen Krankenhäusern.

Die geschlechtsspezifische Wahrnehmung scheint daher eher der organisationalen Ebene, d.h. psychiatrische Krankenhäuser versus allgemeine Krankenhäuser, als den berufsgruppenspezifischen Merkmalen zuzuschreiben zu sein.

6 Schlussfolgerungen

Bevor ich auf die inhaltlichen Schlussfolgerungen eingehe, möchte ich methodisch betrachtet zwei Aspekte besonders hervorheben.

1. Der hypothesengeleitete Forschungsansatz wurde durch die Wahl des Forschungsdesigns als Mixed Method Design nicht nur quantitativ untersucht, sondern durch explorative und erklärende Forschungssequenzen sinnvoll ergänzt.
2. Die zugrunde gelegte Forschungsheuristik, welche durch die Theorieintegration des Neoinstitutionalismus im Sinne von Scott (2001) und der Strukturationstheorie (Giddens 1984) entwickelt wurde, erwies sich als angemessenes Instrument, um mit einem soziologischen Blick die verschiedenen institutionellen und strukturellen Einflussfaktoren im Krankenhaus zu identifizieren, die auf das Handeln von Akteuren im Hinblick auf den Transfer von Wissen wirken.

Neben der großen Schnittmenge beider Ansätze, liegt die entscheidenden Ergänzungen im Einbezug der individuellen Handlungsebene sowie im Einbezug des Ressourcenaspektes für neoinstitutionalistische Überlegungen und in der Erweiterung durch ein regulatives Elements für die strukturationstheoretischen Überlegungen.

In der Tat können durch die Integration der beiden Theorien Einflussfaktoren klassifiziert werden, die ansonsten ausgeblendet geblieben wären. Darüber hinaus ermöglicht die gewählte Forschungsheuristik eine ausgewogene Betrachtung der beiden Theoriediskurse. Diese sind einerseits schwerpunktmäßig im Diskurs der Krankenhausforschung, insbesondere der Krankenhaussoziologie, und andererseits im Diskurs zum Wissenstransfer zu verorten.

Die inhaltlichen Schlussfolgerungen orientieren sich daher an den beiden theoretischen Diskursen, die dieser Arbeit zugrunde liegen. Zu klären sind daher die folgenden Fragen: Welche Bedeutung haben die Ergebnisse

1. für den krankenhaussoziologischen Diskurs sowie
2. für dem Wissenstransferdiskurs?

6.1 Krankenhaussoziologischer Diskurs

Im Hinblick auf die hier vorliegende Studie, hat es sich gelohnt, einen neoinstitutionalistischen Blick auf die Organisation Krankenhaus zu werfen. Wurden in der Vergangenheit psychiatrische Krankenhäuser, wie bereits oben beschrieben, meist aus krankenhaussoziologischen Untersuchungen ausgeschlossen, so konnten im Rahmen dieser Studie erstmals vergleichende Ergebnisse für die beiden Krankenhaustypen erzielt werden. Darüber hinaus wurden Krankenhäuser in der Vergangenheit hauptsächlich mit qualitativen, d.h. ethnomethodologischen Methoden erforscht. Der hier gewählte methodische Ansatz ermöglicht aufgrund der quantitativ gewonnenen Daten, die seltene Gelegenheit einen fundierten Vergleich und eine Generalisierbarkeit der Ergebnisse für die Organisation Krankenhaus vorzunehmen.

Die gewonnen Daten lassen darüber hinaus einen zweidimensionalen Vergleich hinsichtlich des Handelns in Krankenhäusern zu. Es ergeben sich daher Faktoren

1. auf der organisationalen Ebene durch einen Vergleich der Ergebnisse für die psychiatrischen und allgemeinen Krankenhäusern und
2. auf der Akteursebene durch die Zugehörigkeit zur Berufsgruppe (Ärzteschaft bzw. Pflegekräfte) in beiden Krankenhaustypen.

Auf der organisationalen Ebene unterscheiden sich psychiatrische Krankenhäuser und allgemeine Krankenhäuser zunächst einmal in kultureller Hinsicht, insbesondere was die wahrgenommene *Entwicklungsfähigkeit* betrifft. In allgemeinen Krankenhäusern besteht für beide Berufsgruppen ein negativer Zusammenhang zur Wissensweitergabe, wohingegen dieser Zusammenhang in psychiatrischen Krankenhäusern positiv ist. Verantwortlich gemacht wurden dafür externe Faktoren (z.b. DRGs in allgemeinen Krankenhäusern, Personalknappheit, Arbeitsverdichtung) und interne Faktoren (z.b. gelebte Teamorientierung). Die *Teamorientierung* ist in psychiatrischen Krankenhäusern stärker ausgeprägt als in allgemeinen Krankenhäusern. Darüber hinaus sind allgemeine Krankenhäuser in der Regel hierarchischer organisiert als psychiatrische Krankenhäuser, was sich wiederum auf das Interaktionsverhalten der beiden unterschiedenen Berufsgruppen auswirkt. Auch hier hat Siegrist (1978) schon sehr früh auf hierarchiebedingte Ursachen der Informationsasymmetrie in allgemeinen Krankenhäusern aufmerksam gemacht: „So sind Stations- und Zweitschwestern über medizinische Maßnahmen bei Patienten beinahe exklusiv dadurch informiert, das der Arzt „von sich aus" ihnen diese Angaben macht (50% der Nennungen), oder aber, daß sie den Arzt fragen (75% der Nennungen) […] Untere Ränge geben zwar gelegentlich auch an, den Arzt fragen zu können, beschränken sich jedoch in der Mehrzahl der Fälle auf Fragen an die Pflegespitze oder auf bestimmte Möglichkeiten des Nachlesens […] Die unterschiedliche Wissensverteilung ist […] eine Folge durch positionelle Zuweisungen von Arbeitsaufgaben angelegten Hierarchisierungstendenzen auf Station" (Siegrist 1978: 84). Daran – so muss an dieser Stelle ebenfalls konstatiert werden – hat sich auch 30 Jahre später nicht viel geändert. Im Gegensatz zu Deutschland ordnet in den USA und Großbritannien beispielsweise nicht die Ärzteschaft die Pflege an, sondern die Pflege selbst. Da darüber hinaus das Chefarztprinzip in anderen Ländern nicht in dem Maß existiert, wie in Deutschland, wäre hier ein Vergleich auf internationaler Ebene interessant, um den Einfluss von *Status* und Hierarchie auf den Wissenstransfer zwischen und innerhalb der Berufsgruppen vergleichen zu können. Dieser arbeitsorganisatorische Rahmen besitzt, wie die Ergebnisse dieser Studie zeigen, einen großen Einfluss auf das Handeln der Akteure im Krankenhaus.

Auf der Akteursebene ist festzuhalten, dass Dienstübergaben der Pflegekräfte und der Ärzteschaft in allgemeinen Krankenhäusern nach wie vor vorwiegend unabhängig voneinander stattfinden. Dieser mangelnde Wissenstransfer wirkt sich häufig negativ auf die Arbeit an den Patientinnen und Patienten aus. Obwohl Pflegekräfte oftmals über die sozialen Befindlichkeiten ihrer Patientinnen und Patienten sehr genau Bescheid wissen, führt dieses Wissen bei der ärztlichen Therapieentscheidung in der Regel kaum zur Geltung (Vogd 2004).

Ein weiterer Punkt, welcher die Arbeitsorganisation betrifft und sich auf der Akteursebene widerspiegelt, sind die unterschiedlichen Zugangsmöglichkeiten zu *technischen Ressourcen*. Pflegekräfte haben geringere Zugangsmöglichkeiten zu diesen Ressourcen, nutzen diese aber stärker. Schär (2003) weist zwar darauf hin, dass besonders im Tätigkeitsfeld der Pflegenden Informationen schwer formalisierbar sind, dennoch, so ein weiteres Ergebnis der Untersuchung, macht die Berufsgruppe der Pflegenden stärkeren Gebrauch von diesen computerbasierten Kommunikationsmedien. Insbesondere für den Erwerb von Wissen hat sich die Nutzung computerbasierter Medien, z.B. in Form hinterlegter Pflegestandards, institutionalisiert. Auch hier ergeben sich weitere Forschungsmöglichkeiten. Wie Heath et al. (2003) in ihrem überblicksartigen Artikel schon bemerkten, steckt die die soziologische Forschung trotz Zunahme des Einsatzes von Informations- und Kommunikationstechnologien im Krankenhausalltag, nach wie vor erst am Anfang.

Ebenfalls vernachlässigt wurden motivationale Aspekte der Akteure im Krankenhaus. Hier geben die empirischen Ergebnisse des Exkurses erste Hinweise auf die besondere Motivationslage der Ärzteschaft und der Pflegekräfte. Die Möglichkeit durch den Beruf andere Menschen kennen zu lernen stellt beispielsweise nur für die Berufsgruppe der Pflegekräfte in psychiatrischen und allgemeinen Krankenhäusern einen motivierenden Aspekt dar. Für die Ärzteschaft besitzt dieser Aspekt keinerlei Relevanz. Für beide Berufsgruppen hingegen und über beide Krankenhaustypen hinweg hat der karitative Aspekt, d.h. die Möglichkeiten anderen Menschen durch den Beruf zu helfen, einen positiven Einfluss auf die Auftretenswahrscheinlichkeit von intrinsischer Motivation. Bislang gibt es zum Auftreten karitativer Motivation bis auf wenige Ausnahmen kaum empirische Untersuchungen (z.B. Bartholomeyczik 1991, 1993), so dass weitere Forschung zur Untermauerung dieser Ergebnisse erforderlich wäre. Besonders interessant scheint im Hinblick auf die Aussagen der interviewten Pflegekräfte die Frage, wo die Grenze zwischen einer positiv veranlagten karitativen Motivation und einem eher krankhaft ausgeprägtem Helfersyndrom liegt, was sicherlich auch persönlichkeitsgebunden ist.

Ferner haben sich geschlechtsspezifische Differenzen auf der Akteursebene im Bereich der Pflege ergeben. Frauen orientieren sich in ihren moralischen Urteilen, in ihrem Denken und Fühlen an anderen Wertmaßstäben als Männer (vgl. Kunert-Zier 2005: 38). Dies scheint sich auf ihr berufliches Handeln, insbesondere, was die Verantwortung und Fürsorge für andere angeht, niederzuschlagen. Für weibliche Pflegekräfte stellt die Geschlechtszugehörigkeit einen Zusammenhang zu intrinsischer Motivation dar. Ein ebenso signifikanter Zusammenhang besteht darüber hinaus auf der organisationalen Ebene für die männlichen Pflegekräfte und Ärzte in allgemeinen Krankenhäusern bezüglich der Weitergabe von Wissen. Auch hier lassen sich weitere interessante Forschungsfragen ableiten, z.B. welchen Einfluss der Trend zur Vermännlichung der Pflege bzw. der Verweiblichung der Ärzteschaft auf die Arbeitsprozesse im Krankenhaus hat. Darüber hinaus müsste geprüft werden, ob die geschlechtsspezifische Wahrnehmung auf organisationale Merkmale oder eher auf berufsgruppenspezifische Merkmale zurückzuführen ist.

Leider konnte aufgrund der potentiellen Gefahr der Reanonymisierung im Rahmen dieser Studie nicht auf die abteilungsspezifischen Unterschiede in den Krankenhäusern eingegangen werden. Denn neben den berufsgruppenspezifischen Unterschieden verfügt das Krankenhaus über weitere informelle Rang- und Prestige-Systeme. Über den in der Literatur bereits aufgezeigten allgemeinen Standesdünkel (Rohde 1974; Siegrist 1978, Vogd 2004) haben die Interviewpartner weitere Einflussfaktoren bezüglich des Transfers von Wissen angedeutet. Hier ergibt sich weiterer Forschungsbedarf, beispielsweise ob die fachspezifischen kulturellen Unterschiede zwischen den einzelnen Disziplinen im Krankenhaus einen Einfluss auf den Transfer von Wissen innerhalb und außerhalb dieser Akteursgruppen haben.

Festzuhalten bleibt, dass die Ergebnisse dieser Studie nahe legen, dass im Rahmen zukünftiger Forschung zum Thema Krankenhaus darauf geachtet werden sollte, stärker als bisher Einflussfaktoren auf der Akteursebene und der Organisationsebene zu differenzieren.

6.2 Wissenstransferdiskurs

In der Vergangenheit wurde vor allem zu den Voraussetzungen und Barrieren des intraorganisationalen und interorganisationalen Wissenstransfers geforscht. Der Ausgangspunkt der Untersuchung zu den Voraussetzungen des Wissenstransfers im Krankenhaus basierte auf folgenden zentralen Annahmen:

1. Der Wissenstransfer innerhalb von Organisationen ist immer auf der Handlungsebene von Individuen angesiedelt.
2. Der Wissenstransfer umfasst die Prozesse der Wissensverbreitung und des Wissenserwerbs.
3. Die Prozesse des Wissenstransfers können dabei sowohl implizit als auch explizit erfolgen.

Im empirischen Teil dieser Arbeit ist der Wissenstransfer immer als der von der befragten Person *wahrgenommene* Wissenstransfer operationalisiert worden. Denn nur die befragte Person selbst kann entscheiden, ob sie etwas gelernt, d.h. Wissen erworben hat oder umgekehrt versucht hat, Wissen an andere zu vermitteln. Obwohl die Befragten ausdrücklich nach impliziten und expliziten Varianten des Wissenstransfers befragt wurden, zeigen die Ergebnisse der Hauptkomponentenanalyse der abhängigen Variabel dieser Studie deutlich, dass die Befragten weniger unterscheiden, ob Wissen implizit oder explizit transferiert wurde. Vielmehr kommt es den Befragten darauf an, ob sie das Gefühl haben, anderen Personen Wissen weiterzugeben oder Wissen von anderen Personen zu erwerben. Die Vieldeutigkeit des Wissens (*knowledge ambiguity*), z.B. bei Simonin (1999) oder Szulanski (1996), scheint in diesem Fall weniger relevant zu sein.

Wurde Wissenstransfer in bisherigen Ansätzen hauptsächlich als sequentiell ablaufender Prozess in Form eines Sender-Empfänger Modells (Shannon/Weaver 1949) bzw. als angebotsorientiertes Modell konzipiert, so wird durch die Ergebnisse deutlich, dass Wissenstransfer in *zwei* Richtungen gedacht werden muss. Ein weiteres zentrales Ergebnis dieser Forschungsarbeit bezüglich des Diskurses zum Wissenstransfer lautet daher, dass Wissenserwerb und Wissensweitergabe zwei unterschiedlich wahrgenommene Elemente des Wissenstransfers darstellen.

In der Informatik unterscheidet man schon seit längerem zur Steuerung von Wissensprozessen zwischen push- und pullbasierten Technologien. Bei pushbasierten Technologien in Form von Agenten- und Benachrichtigungsdiensten (z.B. abonnierte Newsletter, Rundmails) erhält der Wissensempfänger automatisch Informationen, ohne dass dieser Transferprozess immer wieder neu angestoßen werden muss. Push kann allerdings auch die unerwünschte und unkontrollierte Zwangsversorgung mit Informationen bedeuten. "We don't have time to look carefully at everything, so we select what we think will be worthwhile" (Davenport/Prusak 1998: 101). Bei pullbasierten Technologien (z.B. Internet, Intranet) hingegen müssen Informationen aktiv angefordert werden. Jedoch vollzieht sich derzeit ein Wandel: Das Internet ist kein reines pull-Medium mehr, welches darauf beruht, dass Informationen selbst selektiert und aktiv ausgewählt werden. Vielmehr fördern neue Informationstechnologien, im Sinne des Web 2.0, ein pushbasiertes Verhalten der ehemals passiven Internetnutzer (Wissensempfänger). Social Software, z.B. in Form von Blogs, Wikis etc., erlaubt es jedem Nutzer, zu bestimmten Themen relativ einfach eigenständig Inhalte ins Internet zu stellen. Hieß es früher, dass beim Pull-Prinzip der Grad der Selbstbestimmung, wann welches Wissen transferiert wird, größer ist als beim Push-Prinzip, so stellt sich hier mittlerweile auch ein egalitäres Verhältnis ein. Ein typisches Beispiel hierfür sind Online-Enzyklopädien, bei denen die Grenzen zwischen Produzenten (Wissensgebern) und den Konsumenten (Wissensempfängern) der Inhalte verschmelzen.

Luhmann machte auf die Unbrauchbarkeit der Übertragungsmetapher im Hinblick auf Kommunikation aufmerksam: „Sie suggeriert, daß der Absender etwas übergibt, was der Empfänger erhält. Das trifft schon deshalb nicht zu, weil der Absender nichts weggibt in dem Sinne, daß er selbst es verliert" (Luhmann 1985: 193). Wissenstransfer wird immer von zwei Seiten her bestimmt: vom Wissensgeber, der sein Wissen implizit oder explizit verbreitet und zum anderen vom Wissensnehmer. Wissen kann nicht einfach von einer Person an eine andere Person weitergegeben werden. Selbst wenn Person A annimmt, dass sie Wissen an Person B weitergegeben hat, so wird dieses Wissen von Person B nicht unbedingt als solches aufgefasst und angenommen. Die objektive Weitergabe von Daten oder Informationen sagt daher nichts über Wissenstransfer aus. Sehr deutlich wird dies an folgenden Ergebnissen der empirischen Untersuchung: Ärzte und Ärztinnen in allgemeinen Krankenhäusern haben das Gefühl, Wissen im Austausch mit den Pflegekräften weiterzugeben. Schaut man sich die Werte für die Pflegekräfte im umgekehrten Fall an, so nehmen sich die Pflegekräfte nicht als Wissensempfänger selbst wahr. Auch wenn Person A die Selbstwahrnehmung hat, Wissen weiterzugeben, so muss Person B nicht die Selbstwahrnehmung des Wissensempfängers haben. Wissen kann in Form von Informationen nicht objektiv weitergegeben werden (Berger/Luckmann 2004). Darüber hinaus kann Wissen nicht passiv rezipiert werden, sondern muss in die Erfahrungszusammenhänge des Wissensempfängers aktiv eingeordnet werden. Wissen kann also nicht wie ein Paket von einer Person zur nächsten weitergegeben werden. Dies deckt sich mit den konstruktivistischen Annahmen, die in den theoretischen Vorüberlegungen gemacht wurden und die Davenport und Prusak (1998: 5) folgendermaßen definieren: "Knowledge is a fluid mix of framed experiences, values, contextual information and expert insights that provides a framework for evaluating and incorporating new experiences and information. It originates and is applied in the minds of knowers". Polanyi (1958) spricht in diesem Zusammenhang ebenfalls von *frameworks*, genau gesagt von *interpretative frameworks*. Diese interpretativen Rahmen dienen dazu, bestehende Erfahrungen einzuordnen und zu interpretieren. Auch das übermittelte Wissen trägt stets das interpretative framework des Senders – in diesem Fall das der Ärzteschaft –, welches wiederum in das interpretative framework des Empfängers – das der

Pflegekräfte – eingeordnet werden muss. „Every important discovery affects the existing interpretative framework" (Polanyi 1958: 225). Nach Polanyi gibt es zwei Wege, damit umzugehen: Entweder wird durch Assimilation ein bereits bestehender interpretativer Rahmen bestätigt und somit lediglich aufgefrischt oder ein bestehender interpetativer Rahmen wird durch die Adaption verändert. „…the first is a conservative act, the second a process of reform" (Polanyi 1958: 226). In verschiedenen Disziplinen, z.B. der Psychologie oder Linguistik, wird dieser Zusammenhang unter den Begriffen kognitive Schemata, Strukturen, Skripte oder Frames diskutiert. Die Kernaussage ist dabei stets, dass Schemata auf Wissensstrukturen basieren, in denen durch bereits gemachte Erfahrungen typische Zusammenhänge eines Realitätsbereichs repräsentiert sind (vgl. Mandl/Spada 1988: 124). Die Veränderung dieser Schemata kann aufgrund der unterschiedlichen Erfahrungsstrukturen daher nur auf der individuellen Ebene funktionieren, d.h. den eigentlichen Lernvorgang (vgl. Wilkesmann 1999: 74) bzw. Wissenstransfer in Organisationen müssen Individuen vornehmen. Voraussetzungen und Barrieren des Wissenstransfers werden im Rahmen der ökonomischen Perspektive stets auf kollektive und weniger auf individuelle Fähigkeiten bezogen. Im ökonomisch orientierten Wissenstransferdiskurs wurde dieser Sachverhalt als Aufnahmefähigkeit (absorptive capacity) thematisiert (van den Bosch et al. 2003). Die Aufnahmefähigkeit stellt die Fähigkeit der Organisation dar, den Wert des neuen Wissens zu erkennen und zu verwerten (Cohen/Levinthal 1990). Insgesamt wird der Begriff und das Verständnis über die Aufnahmefähigkeit in diesem Diskurs hauptsächlich auf organisationaler Ebene im Hinblick auf einen marktwirtschaftlichen Nutzen betrachtet (z.B. van den Bosch et al. 1999; Jansen et al. 2005). Eine weitere zentrale Erkenntnis bezüglich des Wissenstransferdiskurses liegt daher in Verortung von Transferprozessen auf der individuellen Ebene. Diese Sichtweise wurde in den Ansätzen zum Wissenstransfer bis auf wenige Ausnahmen (z.B. Blaich 2004) bislang vernachlässigt.

Damit Wissenstransfer in Organisationen auf der Handlungsebene stattfinden kann, bedarf es darüber hinaus Rahmenbedingungen auf der institutionellen und strukturellen Ebene. Die Einflussfaktoren wurden durch die zugrunde gelegte Forschungsheuristik in den regulativen, kognitiven und normativen Regeln sowie in den autoritativen und allokativen Ressourcen verortet. Durch die Zuhilfenahme der Forschungsheuristik zur Untersuchung von Einflussfaktoren des Wissenstransfers wurden verschiedene Faktoren berücksichtigt, die in den Diskursen zum Wissenstransfer bislang nicht beachtet wurden. Da Wissenserwerb und Wissensweitergabe zwei Seiten der Medaille des Wissenstransfers darstellen, werden diese auch jeweils von unterschiedlichen Faktoren unterstützt. Der Erwerb von Wissen, so ein weiteres zentrales Ergebnis, setzt andere Rahmenbedingungen voraus als die Weitergabe von Wissen. Darüber hinaus unterscheiden sich die Rahmenbedingungen nicht nur zwischen den Organisationen, d.h. zwischen psychiatrischen und allgemeinen Krankenhäusern, sondern auch innerhalb der Organisationen. Hier stellen *regulative Regeln* eine zentrale Einflussgröße dar. Akteure im Krankenhaus bilden sehr homogene Gruppen, was die unterschiedlichen Gesetzesvorschriften betrifft, die ihr Handeln innerhalb der Organisation ermöglichen und gleichzeitig beschränken. Hier ist weitere Forschung notwendig, um herauszufinden, ob sich diese Ergebnisse auch auf Akteursgruppen in anderen organisationalen Feldern übertragen lassen. *Kognitive Regeln* zur Konstitution von Sinn umfassten in den theoretischen Annahmen die Dimensionen Sozialisation und intrinsische Motivation. Beide Dimensionen, insbesondere die Sozialisation, sind für die Weitergabe von Wissen und weniger für den Erwerb von Wissen relevant. Für alle untersuchten Akteursgruppen im Krankenhaus wird die Weitergabe von Wissen in erheblichem Maß durch den Grad an Erfahrung, den die Akteure im Laufe ihrer Dienstzeit erwerben, bestimmt. Der Ausgangspunkt der theoretischen Überlegungen zu *normativen Regeln* war, dass sie überwiegend internalisiert, d.h. unbewusst und ganz selbstverständlich (taken for granted) in bestimmten Rollen oder organisatorischen Routinen befolgt werden. Sie stabilisieren durch wechselseitige Erwartungssicherheiten das Handeln zwischen Akteuren (Hasse/Krücken 2005; Walgenbach/Meyer 2008). In der Tat verleihen normative Regeln in Form einer ausgeprägten Teamorientierung innerhalb der eigenen Abteilung für die Berufsgruppe der Pflegekräfte eine verpflichtende Dimension, und zwar in Hinblick auf den Erwerb von Wissen.

Autoritative und allokative Ressourcen haben ebenfalls einen Einfluss auf das Handeln und somit auf den Wissenstransfer der Akteure im Krankenhaus. Hervorzuheben sind autoritative Ressourcen in Form von Austauschmöglichkeiten mit der eigenen Berufsgruppe, die Giddens als „Organization of social timespace" (Giddens 1984: 258) bezeichnet hat. Diese formalen Austauschmöglichkeiten stellen für alle Akteure im Krankenhaus die zentrale Ressource des Wissenserwerbs dar. Für die Berufsgruppe der Pflegekräfte ist diese Ressource darüber hinaus auch für die Weitergabe von Wissen bedeutsam. Allokative Ressourcen werden bislang verstärkt von den Pflegekräften zum Wissenserwerb genutzt. Der Grad der Institutionalisierung allokativer Ressourcen in Form von digitalen Medien ist in der Berufsgruppe der Pflegekräfte höher als in der Berufsgruppe der Ärztinnen und Ärzte.

Aus den empirisch untermauerten Erkenntnissen dieser Arbeit lassen sich daher für den Diskurs zum Wissenstransfer weitere interessante Forschungsfragen ableiteten. Eines der unerwarteten Ergebnisse dieser Arbeit stellt der signifikante Zusammenhang für die männlichen Beschäftigten auf die Wissensweitergabe dar. Weiterer Forschungsbedarf besteht daher beispielsweise zur Untersuchung geschlechtsspezifischer Unterschiede bezüglich der Weitergabe von Wissen. Wie weiter oben schon angedeutet, müsste ebenfalls untersucht werden, ob sich diese Ergebnisse für die Voraussetzungen für den Wissenstransfer auch auf andere organisationale Felder übertragen lassen, die von der Zusammensetzung ihrer Akteure her heterogener besetzt sind. Darüber hinaus müsste die Differenzierung des Wissenstransferbegriffs in die Dimensionen der Weitergaben und des Erwerbs von Wissen weiter erforscht werden, um diesen theoretisch hergeleiteten und empirisch überprüften Ansatz weiterzuentwickeln.

Literaturverzeichnis

Aamodt, A./ Nygård, M. (1995): Different roles and mutual dependencies of data, information, and knowledge - an AI perspective on their integration. Data and Knowledge Engineering, 16, 191-222.

Abbott, A. (1988): The System of Professions. An Essay on the Division of expert Labor. Chicago, London.

Abernathy, W. J./ Wayne, K. (1974): Limits of the Learning Curve. In: Harvard Business Review, 52. S. 109–119.

Adler, P./ Kwon, S.-W. (2002): Social capital: prospects for a new concept. In: Academy of Management Review, 27. S. 17-40.

Albert, M. (1998): Krankenpflege auf dem Weg zur Professionalisierung. Dissertation Universität Freiburg.

Allaire, Y./ Firsirotu, M. E. (1984): Theories of Organizational Culture. In: Organizational Studies, 5. S. 180-197.

Almeida, P./ Kogut, B. (1999): Localization of knowledge and the mobility of engineers in regional networks. In: Management Science, 45. S. 905-917.

Annandale, E (1989): Proletarianization or Restratification of the Medical Profession? The Case of Obstetrics. In: International Journal of Health Services 19. S.611-634.

Argote, L. (1999): Organizational learning: Creating, retaining, and transferring. New York.

Argote, L./ Epple, D. (1990): Learning curves in manufacturing. In: Science, 247. S. 920–924.

Argote, L./ Ingram, P. (2000): Knowledge transfer A Basis for Competitive Advantage in Firms. In: Organizational Behavior and Human Decision Processes, 82. S. 150-169.

Argote, L./ McEvily, B./ Reagans, R. (2003): Managing Knowledge in Organizations: an Integrative Framework and Review of Emerging Themes. In: Management Science, 49. S. 571-582.

Argote, L./ Ophir, R. (2002): Intraorganizational learning. In: Baum, J. A. C. (Hrsg.): The Blackwell Companion to Organizations. Oxford. S. 181-207.

Argyris, C./Schön, D. A. (1978): Organizational Learning - A Theory of Action Perspective. Reading, Massachusetts.

Arnold, R. (1983): Pädagogische Professionalisierung betrieblicher Bildungsarbeit: explorative Studie zur Ermittlung weiterbildungsrelevanter Deutungsmuster des betrieblichen Bildungspersonals. Frankfurt/Main.

Aspinwall, M./ Schneider, G. (2000): Same menu, separate tables: The institutionalist turn in political science and the study of European integration. In: European Journal of Political Research, 38. S. 1-36.

Atkinson, P. (1995): Medical Talk and Medical Work. The Liturgy of the Clinic. London.

Atteslander, P. (2006): Methoden der empirischen Sozialforschung. Berlin.

Ausubel, D. P. (1968): Educational Psychology. A Cognitive View. New York.

Backhaus, K./ Erichson, B./ Plinke, W./ Weiber, R. (2003): Multivariate Analysemethoden. Eine anwendungsorientierte Einführung. Berlin, Heidelberg.

Bade-Becker, U./ Faulstich, P., Graessner, G. (2003): Bestandsaufnahme wissenschaftlicher Weiterbildung an Hochschulen. In: Hochschule und Weiterbildung 2003 (2). S. 117-125.

Baden-Fuller, C./ Winter, S. (2007): Replicating Organizational Knowledge: Principles or Templates? URL: http://ssrn.com/abstract=1118013. Stand 02.05.2008.

Badura, B. (1993): Systemgestaltung im Gesundheitswesen: das Beispiel Krankenhaus. In: Badura, B./ Feuerstein, G./ Schott, Th. (Hrsg.): System Krankenhaus. Arbeit, Technik und Patientenorientierung. Weinheim, München. S. 28-40.

Badura, B. (1993): Systemgestaltung im Gesundheitswesen: das Beispiel Krankenhaus. In: Badura, Bernhard/ Feuerstein, Günter/ Schott, Thomas (Hrsg.): System Krankenhaus. Arbeit, Technik und Patientenorientierung. Weinheim, München. S. 28-40.

Badura, B. (1994): Arbeit im Krankenhaus. In: Badura, Bernhard/ Feuerstein, Günter: Systemgestaltung im Gesundheitswesen. Zur Versorgungskrise der hochtechnisierten Medizin und den Möglichkeiten ihrer Bewältigung. Weinheim, München. S. 21-82.

Badura, B./ Feuerstein, G. (1994): Systemgestaltung im Gesundheitswesen. Zur Versorgungskrise der hochtechnisierten Medizin und den Möglichkeiten ihrer Bewältigung. Weinheim, München.

Badura, B./ Litsch, M./ Vetter, C. (1999): Fehlzeitenreport 1999 – Psychische Belastung am Arbeitsplatz. Heidelberg.

Badura, B./ Strodtholz, P. (2003): Qualitätsforschung und Evaluation im Gesundheitswesen. In: Schwartz, F. W./ Badura, B./ Busse, R./ Leidl, R./

Raspe, H./ Siegrist, J. /Walter, U. (Hrsg.): Das Public Health Buch. Gesundheit und Gesundheitswesen. München.

Baldwin, T. T./ Ford, J. K. (1988): Transfer of training: A review and directions for future research. In: Personnel Psychology, 41. S. 63-105.

Bals, T. (2002): Beruf und Bildung. In: Stöcker, G. (Hrsg.); Bildung und Pflege. Eine berufs- und bildungspolitische Standortbestimmung. Hannover. S. 132-136.

Bammé, A./ Feuerstein, G./ Genth, R./ Holling, E./ Kahle, R./ Kempin, P (1983): Menschen, Mensch-Maschinen. Grundrisse einer sozialen Beziehung. Reinbek b. Hamburg.

Bammé, A./ Holling, E./ Lempert, W. (1983): Berufliche Sozialisation. München.

Bandura, A. (1976): Lernen am Modell. Stuttgart.

Barley, S. R./ Tolbert, P. S. (1997): Institutionalization and Structuration: Studying the Links between Action and Institution. In: Organization Studies 1997, 18. S. 93-117.

Bartholomeyczik, S. (1987): Arbeitsbedingungen und Gesundheitsstörungen bei Krankenschwestern – Ergebnisse einer Untersuchung. Deutsche Krankenpflegezeitschrift, 40. Beilage Heft 1.

Bartholomeyczik, S. (1991): Wer sind die Pflegenden? In: Deutsche Krankenpflegezeitschrift, 44. S. 354-358.

Bartholomeyczik, S. (1993): Arbeitssituation und Arbeitsbelastung beim Pflegepersonal im Krankenhaus. In: Badura, B./ Feuerstein, G./ Schott, Th. (Hrsg.): System Krankenhaus. Arbeit, Technik und Patientenorientierung. Weinheim, München. S. 83-99.

Bartholomeyczik, S. (2005): Es geht nicht um die Farbe des Waschlappens. Standards in der Pflege. In: Dr. med. Mabuse (154). S. 20-23.

Barton, A. H./ Lazarsfeld, P. F. (1955): Einige Funktionen von qualitativer Analyse in der Sozialforschung. In: Hopf, Christel und Elmar Weingarten (Hg.): Qualitative Sozialforschung. Stuttgart. S. 41-89

Baumgartner, P./ Payr, S. (1994): Lernen mit Software. Reihe Digitales Lernen. Innsbruck.

Baumol, W.J. (1972): On Taxation and the Control of Externalities. In: American Economic Review, 62, 3. S. 307-322.

Becker, H. S./ Geer, B./ Hughes, E. C./ Strauss, A. L. (1961): Boys in White. Student Culture in Medical School. Chicago. Reprint 2007, New Jersey.

Beckert, J. (1999): Agency, entrepreneurs, and institutional change: The role of strategic choice and institutionalized practices in organizations. In: Organization Studies, 20. S. 777-799.

Beckert, J. (2007): Die soziale Ordnung von Märkten. In: Beckert, J./ Diaz-Bone, R./ Ganßmann, H. (Hrsg.): Märkte als soziale Strukturen. Frankfurt/Main. S. 43–62.

Behrens, J. (2005): Soziologie der Pflege und Soziologie der Pflege als Profession: die Unterscheidung von interner und externer Evidence. In: Schroeter, K.-R./ Rosenthal, T. (Hrsg.): Soziologie der Pflege. Weinheim. S. 51-70.

Beil-Hildebrandt, M. (2003): Institutional Excellence im Krankenhaus. Rhetorik und Realität. Bern.

Bell, G./ Zaheer, A. (2007): Geography, Networks, and Knowledge Flow. In: Organization Science, 18. S. 955-972.

Benkard, C. L. (2000): Learning and Forgetting: The Dynamics of Aircraft Production. In: American Economic Review, 90. S. 1034- 1054.

Benner, P. / Tanner, C. A. / Chesia, C. A. (2000): Pflegeexperten. Pflegekompetenz, klinisches Wissen und alltägliche Ethik. Bern.

Berg, M. (2008): Praktiken des Lesens und Schreibens. Die konstitutive Rolle der Patientenakte in der medizinischen Arbeit. In: Vogd, W./ Saake, I. (Hrsg.): Moderne Mythen der Medizin. Studien zur organisierten Krankenbehandlung. Wiesbaden. S. 63-86.

Berger, P./ Luckmann, Th. (2004): Die gesellschaftliche Konstruktion von Wirklichkeit. Frankfurt/Main.

Bernard B./ Müller, R./ Timm, A. (2004): Gesundheitliche Belastungen, Arbeitsbedingungen und Erwerbsbiographien von Pflegekräften im Krankenhaus. Eine Untersuchung vor dem Hintergrund der DRG-Einführung. Sankt Augustin.

Bernstein, R. (1989): Social Theory as Critique. In: Held, D./ Thompson, J. (Hrsg.): Social Theory of Modern Societies: Anthony Giddens and his Critics. Cambridge. S. 19-33.

Berry, D. C./ Broadbent, D. E. (1987): 'The combination of explicit and implicit learning in task control'. In: Psychological Research, 49. S. 7-15.

Bischoff-Wanner, C. (2003): Pflege im historischen Vergleich. In: Rennen-Allhoff, B./ Schaeffer, D. (Hrsg.): Handbuch Pflegewissenschaften. S. 14-34.

Blaich, G. (2004): Wissenstransfer in Franchise-Unternehmen: Eine lerntheoretische Analyse. Wiesbaden.

Bliesener, T. (1982): Die Visite – der verhinderte Dialog. Opladen.

Blumer, H. (1969): Symbolic Interactionism. Perspective and Method. Berkely.

Bock, G. (1986): Zwangssterilisation im Nationalsozialismus. Studien zur Rassenpolitik und Frauenpolitik. Schriften des Zentralinstituts für sozialwissenschaftliche Forschung der Freien Universität Berlin. Band 48. Berlin.

Böcker, F. M. (1985): Psychiatrische Familienpflege und offene Irrenfürsorge: Sozialpsychiatrische Konzepte bei Gustav Kolb und heute. In: Lungershausen E/ Baer R (Hrsg.): Psychiatrie in Erlangen. Erlangen.

Bogner, A./ Menz, W. (2005a): Expertenwissen und Forschungspraxis: die modernisierungstheoretische und methodische Debatte um die Experten. Eine Einführung in ein unübersichtliches Problemfeld. In: Bogner, A./ Littig, B./ Menz, W.: Das Experteninterview. Theorie, Methode, Anwendung. Wiesbaden. S. 7-30.

Bogner, A./ Menz, W. (2005b): Das theoriegenerierende Experteninterview. Erkenntnisinteresse, Wissensformen, Interaktion. In: Bogner, A./ Littig, B./ Menz, W.: Das Experteninterview. Theorie, Methode, Anwendung. Wiesbaden. S. 33-70.

Bogumil, J./ Jann, W./ Nullmeier, F. (2006): Perspektiven der politikwissenschaftlichen Verwaltungsforschung. In: Bogumil, J./ Jann, W./ Nullmeier, F. (Hrsg.): Politik und Verwaltung. Politische Vierteljahresschrift. Sonderheft 37/2006. Wiesbaden. S. 9-26.

Böhle, F./ Bolte, A. (2002): Die Entdeckung des Informellen. Der schwierige Umgang mit Kooperation im Alltag. München.

Böhle, F./ Glaser, J. (Hrsg.) (2006): Arbeit in der Interaktion – Interaktion als Arbeit – Arbeitsorganisation und Interaktionsarbeit in der Dienstleistung. Wiesbaden.

Böhme, H. (2008): Übernahme ärztlicher Aufgaben durch Pflegepersonal – von der Delegation bis zur Allokation – rechtliche Hintergründe. In: Public Health Forum 2008, 16 (58). S. 21.e1-21.e3.

Böhme, H./ Hasseler, M. (2006): Standortbestimmung Pflege. In: Die Schwester/ Der Pfleger (08). S. 664-668.

Bohnet-Joschko, S./ Dilling, J./ Abrolat, J. (2005): Krankenhäuser im Umbruch: Status und Perspektiven – Ergebnisse einer bundesweiten Erhebung zu Leistungs- und Kommunikationsprozessen in deutschen Krankenhäusern, Wittener Diskussionspapiere, 143. Witten.

Bohnsack, R. (2000): Rekonstruktive Sozialforschung. Einführung in Methodologie und Praxis qualitativer Forschung. Opladen.

Bollinger, H./ Hohl, J. (1981): Auf dem Weg von der Profession zum Beruf. Zur Deprofessionalisierung des Ärzte-Standes. In: Soziale Welt, 4. S.440-464.

Boos, L. (2002): Soziales Dilemma und die Organisation des Krankenhauses. Die Aufgaben des Spitalmanagements. Zürich.

Borgetto, B./ Kälble, K. (2007): Medizinsoziologie - Sozialer Wandel, Krankheit, Gesundheit und das Gesundheitssystem. Weinheim, München.

Borgetto, B./ von Troschke, J. (2001): Entwicklungsperspektiven der gesundheitsbezogenen Selbsthilfe im deutschen Gesundheitswesen. Freiburg.

Bortz, J./ Döring, N. (2005): Forschungsmethoden und Evaluation für Sozialwissenschaftler. Berlin, Heidelberg.
Braß, Ch. (1993): Rassismus nach Innen - Erbgesundheitspolitik und Zwangssterilisation. Beiträge zur Regionalgeschichte; Band 14. St. Ingbert.
Braun, B./ Müller, R./ Timm, A. (2004): Gesundheitliche Belastungen, Arbeitsbedingungen und Erwerbsbiographien von Pflegekräften im Krankenhaus. Schriftenreihe zur Gesundheitsanalyse, Bd. 32. St. Augustin.
Broad, M./ Newstrom, J. (1992): Transfer of Training. Cambridge.
Brody, H. (1992): The healer's power. New Haven.
Bruner, J. S. (1961): The act of discovery. In: Harvard Educational Review, 31. S. 21-32.
Brünner, G. (2000): Wirtschaftskommunikation. Linguistische Analyse ihrer mündlichen Formen. Tübingen.
Buck, R. A. J./ Vitt, K. D. (1996): Pflege vor neuen Aufgaben. Arbeitsplatz Krankenhaus. Stuttgart.
Buddeberg-Fischer, B. (2001): Karriereentwicklungen von Frauen und Männern in der Medizin. Schweizerische Ärztezeitung, 35. S. 1838-1844.
Bühring, P. (2001): Psychiatrie-Geschichte: Wendepunkt 1968. In: Deutsches Ärzteblatt, 98. S. 51-52.
Bundesagentur für Arbeit (2008a): Arzt/Ärztin. [URL: http://berufenet.arbeitsagentur.de/berufe/start?dest=profession&prof-id=58601] Stand 10.01.2008.
Bundesagentur für Arbeit (2008b): Gesundheits- und Krankenpfleger/in. [URL: http://infobub.arbeitsagentur.de/berufe/start?dest=profession&prof-id=27354] Stand 10.01.2008.
Bundesagentur für Arbeit (2008c): Fachkrankenschwestern und -pfleger für Psychiatrie. [URL: http://berufenet.arbeitsagentur.de/berufe/start?dest= profession&prof-id=14456] Stand 10.01.2008.
Bundesagentur für Arbeit (2008d): Facharzt/-ärztin - Psychiatrie und Psychotherapie [URL: http://berufenet.arbeitsagentur.de/berufe/start?dest=profession &prof-id=27510. Stand 10.01.2008.
Bundesärztekammer (2008): Stellungnahme der Deutschen Krankenhausgesellschaft zur Durchführung von Injektionen, Infusionen und Blutentnahmen durch das Krankenpflegepersonal vom 11. März 1980. [URL: http://www.baek.de/page.asp?his=0.7.47.3210.3211] Stand 02.02.2008.
Bundesgesetzblatt (2002): Jahrgang 2002, Teil 1 Nr.44. Bonn.
Burell, M./ Morgan, G. (1979): Sociological paradigms and organisational analysis: Elements of the sociology of corporate life. London.
Burkart, G. (1980): Strukturprobleme universitärer Sozialisation: eine Fallrekonstruktion am Beispiel des Medizinstudiums. Bamberg.

Burkart, G. (1983): Zur Mikroanalyse universitärer Sozialisation im Medizinstudium: Eine Anwendung der Methode der objektiv-hermeneutischen Textinterpretation. In: Zeitschrift für Soziologie, 12. S. 24-48.

Burkhard, R. A. (2005): Knowledge Visualization. The Use of Complementary Visual Representations for the Transfer of Knowledge. A Model, a Framework, and Four New Approaches. Diss. Zürich.

Büssing, A. (1997): Neue Entwicklungen in der Krankenpflege. Reorganisation von der funktionalen zur ganzheitlichen Pflege. In: Büssing, A. (Hrsg.): Von der funktionalen zur ganzheitlichen Pflege: Reorganisation von Dienstleistungen im Krankenhaus. Göttingen. S. 15-48.

Büssing, A./ Barkhausen, M. (1997). Interdisziplinäre Zusammenarbeit und ganzheitliche Pflege. Eine systemorientierte Schnittstellenanalyse. In Büssing, A. (Hrsg.): Von der funktionalen zur ganzheitlichen Pflege. Göttingen. S. 163-192.

Carley, K. (1992): Organizational Learning and Personnel Turnover. In: Cohen, M./ Sproull, L. (Hrsg.): Organisational Learning. London. S. 124-162.

Carr-Saunders, A. M. (1955): Metropolitian Conditions and Traditional Professional Relationships. In: Fisher, R. M. (Hrsg): The Metropolis in Modern Life. New York. S. 279-288.

Charan, R. (1992): In Netzwerken können Manager schneller entscheiden. In: Harvard Business Manager, 3. S. 105-116.

Chomsky, N. (1972): Aspekte der Syntax-Theorie. Frankfurt/Main.

Cicourel, A. V. (1990). The integration of distributed knowledge in collaborative medical diagnosis. In Galegher, J./ Kraut, R. E./ Egido, C. (Eds.): Intellectual teamwork: Social and Technological Foundations of Cooperative Work. Hillsdale. S. 221-242.

Cicourel, A. V. (1995): Medical Speech. Events as Resources for Inferring Differences in Expert-Novice Diagnostic Reasoning. In: Quasthoff, U. (Hrsg.): Aspects of Oral Communication. Berlin. S. 364-390.

Cicourel, A. V. (1999): ‚The interaction of cognitive and cultural models in health care delivery.' In: Sarangi, Srikant; Roberts, Celia (Hrsg.): Talk, Work and Institutional Order. Discourse in Medical, Mediation and Management Settings. Berlin, New York. S. 183-224.

Coff, R./ Coff, D./ Eastvold, R. (2006): The Knowledge Leveraging Paradox: How to Achieve Scale without Making Knowledge imitable. In: Academy of Management Review, 31. S. 1-13.

Cohen, W./ Levinthal, D. (1990): Absorptive capacity: a new perspective on learning and innovation'. In: Administrative Science Quarterly, 35. S. 128-152.

Colquitt, J. A./ LePine, J. A./ Noe, R. A. (2000): Toward an Integrative Theory of Training Motivation: A Meta-Analytic Path Analysis of 20 Years of Research. In: Journal of Applied Psychology, 5. S. 678-707.
Conley, P. (1970): Experience curves as a planning tool. In: IEEE Spectrum, 7. S. 63–68.
Cook-Gumperz, J./ Messerman, L. (1999): Local identities and institutional practices: Constructing the record of professional collaboration. In: Sarangi, S./ Roberts, C. (Hrsg.): Talk, Work and Institutional Order. Discourse in Medical, Mediation and Management Settings. Berlin, New York. S. 145-181.
Cooney, K. (2007): Fields, Organization, and Agency: toward a Multilevel Theory of Institutionalization in Action. In: Administration and Society; 39. S. 687-718.
Cress, U./ Barquero, B./ Buder, J./ Schwan, S./ Hesse, F. (2003): Wissensaustausch mittels Datenbanken als Öffentliches-Gut-Dilemma. Die Wirkung von Rückmeldungen und Belohnungen. In: Zeitschrift für Psychologie (2). S. 75-85.
Creswell, J. W./ Plano Clark, V. L./ Gutmann, M. L./ Hanson, W. E. (2003): Advanced mixed methods research designs. In: Tashakkori, A./ Teddlie, C. (Hrsg.): Handbook of mixed methods in social and behavioral research. Thousand Oaks. S. 209-240.
Cyert, R. M./ March, J. G. (1963): A Behavioral Theory of the Firm. Englewood Cliffs.
Daheim, H. (1970): Der Beruf in der modernen Gesellschaft, 2.Aufl., Köln.
Daheim, H. (1973): Professionalisierung. Begriff und einige latente Makrofunktionen, In: Albrecht, G./ Daheim,H./ Sack, F. (Hrsg.): Soziologie. Opladen. S. 232-249.
Daheim, H. (1992): Zum Stand der Professionssoziologie. In: Dewe, B./ Ferchhoff, W./ Radtke, F.-O. (Hrsg.): Erziehen als Profession. Zur Logik professionellen Handelns in pädagogischen Feldern. Opladen. S. 21-35.
Daheim, H./ Schönbauer, G. (1993): Soziologie der Arbeitsgesellschaft. Grundzüge und Wandlungstendenzen der Erwerbsarbeit. Weinheim.
Danziger, S. A. (1981): The uses of expertise in doctor-patient encounters during pregnancy. In: The Sociology of Health and Illness. Critical Perspectives. S. 359-376.
Datta, L. (1994). Paradigm wars: A basis for peaceful coexistence and beyond. In: Reichardt, C. S./ Rallis, S. F. (Hrsg.): The qualitative-quantitative debate: New perspectives. San Francisco. S. 53–70).
Davenport, T. H./ Prusak, L. (1998): Working Knowledge: How Organizations Manage What They Know. Boston.
Deal, T./ Kennedy, A. (1982): Corporate Cultures. Reading.

Deci, E. L. (1995): Why we do what we do: The dynamics of personal autonomy. New York.
Deci, E. L./ Ryan, R. M. (1980): Self-determination theory: When mind mediates behavior. The Journal of mind and Behavior, 1. S. 33-43.
Deci, E. L./ Ryan, R. M. (1985): Intrinsic motivation and self-determination in human behavior. New York.
Deci, E. L./ Ryan, R. M. (1987): The support of autonomy and the control of behavior. Journal of Personality and Social Psychology, 53. S. 1024-1038.
Deci, E. L./ Ryan, R. M. (2000): The "what" and "why" of goal pursuits: Human needs and the self-determination of behavior. In: Psychological Inquiry, 1. S. 227-268.
De Jong, A, (2008): Nurse Practitioners. Erfahrungen aus den Niederlanden. In: Die Rotkreuzschwester, 4. S. 13-15.
Denison, D. R./ Mishra, A. K.: Toward a theory of organizational culture and effectiveness. In: Organization Science, 2. S. 204-223.
Dent, M. (1990): Organisation and change in renal work: a study of the impact of a computer system within two hospitals. In: Sociology of Health and Illness. 12, 4. S. 413-431.
Denzin, N. K. (1977): The Research Act. A Theoretical Instruction to Sociological Methods. New York.
DeSanctis, G./ Poole, M. S. (1994): Capturing the Complexity in Advanced Technology Use: Adaptive Structuration Theory. In: Organization Science; 5. S. 121-145.
Deutscher Bundestag (1975): Enquête über die Lage der Psychiatrie in Deutschland: Schlußbericht der Sachverständigen-Kommission. Bundesdrucksache 7/4200, 1975.
Deutsche Gesellschaft für Anästhesiologie und Intensivmedizin/ Berufsverband Deutscher Anästhesisten (2008): Münsteraner Erklärung zur Parallelnarkose. Ein Beitrag zur Qualitätssicherung in der Anästhesiologie. In: Entschließungen - Empfehlungen - Vereinbarungen – Leitlinien. Münster. S. 141-143.
Dewe, B./ Ferchhoff, W./ Peters, F./ Stüwe, G. (1986): Professionalisierung - Kritik - Deutung. Soziale Dienste zwischen Verwissenschaftlichung und Wohlfahrtsstaatskrise. Frankfurt/Main.
DiMaggio, P. J. (1988): Interest and agency in institutional theory. In: Zucker, L. (Hrsg.): Institutional Patterns and Organizations: Culture and Environment. Cambridge. S. 3-22.
DiMaggio, P. J./ Powell, J., (1983): The Iron Cage Revisited. Institutional Isomorphism and Collective Rationality in Organisational Fields. In: American Sociological Review, 48. S. 147-160.

DiMaggio, P. J./ Powell, W. W. (1991): The New Institutionalism in Organizatonal Analysis. Chicago.

DiMaggio, P. J./Powell, W. W. (2000): Das "stahlharte Gehäuse" neu betrachtet: Institutioneller Isomorphismus und kollektive Rationalität in organisationalen Feldern. In: Müller, H.-P./ Sigmund, S. (Hrsg.): Zeitgenössische amerikanische Soziologie. Opladen. S. 147-173.

Dingwall, R./ Lewis, P. (1983): The sociology of the professions. Lawyers, doctors and others. New York.

Dobbin, F. (1995): The origins of economic principles: railway entrepreneurs and public policy in the 19th-century America. In: Scott, W. R., Christensen, S. (Hrsg.): The Institutional Construction of Organizations. Thousand Oaks. S.277-301.

Döhler, M. (1997): Die Regulierung von Professionsgrenzen. Struktur und Entwicklungsdynamik von Gesundheitsberufen im internationalen Vergleich. Frankfurt/Main.

Dohmen, G. (2001): Das informelle Lernen Die internationale Erschließung einer bisher vernachlässigten Grundform menschlichen Lernens für das lebenslange Lernen aller. Bonn.

Domke, Ch. (2006): Besprechungen als organisationale Entscheidungskommunikation. Berlin, New York.

Donaldson, L. (1988): In Successful Defence of Organization Theory. A Routing of the Critics. In: Organization Studies, 9. S. 28-32.

Dörner, K. (1984): Bürger und Irre. Zur Sozialgeschichte und Wissenschaftssoziologie der Psychiatrie. Frankfurt/Main.

Dörner, K. (2001): Wieviel Psychiatrie soll, muss, darf sein? In: Aktion Psychisch Kranke (Hrsg.): 25 Jahre Psychiatrie Enquete. Band 2. S. 44-51.

Dragano, N./ Siegrist J. (2006): Die Lebenslaufperspektive gesundheitlicher Ungleichheit: Konzepte und Forschungsergebnisse. In: Richter, M./ Hurrelmann, K. (Hrsg.): Gesundheitliche Ungleichheit. Grundlagen, Probleme, Perspektiven. Wiesbaden. S. 171-184.

Dreyfus, H./ Dreyfus, S. E. (1988): Künstliche Intelligenz. Von Grenzen der Denkmaschine und dem Wert der Intuition. Reinbek b. Hamburg.

Duffy, T. M./ Jonassen, D. H. (1992): Constructivism: New Implications for Instructional Technology. In: Duffy, T.M./Jonassen, D.H. (Hrsg.): Constructivsm and the Technology of Instruction: A Conversation. Hillsdale. S. 1-16.

Dugas, M./ Schmidt, K. (2003): Medizinische Informatik und Bioinformatik. Berlin, New York.

Duncan, R./ Weiss, A. (1979): Organizational Learning - Implications for Organizational Design. In: Research in Organizational Behavior, 1. S. 75 - 123.

Dunkel, W./ Voß, G. G. (Hrsg.) (2004): Dienstleistung als Interaktion - Beiträge aus einem Forschungsprojekt: Altenpflege - Deutsche Bahn - Call Center. München.
Duwe, F. (1998): Die geheimnisvolle Insel. Bemerkungen zur Organisationskultur im Krankenhaus. In: Getschmann, D. (1998): Arbeitswelten von innen betrachtet. Reportagen zur Organisationskultur. S. 49-74.
Earl, M. (2001): Knowledge management strategies: toward a taxonomy. In: Journal of Management Information Systems, 18. S. 215-233.
Easterby-Smith, M./ Lyles, M. A./ Tsang, E. W. K. (2008): Inter-Organizational Knowledge Transfer: Current Themes and Future Prospects. In: Journal of Management Studies, 45. S. 677-690.
Eberl, P. (2001): Die Generierung des organisationalen Wissens aus konstruktivistischer Perspektive. In: Schreyögg, G. (Hrsg.): Wissen in Unternehmen. Konzepte, Maßnahmen, Methoden. Berlin. S. 41-66.
Eckart, W. U. (2004): Geschichte der Medizin. Berlin, Heidelberg, New York, London, Paris.
Elkeles, T. (1997): Kritik an der Funktionspflege. In: Büssing, A. (Hrsg.): Von der funktionalen zur ganzheitlichen Pflege: Reorganisation von Dienstleistungen im Krankenhaus. Göttingen. S. 49-64.
Elling, R. (1970): Die medizinische Soziologie in den Vereinigten Staaten. Ihre Rollen und Interessen. In: König, R./ Tönnesmann, Margret (Hrsg.): Probleme der Medizinsoziologie. Sonderheft 3 der Kölner Zeitschrift für Soziologie und Sozialpsychologie. Opladen. S. 273-293.
Elling, R. (2006): Reflections on the Health Social Sciences – Then and Now. . In: Wendt, C./ Wolf, C. (Hrsg.): Soziologie der Gesundheit. Kölner Zeitschrift für Soziologie und Sozialpsychologie Sonderhefte Bd. 46. Wiesbaden. S. 57-71.
Ellis, H.C. (1967): The Transfer of Learning. New York.
Elsholz, U. (2002): Kompetenzentwicklung zur reflexiven Handlungsfähigkeit. In: Dehnbostel, P./Elsholz, U./Meister, J./Meyer-Menk, J. (Hrsg.) (2002): Vernetzte Komptenzentwicklung Alternative Positionen zur Weiterbildung. Berlin. S. 31-43.
Emerson, J. P. (1970): Behavior in private places: Sustaining definitions of reality in gynaecological examinations. In: Recent Sociology (2).S. 74-97.
Endres, E./ Wehner, T. (2000): Gruppenarbeit und zwischenbetriebliche Arbeitsteilung. Vorarbeiten zu einem arbeitspsychologischen Kooperationsmodell. In: Harburger Beiträge zur Soziologie und Psychologie der Arbeit, Nr. 19.
Engels, F. (1965): Die Lage der arbeitenden Klasse in England. Nachdruck der 2. durchges. Auflage. Hannover 1892.

Erickson, F. (1999): Appropriation of voice and presentation of self as fellow physician: aspects of a discourse of apprenticeship in medicine. In: Sarangi, S./ Roberts, C. (Hrsg.): Talk, Work and Institutional Order. Discourse in Medical, Mediation and Management Settings. Berlin, New York. S. 109-143.

Esser, H. (1992): Soziologie: Allgemeine Grundlagen. Frankfurt/Main.

Esser, H. (2000): Soziologie. Spezielle Grundlagen. Band 2: Die Konstruktion der Gesellschaft. Frankfurt/Main.

Esser, H. (2008): Rezension. In: Methoden – Daten – Analysen 2, 1. S. 71-75.

Estabrooks, C. A./ O'Leary, K. A./ Ricker, K. L./ Humphrey, C. K. (2003): The Internet and access to evidence: how are nurses positioned? In: Journal of Advanced Nursing, 42. S. 73-81.

Etienne, M. (2000): Total Quality Management (TQM) im Spital. Empfehlungen zur erfolgreichen Gestaltung. Bern.

Etzioni, A. (1969): The Semi-Professions and their Organization: Teachers, Nurses and Social-Workers. New York.

Euler, D. (1992): Didaktik des computerunterstützen Lernens. Praktische Gestaltung und theoretische Grundlagen. Nürnberg.

Euler, D. (1992): Didaktik des computerunterstützten Lernens: Praktische Gestaltung und theoretische Grundlagen. Nürnberg.

Evans, J. (1997): Men in Nursing: Issues of gender segregation and hidden advantage. In: Journal of Advances Nursing, 26. S. 226-231.

Fagerhaugh, S./ Strauss, A./ Suczek, B./ Wiener, C. (1987): Hazards in Hospital Care. Ensuring Patient Safety. San Francisco.

Fayard, A.-L./ Weeks, J. (2007): Photocopiers and Water-coolers: The Affordance of Informal Interaction. In: Organization Studies (28). S. 605- 634.

Fehlenberg, D./ Simons, C./ Köhle, K. (1986): Die Krankenvisite - Probleme der traditionellen Stationsvisite und Veränderungen im Rahmen eines psychosomatischen Behandlungskonzepts. In: von Uexküll, Th. (Hrsg.): Psychosomatische Medizin. München.

Fennel, M. L. (1980): The effects of Environmental Characteristics on the structure of Hospital Clusters. In: Administrative Science Quarterly, 25. S. 484-510.

Feuerstein, G. (1993): Systemintegration und Versorgungsqualität. In: Badura, B./ Feuerstein, G./ Schott, Th. (Hrsg.): System Krankenhaus. Arbeit, Technik und Patientenorientierung. Weinheim, München. S. 41-67.

Fey, C. F./ Denison, D. R. (2000): Organizational Culture and Effectiveness: The case of foreign firms in Russia, Working Paper series in business administration, No. 4, SSE/EFI.

Fiol, C. M./ Lyles, M. A. (1985): Organizational Learning. In: Academy of Management Review, 10. S. 803-813.

Fischer, F./ Waibel, M. (2002): Wenn virtuelle Lerngruppen nicht so funktionieren wie sie eigentlich sollten. In: Rinn, U./ Wedekind, J. (Hrsg.): Referenzmodelle netzbasierten Lehrens und Lernens. Münster. S. 35-50.

Fischer, W. (2001): Das australische AR-DRG-System als Beispiel einer ärztlich-ökonomischen Klassifikation. In: SGMI Proceedings. Basel.

Fischer, W. (2004): Gesucht: Ein DRG-System für die Schweiz. Kurzer Überblick zum Beginn der Arbeiten am Swiss DRG-Projekt. In: competence, 5. S. 4 – 8.

Flick, U. (2004): Triangulation. Eine Einführung. Wiesbaden.

Flick; U./ von Kardoff, E. / Steinke, I. (2000): Qualitative Forschung. Ein Handbuch. Reinbek bei Hamburg.

Fligstein, N. (2001): The Architecture of Markets. Princeton.

Foss N./ Pedersen T. (2002): Transferring Knowledge in MNCs: The Roles of Sources of Subsidiary Knowledge and Organizational Context. In: Journal of International Management, 8. S. 1-19.

Foucault, M. (1973): Die Geburt der Klinik: Eine Archäologie des ärztlichen Blicks. Frankfurt/Main.

Fountain, J. (2001): Building the virtual state: Information technology and institutional change. Washington.

Fox, R. C. (1957): Training for Uncertainty. In: Merton, R. K./ Reader, G./ Kendall, P. L. (Hrsg.) The Student-Physician. Introductory Studies in the Sociology of Medical Education. Cambridge. S. 207-241.

Freidson, E. (1963): The Hospital in Modern Society. London.

Freidson, E. (1975): Dominanz der Experten. Zur sozialen Struktur medizinischer Versorgung. München.

Freidson, E. (1980): Der Ärztestand. Stuttgart.

Freidson, E. (1994): Professionalism Reborn: Theory, Prophecy, and Policy. Cambridge.

Freidson, E. (2001): Professionalism. The Third Logic. On the Practice of Knowledge. University of Chicago Press.

Frerichsen, F./ Freundlieb, A./ Krämer, K./ Sporket, M./ Wienold, K. (2004): Stationäre Altenpflege. Personalstrukturen, Arbeitsbedingungen, Arbeitszufriedenheit. Abschlussbericht im Auftrag des Ministeriums für Gesundheit, Soziales, Frauen und Familie des Landes Nordrhein- Westfalen. [URL: http://www.sozialpolitik-aktuell.de/docs/stationaere-altenpflege.pdf] Stand 12.12.2007.

Frey, B. S. (2000): Wie beeinflusst Lohn die Motivation? In: Frey, B. S./Osterloh, M. (2000): Managing Motivation. Wiesbaden. S. 71-104.

Frey, B. S./ Osterloh, M. (2000b): Pay for Performance – immer empfehlenswert? In: Zeitschrift für Führung und Organisation (zfo), 69. S. 64-669.
Frey, B. S./ Osterloh, M. (2002): Successful management by motivation: Balancing intrinsic and extrinsic incentives. Berlin, Heidelberg, New York.
Frey, B. S./Osterloh, M. (2000a): Motivation – der zwiespältige Produktionsfaktor. In: Frey, B. S./Osterloh, M. (2000): Managing Motivation. Wiesbaden. S. 19-40.
Frey, B./Osterloh, M. (2000): Managing Motivation. Wiesbaden.
Friedland, R./ Alford, R. R. (1991): Bringing Society Back In. In: DiMaggio, Paul J. /Powell, W. W. (Hrsg.): The New Institutionalism in Organizatonal Analysis. Chicago. S. 232-263.
Frost, T. S./ Birkinshaw, J. M./ Ensign, P. C. (2002): Centers of excellence in multinational corporations. In: Strategic Management Journal, 23. S. 997–1018.
Gangné, R. M. (1965): Die Bedingungen menschlichen Lernens. Hannover, Berlin.
Gehlen, A. (1978): Der Mensch. Wiesbaden.
Geldermann, B./Spieß, E. (2001): Selbstorganisiertes Lernen und Selbstevaluation als Elemente einer lernenden Organisation und die Rolle der Führung. In: Loebe, H./Severing, E. (Hrsg.) (2001): Zukunft der betrieblichen Weiterbildung Ökonomisierung - selbstorganisiertes Lernen - Wissensmanagement - neue Lernmedien. Bielefeld. S. 57-72.
Gerst, Th. (1996): 1947/1997 – Bundesärztekammer im Wandel (I): Föderal oder zentral? Der kurze Traum von einer bundeseinheitlichen ärztlichen Selbstverwaltung. In: Deutsches Ärzteblatt 1996; 93. A-2389 / B-2061 / C-1913.
Giddens, A. (1984): The Constitution of Society. Outline of the Theory of Structuration. Cambridge.
Gittleman, M./ Kogut, B. (2003): Does Good Science Lead to Valuable Knowledge? Biotechnology Firms and the Evolutionary Logic of Citation Patterns. In: Management Science, 49. S. 366-382.
Glagow, M./ Gotsch, W./ Hartmann, R./ Schimank, U. (1985): Theoretische Überlegungen zur Entwicklungspolitischen Professionalität und Handlungskompetenz. In: Sozialwissenschaften und Berufspraxis,3. S. 87-97.
Glaser, B. G. / Strauss, A. L. (1965): Awareness of dying. Chicago.
Glaser, J. (2006): Arbeitsteilung, Pflegeorganisation und ganzheitliche Pflege – arbeitsorganisatorische Rahmenbedingungen für Interaktionsarbeit in der Pflege. In: Böhle, F./ Glaser, J. (Hrsg.): Arbeit in der Interaktion – Interaktion als Arbeit – Arbeitsorganisation und Interaktionsarbeit in der Dienstleistung. Wiesbaden. S. 42-57.

Goerres, S./ Friesacher, H. (2005): Der Beitrag der Soziologie für die Pflegewissenschaft, Pflegetheorien und Pflegemodelle. In: Schroeter, K.-R./ Rosenthal, T. (Hrsg.): Soziologie der Pflege. Weinheim. S. 33-50.
Goffman, E. (1969): Wir spielen alle Theater. Frankfurt/Main.
Goffman, E. (1973): Asyle. Über die soziale Situation psychiatrischer Patienten und anderer Insassen. Frankfurt/Main.
Goldman, A. I. (1986): Epistemology and Cognition. Cambridge.
Gontard, M. (2002): Unternehmenskultur und Organisationsklima. München und Mering.
Goode, W. (1972): Professionen und die Gesellschaft. Die Struktur ihrer Beziehungen, in: Luckmann, T./ Sprondel, W. (Hrsg.): Berufssoziologie. Köln. S. 157-167.
Grahmann, R. / Gutwetter, A. (1996): Konflikte im Krankenhaus. Ihre Ursachen und ihre Bewältigung im pflegerischen und ärztlichen Alltag. Bern.
Gray, P. H./ Meister, D. B. (2004): Knowledge sourcing effectiveness. In: Management Science, 50. S. 821-34.
Greatbatch, D./ Heath, Ch./ Luff, P./ Campion, P. (1996): Conversation analysis: Human-computer interaction and the general practice consultation. In: Monk, A./ Gilbert, N. (Hrsg.): Perspectives on HCI: Diverse Approaches. London. S. 199-222.
Greatbatch, D./ Luff, P./ Heath, Ch./ Campion, P. (1993): Interpersonal Communication and Human-Computer Interaction: an examination of the use of Computers in medical consultations. In: Interacting With Computers, 5. S. 193-216.
Greenfield, L. J. (1999): Doctors and nurses: A troubled partnership. In: Annals of Surgery 230, 4. S. 279-288.
Greenwood, R./ Suddaby, R./ Hinings, C. R. (2002): Theorizing Change: The Role of professional associations in the transformation of institutionalized fields. In: Academy of Management Journal, 45. S. 58-80.
Gronau, N. (2005): Anwendungen und Systeme für das Wissensmanagement. GTO 2005.
Gross, P. (1983): Die Verheißungen der Dienstleistungsgesellschaft. Opladen.
Gross, P./ Badura, B. (1977): Sozialpolitik und soziale Dienste. Entwurf einer Theorie personenbezogener Dienstleistungen. In: von Ferber, Ch./ Kaufmann, F.-X. (Hrsg.): Soziologie und Sozialpolitik. Sonderheft 19/1977 der Kölner Zeitschrift für Soziologie und Sozialpsychologie. Opladen. S. 361-385.
Grossmann, R./ Pellert, A./ Gotwald, V. (1997): Krankenhaus, Schule, Universität: Charakteristika und Optimierungspotentiale. In: Grossmann, R. (Hrsg.): Besser, billiger, mehr. Zur Reform der Expertenorganisationen Kranken-

haus, Schule, Universität. Reihe: iff-Texte, Band 2. Wien, New York. S. 24-35.

Gruber, H. (1999): Mustererkennung und Erfahrungswissen. In: Fischer, R. M. / Bartens, W. (Hrsg.): Zwischen Erfahrung und Beweis. Medizinische Entscheidungen und Evidence-based Medicine. Bern, Göttingen, Toronto. S. 25-52.

Gruenfeld, D./ Martorana, P./ Fan, E. (2000): What do groups learn from their worldliest members? Direct and indirect influence in dynamic teams. In: Organizational Behavior and Human Decision Processes, 82. S. 45-59.

Grundmann, M. (2006): Sozialisation. Skizze einer allgemeinen Theorie. Konstanz.

Gupta A. K./ Govindarajan, V. (2000): Knowledge Flows Within Multinational Corporations. Strategic Management Journal, 21. S. 473-496.

Hackman, J. R./Oldham, G. R. (1980): Job Diagnostic Survey (JDS). In: Hackman, J. R./Oldham, G. R (1980): Work redesign. Reading, Company. S. 275-294.

Hagedoorn, J./ Narula, R. (1996). Choosing Organizational Modes of Strategic Technology Partnering: International and Sectoral Differences. In: Journal of International Business Studies, 27. S. 265-284.

Hall, O. (1951): Sociological Research in the Field of Medicine: Progress and Prospects. In: American Sociological Review, 16. S. 639-644.

Hall, P./ Taylor, R. (1996): Political Science and the Three New Institutionalism, MPIFG Discussion Paper 96/6, Köln.

Hanft, A. (1995): Personalentwicklung zwischen Weiterbildung und "organisationalem Lernen". München, Mering.

Hansen, M. T., Nohria, N./ Tierney, T (1999): What's Your Strategy for Managing Knowledge? In: Harvard Business Review, 77. S. 106-116.

Hanson, W. E./ Creswell, J. W./ Plano Clark, V. L./ Petska, K. S./ Creswell, J. D. (2005): Mixed methods research designs in counselling psychology. In: Journal of Counseling Psychology, 52. S. 224-235.

Hartmann, H. (1972): Arbeit, Beruf, Profession. In: Luckmann, T., Sprondel, M. (Hrsg.): Berufssoziologie. Köln. S. 157-167.

Hasse, R./ Krücken, G. (2005): Neo-Institutionalismus. Bielefeld.

Hasse, R./ Krücken, G. (2005): Neo-Institutionalismus. Einsichten - Themen der Soziologie . Mit einem Vorwort von John Meyer. Bielefeld.

Hasselhorn, M./ Mähler, C. (2000): Transfer: Theorien, Technologien und empirische Erfassung. In: Hager, W./ Patry, J.-L./ Brezing, H. (Hrsg.): Handbuch Evaluation psychologischer Interventionsmaßnahmen. Bern. S. 86-101.

Hatch, N. W. /Mowery, D. C. (1998): Process Innovation and Learning by Doing in Semiconductor Manufacturing. In: Management Science, 44. S. 1461-1477.
Heath, Ch. (1986): Body Movement and Speech in Medical Interaction. Cambridge.
Heath, Ch. (1992): The delivery and reception of diagnosis in the general-practice consultation. In: Drew, P./ Heritage, J. (Hrsg.): Talk at work: Interaction in institutional settings. Cambridge. S. 235-267.
Heath, Ch./ Knoblauch, H. (2000): Technology and social interaction: the emergence of workplace studies. In: British Journal of Sociology; 51 (2). S. 299-320.
Heath, Ch./ Luff, P. (2000): Technology in Action (Learning in Doing). Camebridge.
Heath, Ch./ Luff, P./Sanchez Svensson, M. (2003): Technology and medical practice. In: Sociology of Health Illness, 25. S. 75- 96.
Heckhausen, H. (1989): Motivation und Handeln. Berlin.
Hedberg, B. (1981): How Organizations Learn and Unlearn. In: Nystrom, P.C./ Starbuck, W.H. (Hrsg.): Handbook of Organizational Design. New York, Oxford. S. 3-27.
Hedlund, G. (1994): A model of knowledge management and the N-form corporation. In: Strategic Management Journal, 15. S. 73-90.
Heinen, E. (1997): Unternehmenskultur: Perspektiven für Wissenschaft und Praxis. München, Wien.
Heinze, R. G./ Fox, K./ Hilbert, J./ Schalk, Ch. (2007): Regionale Innovations- und Qualifizierungsstrategien in der Medizintechnik. Abschlussbericht. Hans-Böckler-Stiftung. Düsseldorf.
Henning, K./ Isenhardt, I./ Flock, C. (1998): Kooperation im Krankenhaus. Strukturwandel, Kostendruck, Qualitätsansprüche. Bern.
Herrmann, Th./ Jahnke, I./ Loser, K.-U. (2004): The Role Concept as a Basis for Designing Community Systems. In: Darses, F./ Dieng, R./ Simone, C./ Zackland, M. (Hrsg.): Cooperative Systems Design. Amsterdam. S. 163-178.
Herrmann, Th./ Kienle, A. (2004): Kontextberücksichtigung als Kernaufgabe der Wissenskommunikation. In: Reinhardt, Rüdiger; Eppler, Martin (Hrsg.): Wissenskommunikation in Organisationen. Heidelberg. S. 50-68.
Herschbach, P. (1993): Arbeitssituation und Arbeitsbelastungen bei Ärzten und Ärztinnen im Krankenhaus. In: Badura, B./ Feuerstein, G./ Schott, T. (Hrsg.): System Krankenhaus. Arbeit, Technik und Patientenorientierung. Weinheim. S. 122-136.
Hesse, H. A. (1972): Berufe im Wandel. Stuttgart.

Hesselberg, A. K. (1981): Die Psychiatrie J.H.F. Autenrieths (1772-1835). Diss. Tübingen.

Hildbrandt, B. (Hrsg.) (1997): Unser Krankenhaus Moabit ist 125 Jahre alt. Historisches Kaleidoskop von der Gründung bis heute. Berlin.

Hirsch, P. M. (1997): Review Essay: Sociology without social structure: Neoinstitutional theory meets brave new world. In: American Journal of Sociology, 102. S. 1702-1723.

Hitzler, R. (1994): Wissen und Wesen des Experten. Ein Annäherungsversuch – zur Einleitung. In: Hitzler, R./ Honer, A./ Maeder, Ch. (Hrsg.): Expertenwissen. Opladen. S. 13-30.

Hoc, S. (2002): Medizinkommunikation: Zwischen Informationsanspruch und gesetzlichen Risiken. In: Deutsches Ärzteblatt 2002; 99(26). S. 1809.

Hoefert, H.-W. (2007): Führung und Management im Krankenhaus. Göttingen.

Hofstede, G. (2001): Lokales Denken, globales Handeln. Interkulturelle Zusammenarbeit und globales Management. München.

Holzhey, H. (Hrsg.) (1974): Interdisziplinär. Interdisziplinäre Arbeit und Wissenschaftstheorie. Philosophie aktuell. Basel.

Homans, G. C. (1950): The Human Group. New York.

Hopf, C. (2000): Qualitative Interviews – ein Überblick. In: Flick; U./ Kardoff, E. v./ Steinke, I. (Hrsg.): Qualitative Forschung. Ein Handbuch. Reinbek bei Hamburg. S. 349-359.

Howaldt, J./ Kopp, R./ Klatt, R. (2005): Wissensmanagement in Netzwerken als Gestaltungsaufgabe. In: Ciesinger, K.-G./ Howaldt, J./ Klatt, R./ Kopp, R. (Hrsg.): Modernes Wissensmanagement in Netzwerken. Perspektiven, Trends und Szenarien. Wiesbaden. S. 143-160.

Hübner, J. (2007): Ordnungspolitischer Rahmen der Krankenhausfinanzierung in der Psychiatrie ab 2009. Vortrag anlässlich der Informationsveranstaltung des Krankenhauszweckverbandes Köln, Bonn und Region am 18.09.2007 in Köln. [URL: http://bag.lwv-hessen.de/files/430/Vortrag_Huebner_Zweck verb_Koeln.pdf] Stand 15.02.2008.

Hughes, E. C. (1951): Mistakes at work. In: Canadian Journal of Economics and Political Science, 17. S. 320-327.

Hunter, K. M. (1991): Doctor's Stories. The narrative Structure of Medical Knowledge. Princeton.

Hynes-Gay, P. M./ Nagle, L. M. (2000): Nursing and the Net. In: Nursing Leadership, 13. S. 5-10.

Illich, I. (1979): Entmündigende Expertenherrschaft. In: Illich, I./ McKnight, J./ Zola, I./ Caplan, J./ Shaiken, H. (Hrsg.): Entmündigung durch Experten. Zur Kritik der Dienstleistungsberufe. Hamburg. S. 7-35.

Inkpen, A. C./ Beamish, P. W. (1997): Knowledge, Bargaining Power and International Joint Venture Instability. In: Academy of Management Review, 22. S. 177-202.

Inkpen, A. C./ Tsang, E. (2005): Networks, social capital, and learning. In: Academy of Management Review, 30. S.

Jadad, A. R. (1999): Promoting partnerships: Challenges for the internet age. In: British Medical Journal, 319. S. 761-764.

Jahnke, I. (2006): Dynamik sozialer Rollen beim Wissensmanagement. Soziotechnische Anforderungen an Communities und Organisationen. Wiesbaden.

Jahnke, I./ Herrmann, Th. (2006): Erfolgsfaktoren zur Kultivierung soziotechnischer Communities aus der Sicht dynamischer Rollenstrukturen. In: Heinecke, A. M./ Paul H. (Hrsg.): Mensch & Computer 2006: Mensch und Computer im Strukturwandel. München. S. 103-113.

Jansen, D. (2000): Der neue Institutionalismus, Antrittsvorlesung an der Deutschen Hochschule für Verwaltungswissenschaften. Speyer.

Jansen, J./ van den Bosch, F. A./ Volberda, H. W. (2005): Managing Potential and Realized Absorptive Capacity: How do Organizational Antecedents Matter? In: Academy of Management Journal, 48. S. 999-1015.

Janssen, J./ Laatz, W. (2007): Statistische Datenanalyse mit SPSS für Windows. Berlin, Heidelberg, New York.

Jepperson, R. L. (1991): Institutions, institutional effects, and institutionalism. In: In: DiMaggio, P. J. / Powell, W. W. (Hrsg.): The New Institutionalism in Organizational Analysis. Chicago. S. 143-163.

Jeschke, H. / Dern, W. (Hrsg.) (1992): Der Krankenpflegeberuf. Stuttgart.

Jungbauer-Gans, M. (2006): Soziale und kulturelle Einflüsse auf Krankheit und Gesundheit. Theoretische Überlegungen. In: Wendt, C./ Wolf, C. (Hrsg.): Soziologie der Gesundheit. Kölner Zeitschrift für Soziologie und Sozialpsychologie Sonderhefte Bd. 46. Wiesbaden. S. 86-108.

Jurk, C. (2005): Der niedergeschlagene Mensch. Depression. Eine sozialwissenschaftliche Studie zu Geschichte und gesellschaftlicher Bedeutung einer Diagnose. Diss. Gießen.

Jütte, R./ Eckart, W. U. (2007): Medizingeschichte. Eine Einführung. Stuttgart.

Kälble, K. (2005): Die Pflege auf dem Weg zu Profession? Zur neueren Entwicklung der Pflegeberufe vor dem Hintergrund des Wandels und der Ökonomisierung im Gesundheitswesens. In: Eurich, J./ Brink, A./ Hädrich, J./ Schröder, P. (Hrsg.): Soziale Institutionen zwischen Markt und Moral. Führungs- und Handlungskontexte. Wiesbaden. S. 215-246.

Kälble, K. (2008): Akademisierung der Gesundheitsfachberufe. In: Public Health Forum 2008, 16. S. 4.e1-4.e3.

Kale, P./ Anand, J. (2006): The Decline of Emerging Economy Joint Ventures: The Case of India. In: California Management Review, 48. S. 62-76.

Kane, A./ Argote, L./ Levine, J. (2005): Knowledge transfer between groups via personnel rotation: Effects of social identity and knowledge quality. In: Organizational Behavior and Human Decision Processes, 96. S. 56-71.

Kaplan, B. (2000): Culture counts: how institutional values affect computer use. MD Computing, 1. S. 23-26.

Katz, R./ Allen, T. (1982): Investigating the Not Invented Here (NIH) Syndrome: a look at the performance, tenure and communication patterns of 50 R&D project groups. In: R&D Management, 12. S. 7-19.

Kelle, B. (2007a): Die Integration qualitativer und quantitativer Methoden in der empirischen Sozialforschung. Theoretische Grundlagen und methodologische Konzepte. Wiesbaden.

Kelle, B. (2007b): Integration qualitativer und quantitativer Methoden. In: Kuckartz, U./ Grunenberg, H./ Dresing, Th. (Hrsg.): Qualitative Datenanalyse: computergestützt. Methodische Hintergründe und Beispiele aus der Forschungspraxis. Wiesbaden. S. 50-65.

Kerres, M. (2001): Multimediale und telemediale Lernumgebungen. Konzeption und Entwicklung, München.

Kerres, M./ de Witt, C. (2002): Quo vadis Mediendidaktik? Zur theoretischen Fundierung von Mediendidaktik. In: MedienPädagogik, 2. S. 1-22.

Kieser, A. (2001): Organisationstheorie. Stuttgart.

Kil, M./ Leffelsend, S./ Metz-Göckel, H. (2000): Zum Einsatz einer revidierten und erweiterten Fassung des Job Diagnostic Survey im Dienstleistungs- und Verwaltungssektor. In: Zeitschrift für Arbeits- und Organisationspsychologie 44: 115-128.

Klatetzki, T./ Tacke, V. (Hrsg.) (2005): Organisation und Profession. Wiesbaden.

Klimecki, R./ Thomae, M. (1997): Organisationales Lernen: Eine Bestandsaufnahme der Forschung. Bericht Management Forschung und Praxis Nr. 10, Konstanz.

Knoblauch, H./ Heath, Ch. (1999): Technologie, Interaktion und Organisation: Die Workplace Studies. In: Schweiz. Z. Soziologie, 25(2). S. 163-181.

Ko, D. G./ Kirsch, L. J./ King, W. R. (2005): Antecedents of knowledge transfer from consultants to clients in enterprise system implementations. In: MIS Quaterly, 29. S. 59-85.

Kocka, J. (Hrsg.). (1987): Interdisziplinarität: Praxis – Herausforderung – Ideologie. Frankfurt/Main.

Kogut, B./ Zander, U. (1992): Knowledge of the firm, combinative capabilities, and the replication of technology. In: Organization Science, 3. S. 383-397.

Kogut, B./ Zander, U. (2003): A Memoir and Reflection: Knowledge and an Evolutionary Theory of the Multinational Firm Ten Years Later. In: Journal of International Business Studies, 34. S. 505-515.

Kolland, F./ Oberbauer, M. (2006): Vermarktlichung bürgerschaftlichem Engagements im Alter. In: Altern und bürgerschaftliches Engagement. Aspekte der Vergemeinschaftlichung und Vergesellschaftung in der Lebensphase Alter. Wiesbaden. S. 153-174.

König, R. (1970): Strukturwandlungen unserer Gesellschaft und einige Auswirkungen auf die Krankenversicherung. In: König, R./ Tönnesmann, M. (Hrsg.): Probleme der Medizin-Soziologie. Sonderheft 3 der Kölner Zeitschrift für Soziologie und Sozialpsychologie. Opladen. S. 115-133.

Krapp, A./ Weidenmann, B. (2001): Pädagogische Psychologie. Weinheim.

Krücken, G. (2002): Amerikanischer Neo-Institutionalismus - europäische Perspektiven. In: Sociologia Internationalis, 40. S. 1-33.

Krücken, G./ Meier, F./ Müller, A. (2007): Information, cooperation, and the blurring of boundaries – technology transfer in German and American discourses. In: Higher Education, 53. S. 675-696.

Kuhn, Th. S. (1967): Die Struktur wissenschaftlicher Revolutionen. Frankfurt/Main.

Kunert-Zier, M. (2005): Erziehung der Geschlechter. Entwicklungen, Konzepte und Genderkompetenz in sozialpädagogischen Feldern. Wiesbaden.

Kurtz, Th. (2002a): Professionen und Wissensberufe. In: Arbeit. Zeitschrift für Arbeitsforschung, Arbeitsgestaltung und Arbeitspolitik 12 (1). S. 5-15.

Kurtz, Th. (2002b): Berufssoziologie. Bielefeld.

Kurtz, Th. (2003): Professionen und Wissensberufe. Sind Professionen Wissensberufe, sind alle Wissensberufe Professionen? In: Arbeit. Zeitschrift für Arbeitsforschung,

Laker, D. R. (1990): Dual dimensionality of training transfer. In: Human Resources Development Quarterly, 1. S. 209-223.

Lamnek, S. (1995): Qualitative Sozialforschung. Weinheim.

Lamnek, S. (1998): Gruppendiskussion. Theorie und Praxis. Weinheim.

Landesamt für Datenverarbeitung und Statistik Nordrhein-Westfalen (2000): Gesundheitswesen in Nordrhein-Westfalen 2000. Düsseldorf.

Landesamt für Datenverarbeitung und Statistik NRW (2006): Statistische Berichte/LDS: Krankenhäuser und Vorsorge- oder Rehabilitationseinrichtungen in Nordrhein-Westfalen 2006. Düsseldorf.

Landesamt für Datenverarbeitung und Statistik NRW (2007): Statistische Berichte/LDS: Krankenhäuser und Vorsorge- oder Rehabilitationseinrichtungen in Nordrhein-Westfalen 2007. Düsseldorf.

Lane, P. J./ Salk, J. E./ Lyles, M. A. (2001): Absorptive Capacity, Learning and Performance in International Joint Ventures. In: Strategic Management Journal, 22. S. 1139-1161.

Lantzsch, T. (2008): Der internationale Fernsehformathandel. Akteure, Strategien, Strukturen, Organisationsformen. Wiesbaden.

Lapré, M. A./ van Wassenhove, L. N. (2001): Creating and Transferring Knowledge for Productivity Improvements in Factories. In: Management Science, 47. S. 1311-1325.

Lehmann, P. (1986): Der chemische Knebel – Warum Psychiater Neuroleptika verabreichen. Berlin.

Lehner, F. (2000): Organisational Memory. München.

Liese, W. (1922): Geschichte der Caritas. Band 1. Freiburg.

Light, D. W. (1988): Turf Battles and the Theory of Professional Dominance. In: Research in the Sociology of Health Care, 7. S. 203-225.

Littek, W./ Heisig, U./ Lane, Ch. (2005): Die Organisation professioneller Arbeit in Deutschland und England In: Klatetzki, Th./ Tacke, V. (Hrsg.): Organisation und Profession, Wiesbaden. S. 73-118.

Livingstone, D. (2002): Mapping the Iceberg, NALL Working Paper 54. Toronto.

Loos, P./ Schäffer, B. (2001): Das Gruppendiskussionsverfahren. Theoretische Grundlagen und empirische Anwendung. Opladen.

Lorenz, A. (2000): Abgrenzen oder zusammen arbeiten? Krankenpflege und ärztliche Profession. Frankfurt/Main.

Love, C. C./ Hunter, M. E. (1996): Violence in Public Sector Psychiatric Hospitals. Benchmarking Nursing Staff injury Rates. In: Journal of Psychological Nursing and Mental Health Services, 34. S. 30-34.

Luckmann, T./ Sprondel, M. (1972): Berufssoziologie. Köln.

Luderer, H. J. (1999): Geschichte der Psychiatrie. Von Aderlässen, Brechkuren und Sturzbädern zur Pharmako-, Psycho- und Soziotherapie am Ende des 20. Jahrhunderts. Vortrag im Rahmen des Medientages des Landesverbandes Thüringen der Angehörigen psychisch Kranker e.V. vom 19. Juni 1999 „Jena.

Luhmann, N. (1985): Soziale Systeme. Frankfurt/Main.

Lützenkirchen, A. (2004): Stärkung oder Schwächung ärztlicher Autonomie?: Die medizinische Profession und das Beispiel der evidenzbasierten Medizin aus soziologischer Sicht. In: Zeitschrift für ärztliche Fortbildung und Qualität im Gesundheitswesen 98. S. :423-427.

Lyles, M. A./ Salk, J. E. (1996): Knowledge acquisition from foreign parents in IJVs: an empirical examination in the Hungarian context. In: Journal of International Business Studies, 29. S. 154-174.

Macintosh, N. B./ Scapens, R. W. (1990): Structuration Theory in Management Accounting. In: Accounting, Organizations and Society, 15. S. 455-477.

Makino, S./ Delios, A. (1996): Local knowledge transfer and performance: implications for alliance formation in Asia. In: Journal of International Business Studies, 27. S. 905-27.

Mandl, H./ Prenzel, M./ Gräsel, C. (1991): Das Problem des Lerntransfers in der betrieblichen Weiterbildung. Forschungsbericht Nr. 1, LMU München.

Mandl, H./ Spada, H. (1988): Wissenspsychologie. München, Weinheim.

Mangold, W. (1960): Gegenstand und Methode des Gruppendiskussionsverfahrens. Frankfurt/Main.

March, J. G. (1991): Exploration and exploitation in organizational learning. In: Organization Science; 2. S. 71-87.

March, J. G./ Olsen, J. P. (1976): Organizational Learning and the Ambiguity of the Past. In: March, J. G./ Olsen, J. P. (Hrsg.): Ambiguity and Choice in Organizations. Bergen. S. 54-68.

March, J. G./ Simon, H. A. (1958): Organizations. New York.

Maturana, H. R./ Varela, F. (1980): Autopoiesis and Cognition. Boston.

Mayntz, R./ Scharpf, F. W. (1995): Gesellschaftliche Selbstregelung und politische Steuerung. Frankfurt/ Main.

Mertin, J. (1999): Organisationsstruktur und Leitungskultur. Eine Ausarbeitung zur Teamsupervision. URL: http:// http://www.joergmertin.de/spielplatzorganisation.html. [Stand 01.03.2008]

Merton, R. K. / Kendall, P. L. (1979): Das fokussierte Interview. In: Hopf, C./ Weingarten, E. (Hrsg.): Qualitative Sozialforschung. Stuttgart. S. 171-204.

Merton, R.K./Reader, G.G./Kendall, P.L. (1957): The Student physician. Cambridge.

Messner, H. (1978): Wissen und Anwenden. Zur Problematik des Transfers im Unterricht. Stuttgart.

Metz-Göckel, S./ Müller, U. (1986): Der Mann: die Brigitte-Studie. Weinheim, Basel.

Metz-Göckel, S./ Nyssen, E. (1990): Frauen leben Widersprüche. Weinheim.

Meuser, M. (2005): Professionelles Handeln ohne Profession? Eine Begriffsrekonstruktion. In: Pfadenhauer, M. (Hrsg.): Professionelles Handeln. Wiesbaden. S. 253-264.

Meyer, J. W. / Rowan, B. (1977): Institutionalized Organizations: Formal Structure as Myth and Ceremony. In: American Journal of Sociology 83, 2. S. 340-363.

Meyer, R./ Hammerschmid, G. (2006): Changing institutional logics and executive identities. In: American Behavioral Scientist, 49. S. 1000-1014.

Miebach, B. (2006): Soziologische Handlungstheorie. Eine Einführung. Wiesbaden.
Millerson, G. (1964): The Qualifying Assocations. London.
Minsky, M. L. (1986): Society of Mind. New York.
Minssen, H. (2006): Arbeits- und Industriesoziologie. Eine Einführung. Frankfurt/Main.
Minssen, H./ Molsich, B./ Wilkesmann, U./ Andersen, U. (2003): Kontextsteuerung von Hochschulen? Folgen der indikatorisierten Mittelzuweisung. Berlin.
Minssen, H./ Riese, Ch. (2007): Professionalität in der Interessenvertretung. Arbeitsbedingungen und Organisationspraxis von Betriebsräten. Düsseldorf.
Minssen, H./Wilkesmann, U. (2003): Lassen Hochschulen sich steuern? In: Soziale Welt, 54. S. 123-144.
Mintzberg, H. (1979): The structuring of organizations: A synthesis of the research. Englewood Cliffs.
Moers, M. (2003): Pflegemanagement und Pflegewissenschaft – getrennte Welten oder sinnvolle Ergänzung? In: Heilberufe. Das Pflegemagazin (12). S. 30-31.
Moers, M./ Schiemann, D. (2006): Expertenstandards in der Pflege – Implementation als Strategie des Wissenstransfers. In: Schaeffer, D. (Hrsg.): Wissenstransfer in der Pflege. Ergebnisse eines Expertenworkshops. Bielefeld. S. 41-62.
Moldaschl, M./ Diefenbach, Th. (2003): Regeln und Ressourcen. Zum Verhältnis von Institutionen- und Ressourcentheorie. In: Maurer, A./ Schmid, M./ Held, M. (Hrsg.): Ökonomischer und soziologischer Institutionalismus. Interdisziplinäre Beiträge und Perspektiven der Institutionentheorie und -analyse. Marburg. S. 139-162.
Mowery, D. C./ Oxley, J. E./ Silverman, B. S. (1996): Strategic alliances and inter-firm knowledge transfer. In: Strategic Management Journal, 17. S. 77-91.
Mowery, D. C./ Oxley, J./ Silverman, B. (1996): Strategic alliances and interfirm knowledge transfer. In: Strategic Management Journal, 17. S. 77-91.
Mühlbauer, B. H. (2004): Prozessorganisation im DRG-geführten Krankenhaus. Weinheim, Berlin, Darmstadt, Zürich.
Müller, B./ Münch, E./ Badura, B. (1997): Gesundheitsförderliche Organisationsgestaltung im Krankenhaus. Weinheim.
Müller, R./ Behrens, J. (1989): Krankenhausarbeit als Gegenstand von Medizinsoziologie und Arbeitswissenschaft. In: Deppe, H.-U./ Friedrich, H./ Müller, R. (Hrsg.): Das Krankenhaus: Kosten, Technik oder humane Versorgung. Frankfurt/Main, New York. S. 81-98.

Müller-Stewens, G./ Osterloh, M. (1996): Kooperationsinvestitionen besser nutzen: Interorganisationales Lernen als Know-how-Transfer oder Kontext-Transfer? In: Zeitschrift für Organisation, 1. S. 18-23.

Multhaup, R./ Cornelßen, P. (2005): Zur Motivationslagen deutscher Krankenhausärzte. Eine Studie mit Grundlagen für ein zukunftsorientiertes Personalmarketing, Branchenstudien Band 5. Münster.

Needham, I. (2004): Zur Wirksamkeit von Trainingsprogrammen im Aggressionsmanagement. In: Krause, P./ Schulz, M./ Bauer, R. (Hrsg.): Interventionen psychiatrischer Pflege. Unterostendorf.

Nelson, R. R./ Winter, S. G. (1982): An Evolutionary Theory of Economic Change. Cambridge.

Neumann, D./ Holzmüller, H. H. (2007): Boundary-Spanner als Akteure in der Innovationspolitik von Unternehmen. In: Carell, A./ Herrmann, T./ Kleinbeck, U. (Hrsg.): Innovationen an der Schnittstelle zwischen technischer Dienstleistung und Kunden. Heidelberg New York.

Neumann, L. F./ Schaper, K. (2008): Die Sozialordnung Deutschlands. 5. überarbeitete Auflage. Frankfurt/Main.

Neuweg, G. H. (1999): Könnerschaft und impliziertes Wissen. Zur lerntheoretischen Bedeutung der Erkenntnis- und Wissenschaftstheorie Michael Polyanis. Münster.

Nonaka, I./ Takeuchi, H. (1995): The Knowledge-Creating Company: How Japanese Companies Create the Dynamics of Innovation. New York.

North, K. (2003): Wissensorientierte Unternehmensführung. Wiesbaden.

North, K./ Romhardt, K./ Probst, G. (2000): Wissensgemeinschaften – Keimzellen lebendigen Wissensmanagements. In: IO-Management, Nr. 7/8. S. 52-62.

Oldham, G. R./ Hackman, J. R./ Stepina, L. P. (1978): Norms for the Job diagnostic Diagnostic Survey. (Technical Report, No. 16). Yale University, New Haven.

Oliver, C. (1991): Strategic responses to institutional processes. In: Academy of Management Review, 16. S. 145-179.

Orlikowski, W. (2000): Using technology and constituting structures: A practice lens for studying technology in organizations. In: Organization Science, 11. S. 404-428.

Ortmann, G./ Sydow, J./ Windeler, A. (1997): Organisation als reflexive Strukturation. In: Ortmann, G./ Sydow, J./ Türk, K. (Hrsg.): Theorien der Organisation: die Rückkehr in die Gesellschaft. Opladen. S. 315-354.

Osterloh, M./ Frost, J. (1998): Prozeßmanagement als Kernkompetenz. Wie Sie Business Reengineering strategisch nutzen können. Wiesbaden.

Osterloh, M./ von Wartburg, I. (1998): Organisationales Lernen und Technologiemanagement. In: Koruna, S./ Tschirky, H. (Hrsg.): Handbuch Technologiemanagement. Zürich. S. 137-156.
Ouchi, W. G. (1979): A Conceptual Framework for the Design of Organizational control Mechanisms. In: Management Science, 25. S. 833-848.
Ouchi, W. G. (1981): Theory Z. How American Business can meet the Japanese Challenge. Reading, Mass.
Panke-Kochinke, B. (2003): Die Geschichte der Pflege. Frankfurt/Main.
Parsons, T. (1939): The Professions and Social Structure. In: Social Forces, 17. S. 457-467.
Parsons, T. (1957): The Mental hospital as a Type of organization. In: Greenblatt, M./ Levinson, D. J./ Williams, R. H. (Hrsg.): The patient and the mental hospital. Glencoe. S. 108-129.
Parsons, T. (1963): Social Change and Medical Organization in the United States. A Sociological Perspective. In: Annals if the American Academy of Political and Social Science, 346. S. 21-33.
Parsons, T. (1970): Struktur und Funktion der modernen Medizin. In: König, R./ Tönnesmann, M. (Hrsg.): Probleme der Medizin-Soziologie. Sonderheft 3 der Kölner Zeitschrift für Soziologie und Sozialpsychologie. Opladen. S. 10-57.
Pawlowsky, P. (Hrsg.) (1998): Wissensmanagement. Wiesbaden.
Pérez-Nordtvedt, L./ Kedia, B. L./ Datta, D. K./ Rasheed, A. A. (2008): Effectiveness and Efficiency of Cross-Border Knowledge Transfer: An Empirical Examination. In: Journal of Management Studies, 45. S. 714-744.
Perrow, Ch. (1976): Complex Organizations. A Critical Essay. New York.
Peters, T. J./ Waterman, R. H. (1982): In Search of Excellence. Lessons from America's Best-Run-Companies. New York.
Pettinari, C. J. (1988): Task, Talk, and Text in Operating Room. A Study in Medical Discourse. Norwood.
Pfadenhauer, M. (2005a): Professionelles Handeln. Wiesbaden.
Pfadenhauer, M. (2005b): Die Definition des Problems aus der Verwaltung der Lösung. Professionelles Handeln revisited. In: Pfadenhauer, M. (2005): Professionelles Handeln. Wiesbaden. S. 9-22.
Piaget, J. (1966): Psychologie und Intelligenz. Zürich.
Piorr, R./ Reckermann, A./ Wiese, Ch. (2006): Damit Wissen und know how nicht in Rente gehen! Konzepte für den systematischen Wissenstransfer zwischen den Generationen. In: Personalführung 7. S. 82-89.
Plessner, H. (2003): Die Anthropologie des Schauspielers, Originalausgabe (1948). In: Plessner: Ausdruck und menschliche Natur. Gesammelte Schriften VII. Frankfurt/Main. S. 399-418.

Polanyi, M. (1958). Personal Knowledge. London.
Polanyi, M. (1967): The Tacit Dimension. London.
Pollock, F. (1955): Gruppenexperiment. Ein Studienbericht. Frankfurt.
Pongratz, H. J./Voß, G. (2000): Vom Arbeitnehmer zum Arbeitskraftunternehmer. Zur Entgrenzung der Ware Arbeitskraft. In: Minssen, H. (2000): Begrenzte Entgrenzungen. Berlin. S. 225-247.
Popper, K. R. (1971): Prognose und Prophetie in den Sozialwissenschaften. In: Topitsch, E. (Hrsg.): Logik der Sozialwissenschaften. Köln. S. 113-125.
Porter-O'Grady, T. (1995): Reverse Discrimination in Nursing Leadership: Hitting the concrete Celling. In: Nursing Administrative Quaterly, 19. S. 56-92.
Powell, W. (1991): Expanding the Scope of Institutional Analyses. In: DiMaggio, Paul J. / Powell, Walter W. (Hrsg.): The New Institutionalism in Organizatonal Analysis. Chicago. S. 183-203.
Priestly, J. L. (2003): Inter-Organizational Knowledge Transfer Difficulty: The Influence of Organizational Network Type, Absorptive Capacity, Causal Ambiguity and Outcome Ambiguity. Diss. Giorgia State University.
Probst, G./ Raub, S./ Romhardt, K. (1997): Wissen managen. Wiesbaden.
Pundt, J. (2006): Professionalisierung im Gesundheitswesen. Positionen – Potenziale – Perspektiven. Bern.
Pundt, J./ Matzick, S. (2008): Qualifizierungsbedarf – Notwendige Herausforderungen für Gesundheitsberufe. In: Public Health Forum 2008, 16 (58). S. 6.e1-6.e3.
Rapping, L. (1965): Learning and world war II production functions. In: The Review of Economic Statistics, 47. S. 81–86.
Raspe, H.-H./ Siegrist, J. (1979): Zur Gestalt der Arzt-Patient-Beziehung im stationären Bereich. In. Siegrist, J./ Hendel-Kramer, A. (Hrsg.): Wege zum Arzt. Ergebnisse medizinsoziologischer Untersuchungen zur Arzt-Patient-Beziehung. München. S. 113-138.
Rausch, K. (2007): Organisation gestalten - Struktur mit Kultur versöhnen. Lengerich.
Reagans, R./ Argote, L./ Brooks, D. (2005): Individual Experience and Experience Working Together: Predicting Learning Rates from Knowing Who Knows What and Knowing How to Work Together. In: Management Science, 51. S. 869-881.
Reagans, R./ McEvily, B. (2003): Network structure and knowledge transfer: the effects of cohesion and range. In: Administrative Science Quarterly, 48. S. 240–67.
Renkl, A. (1996): Träges Wissen: Wenn Erlerntes nicht genutzt wird. In: Psychologische Rundschau, 47. S. 78-92.

Renzl, B. (2003): Wissensbasierte Interaktion. Selbst-evolvierende Wissensströme in Unternehmen. Wiesbaden.

Richter, M./ Hurrelmann, K. (Hrsg.) (2006). Gesundheitliche Ungleichheit. Grundlagen, Probleme, Perspektiven. Wiesbaden.

Rohde, J. J. (1974): Soziologie des Krankenhauses. Stuttgart.

Rössler W. (1992): Wilhelm Griesinger und die gemeindenahe Versorgung. In: Nervenarzt, 64. S. 257-261.

Roth, Ch. (2002): Geleitwort. In: Boos, Leo (2002): Soziales Dilemma und die Organisation des Krankenhauses. Die Aufgaben des Spitalmanagements. Zürich.

Roth, J. A. (1974): The treatment of tuberculosis as a bargaining process. In: Berger, B. (Hrsg.): Readings in sociology: a biographical approach. New York. S. 449-458.

Ruef, M./ Scott, R. W. (1998): A multidimensional model of organizational legitimacy: Hospitals survival in changing institutional environments. In: Administrative Science Quaterly, 43. S. 877-904.

Rüschemeyer, D. (1973): Professions. Historisch und kulturell vergleichende Überlegungen. In: Albrecht, G./ Daheim, H.-J./ Sack, F. (Hrsg.): Soziologie. Opladen. S. 250-260.

Sachverständigenrat zur Begutachtung der Entwicklung im Gesundheitswesen (2007): Kooperation und Verantwortung. Voraussetzungen einer zielorientierten Gesundheitsversorgung. Kurzfassung. Bonn.

Sackmann, S. (1990): Möglichkeiten der Gestaltung von Unternehmenskultur. In: Lattmann, C. (Hrsg.): Die Unternehmenskultur, ihre Grundlagen und ihre Bedeutung für die Führung der Unternehmung. Heidelberg. S. 151-188.

Sammara, A./ Biggerio, L. (2008): Heterogeneity and Specificity of Inter-Firm Knowledge Flows in Innovation Networks. In: Journal of Management Studies, 45. S. 800-829.

Sarfatti Larson, M. (1977): The rise of professionalism: a sociological analysis. Berkeley.

Schaeffer, D. (1994): Zur Professionalisierbarkeit von Public Health und Pflege. In: Schaeffer, D./ Moers, M./ Rosenbrock, R. (Hrsg.): Public Health und Pflege. Zwei neue gesundheitswissenschaftliche Disziplinen, Berlin. S. 103-127.

Schaeffer, D. (2006): Wissenstransfer in der Pflege. Ergebnisse eines Expertenworkshops. Bielefeld.

Schaeffer, D. (2008): Pflegestützpunkte, Pflegeberater und Case Manager – neue Kompetenzprofile in den Gesundheitsberufen. In: Public Health Forum 2008, 16 (58). S. 12e1-12e3.

Schär, W. (2003a): Grundlagen der Dokumentation. In: Schär, W./ Laux, H. (Hrsg.): Pfleginformatik in der klinischen Praxis. München, Jena. S. 1-20.

Schär, W. (2003b): Grundlagen der Informatik in Medizin und Pflege sowie zum Krankenhaus- und Pflegeinformationssystem. In: Schär, W./ Laux, H. (Hrsg.): Pfleginformatik in der klinischen Praxis. München, Jena. S. 21-36.

Schein, E. H. (1985): Organizational Culture and Leadership. San Francisco.

Schein, E. H. (1995): Unternehmenskultur: ein Handbuch für Führungskräfte. Frankfurt/Main, New York.

Scheler, M. (1924): Versuche zu einer Soziologie des Wissens. München.

Schelsky, H. (1958): Die Soziologie des Krankenhauses im Rahmen einer Soziologie der Medizin. In: Der Krankenhausarzt, 31.

Schiersmann, Ch./ Strauß, H. Ch. (2003): Informelles Lernen - der Königsweg zum lebenslangen Lernen? In: Wittwer, W./ Kirchhof, S. (Hrsg.): Informelles Lernen und Weiterbildung. Neue Wege zur Kompetenzentwicklung. München. S. 145-167.

Schlegelmilch, B. B./ Chini, T. C. (2003): Knowledge Transfer between Marketing Functions in Multinational Companies: A Conceptual Model. In: International Business Review, 12. S. 215-232.

Schmerfeld, K./ Schmerfeld, J. (2000): Interprofessionelle Kooperation im Krankenhaus. In: Jahrbuch für Kritische Medizin, 33. Kostendruck im Krankenhaus. Hamburg. S.94-109.

Schmidbauer, W. (1977): Die hilflosen Helfer. Reinbek bei Hamburg.

Schmidbauer. W. (2002): Helfersyndrom und Burnoutgefahr. München.

Schmidt, K.-H./ Kleinbeck, U/ Ottmann, W./ Seidel, B. (1985): Ein Verfahren zur Diagnose von Arbeitsinhalten: Der Job Diagnostic Survey (JDS). Psychologie und Praxis, Zeitschrift für Arbeits- und Organisationspsychologie, 29. S. 162-172.

Schneider, U. (1996): Wissensmanagement, Frankfurt/Main.

Schott, H./ Tölle, R. (2005): Geschichte der Psychiatrie. Krankeitslehren, Irrwege, Behandlungsformen. München.

Schroeter, K. R./ Rosenthal, Th. (2005): Einführung: Soziologie der Pflege oder Pflegesoziologie – eine weitere Bindestrichsoziologie. In: Schroeter, K.-R./ Rosenthal, T. (Hrsg.): Soziologie der Pflege. Weinheim. S. 9-32.

Schubert, C. (2006): Die Praxis der Apparatemedizin. Ärzte und Technik im Operationssaal. Frankfurt, New York.

Schubert, C. (2008): (Un-)Sicherheiten der organisierten Apparatemedizin. Vergleichende Beobachtungen der Anästhesie als sozio-technischer Praxis. In: Vogd, W./ Saake, I. (Hrsg.): Moderne Mythen der Medizin. Studien zur organisierten Krankenbehandlung. Wiesbaden. S. 139-160.

Schulenburg, J. M. (2004): Leuchttürme einer rationalen Gesundheitspolitik. Hannover.
Schulmeister, R. (2002). Grundlagen hypermedialer Lernsysteme. Theorie - Didaktik Design. München.
Schulz, M. (2003): Rekonzeptionalisierung als wesentliches Element einer qualitativ hochwertigen psychiatrischen Pflege. In: Pflege & Gesellschaft, Jg. 8, 4. S. 140-145.
Schulz, M./ Behrens, J. (2006): Handlungsfelder psychiatrischer Pflege im Spannungsfeld zwischen Heilkunst, wissenschaftlicher Erkenntnis und Bedarfsentwicklung. In: Wissen schafft Pflege – Pflege schafft Wissen: Psychiatrische Pflege als Praxis und Wissenschaft. S. 51-57.
Scott, R. W. (1994): Institutions and Organizations. Toward a Theoretical Synthesis. In: Scott, R. W. / Meyer, J. W. (Hrsg.): Institutional Environments and Organizations. Structural Complexity and Individualism. Thousand Oaks, London, New Delhi. S. 55–80.
Scott, R. W. (2001): Institutions and Organizations. Thousand Oaks.
Scott, R. W./ Ruef, M./ Mendel, P. J./ Caronna, C. A. (2000): Institutional Change and Healthcare Organizations. From Professional Dominance to Managed Care. Chicago, London.
Scott, W. R./ Christensen, S. (1995): Conclusion: Crafting a Wider Lens. In: Scott, W. R./ Christensen, S. (Hrsg.): The Institutional Construction of Organizations. International and Longitudinal Studies. Thousand Oaks. S. 302-314.
Scott, W.R. (1994): Conceptualizing organizational fields: linking organizations and societal systems. In: Derlien, H-U./ Gerhardt, U./ Scharpf, F.W. (Hrsg.), Systemrationalitat und Partialinteresse. Baden-Baden. S. 203-221.
Shafer, S. M./ Nembhard, D. A./ Uzumeri, M. V. (2001): The Effects of Worker Learning, Forgetting, and Heterogeneity on Assembly Line Productivity. In: Management Science, 47. S. 1639-1653.
Shannon, C. E./ Weaver, W. (1949): A Mathematical Model of Communication. Urbana.
Sheremata, W. A. (2000): Centrifugal and centripetal forces in radical new product development under time pressure. In: Academy of Management Review, 25. S. 389–408.
Shrivastava, P. (1983): A typology of organizational learning systems. In: Journal of Management Studies, 20. S. 7-28.
Siegrist J./ Marmot, M. (Hrsg.) (2008): Soziale Ungleichheit und Gesundheit: Erklärungsansätze und gesundheitspolitische Folgerungen. Bern.
Siegrist, J. (1978): Arbeit und Interaktion im Krankenhaus. Stuttgart.
Siegrist, J. (2005): Medizinische Soziologie. München, Jena.

Simon, M. (2008): Stellenabbau im Pflegedienst der Krankenhäuser: Mindestanforderungen als Ansatz zur nachhaltigen Sicherung einer ausreichenden Personalbesetzung. Studie im Auftrag der Hans-Böckler-Stiftung. Düsseldorf.

Simonin, B. L. (1999): Ambiguity and the process of knowledge transfer in strategic alliances. In: Strategic Management Journal, 20. S. 595-623.

Solga, M. (2008): Management des Lerntransfers. In: Ryschka, J./ Solga, M./ Mattenklott, A. (Hrsg.): Praxishandbuch Personalentwicklung. Instrumente, Konzepte, Beispiele. Wiesbaden. S. 269-291.

Song, J./ Almeida, P./ Wu, G. (2003): Learning-by-Hiring: When Is Mobility More Likely to Facilitate Interfirm Knowledge Transfer? In: Management Science, 4. S. 351-365.

Spender, J.-C. (1996): Making knowledge the basis of a theory of the firm. In: Strategic Management Journal, 17. S. 45-62.

Statistisches Bundesamt (2005): Studierende an Hochschulen. Fachserie 11, Reihe 4.1 Stuttgart, 1983-2004. Wiesbaden.

Statistisches Bundesamt (2006): Die Bundesländer. Strukturen und Entwicklungen. Wiesbaden.

Statistisches Bundesamt (2008): Jahresbericht 2007. Wiesbaden.

Stehr, N. (1994): Arbeit, Eigentum und Wissen. Zur Theorie von Wissensgesellschaften. Frankfurt /Main.

Stichweh, R. (1987): Professionen und Disziplinen - Formen der Differenzierung zweier Systeme beruflichen Handelns in modernen Gesellschaften. In: Harney, K. (Hrsg.): Professionalisierung der Erwachsenenbildung: Fallstudien-Materialen-Forschungsstrategien. Frankfurt/Main. S. 210-275.

Stollberg, G. (2001): Medizinsoziologie. Bielefeld.

Stollberg, G./ Tamm, I. (2001): Die Binnendifferenzierung in deutschen Krankenhäusern bis zum ersten Weltkrieg. Stuttgart.

Strähle, J. (2008): Wie Unternehmenskultur entsteht. In: Personalmagazin (1/08). S. 30-33.

Stratmeyer, P. (2002): Das patientenorientierte Krankenhaus. Eine Einführung in das System Krankenhaus und die Perspektiven für die Kooperation zwischen Pflege und Medizin. Weinheim.

Straus, R. (1957): The Nature and Status of Medical Sociology. American Sociological Review 22: 200-204.

Strauss, A. (1985): Work and the division of labor. In: The Sociological Quarterly; 26 (1)- S- 1-19.

Strauss, A. L./ Bucher, R./ Ehrlich, D./ Sabshin, M./ Schatzmann, L. (1963): The hospital and ist negotiated order. In: Freidson, E. (Hrsg.): The hospital in modern society. New York. S. 147-169.

Strauss, A. L./ Fagerhaugh, S./Suczek, B./ Wiener, C. (1982): Sentimental work in the technologized hospital. In: Sociology of Health and Illness 4. S. 254-278.
Stürzbecher, M. (1997): 125 Jahre Krankenhaus Moabit. 1872-1997. Berlin.
Swick, H. M. (2000): Toward a Normative Definition of Medical Professionalism. In: Academic Medicine 75, 6. S. 612-616.
Sydow, J./ Duschek, S./ Möllering, G./ Rometsch, M. (2003): Kompetenzentwicklung in Netzwerken. Eine typologische Studie. Wiesbaden.
Sydow, J./ van Well, B. (1996): Wissensintensiv durch Netzwerkorganisation – Strukturationstheoretische Analyse eines wissensintensiven Netzwerkes. In: Schreyögg, G./ Conrad, P. (Hrsg.): Managementforschung 6. Berlin, New York. S. 191-234.
Szulanski, G. (1996): Exploring internal stickiness: Impediments to the transfer of best practice within the firm. In: Strategic Management Journal, 17. S. 27-43.
Szulanski, G. (2000): The Process of Knowledge Transfer: A Diachronic Analysis of Stickiness. In: Organizational Behavior and Human Decision Processes, 82. S. 9-27.
Szulanski, G./ Capetta, R./ Jensen, R. J. (2004): When and how trustworthiness matters: knowledge transfer and the moderating effect of causal ambiguity. In: Organization Science, 15. S. 600–613.
Szulanski, G./ Jensen, R. J. (2006): Presumptive Adaptation and the Effectiveness of Knowledge Transfer. In: Strategic Management Journal, 27. S. 937-957.
Szulanski, G./ Winter, S. G./ Cappetta, R./ van den Bulte, Ch. (2002): Opening the black box of knowledge transfer: The role of replication accuracy. Manuscript: University of Pennsylvania.
Taber, T. D./ Taylor, E. (1990): A review and evaluation of the psychometric properties of the Job Diagnostic Survey. Personal Psychology, 43. S. 467-500.
Tashakkori, A./ Teddlie, C. (2003): Handbook of mixed methods in social and behavioral research. Thousand Oaks.
Thomas, W. I./ Thomas, D. S. (1928): The Child in America: The Child in America: Behavior, Problems and Programs. New York.
Timmons, S./ Tredoux, T. (2000): The doctor-nurse computer game: do established relationships of power influence the use of Information Technology in clinical practice? In: ITIN, 12. S. 3-7.
Tönnesmann, M. (1970): Einige Aspekte zur Entwicklung einer Medizin-Soziologie und Sozialpsychologie in Deutschland. In: König, R./ Tönnes-

mann, M. (Hrsg.): Probleme der Medizin-Soziologie. Sonderheft 3 der Kölner Zeitschrift für Soziologie und Sozialpsychologie. Opladen. S. 294-336.
Treeck, H.-J. (2006): Statistische Quellen mit Gesundheitsdaten für NRW. In: Statistische Analysen und Studien NRW, Band 39. Düsseldorf. S. 7-19.
Tsai W./ Ghoshal S. (1998): Social capital and value creation: The role of intrafirm networks. In: Academy of Management Journal, 41. S. 464-477.
Tsai, W. (2000): Social Capital, Strategic Relatedness and the Formation of Intraorganizational Linkages. In: Strategic Management Journal, 21. S. 925-939.
Tsai, W. (2001): Knowledge Transfer in Intraorganizational Networks: Effects of Network Position and Absorptive Capacity on Business Unit Innovation and Performance. In: Academy of Management Journal, 44. S. 996-1004.
Tsang, E. W. K. (1999): The knowledge transfer and learning aspects of international HRM: an empirical study of Singapore's MNCs. In: International Business Review, 8. S. 591-609.
Tsang, E. W. K. (2002): Acquiring knowledge by foreign partners from international joint ventures in a transition economy: learning-by-doing and learning myopia. In: Strategic Management Journal, 23. S. 835–54.
Tummers, G. E. R./ van Merode, G. G. / Landeweerd, J. A. (2006): Organizational Charakteristics as Predictors of Nurses. Psychological Work Reaction. In: Organization Studies, 27. S. 559-584.
Türk, K. (1997): Organisation als Institution der kapitalistischen Gesellschaftsformation. In: Ortmann, G./ Sydow, J./ Türk, K. (Hrsg.): Theorien der Organisation. Die Rückkehr der Gesellschaft. Opladen.
Tyre, M./ Orlikowski, W. J. (1994): Windows of Opportunity: Temporal Patterns of Technological Adaptation in Organizations. In: Organization Science, 5. S. 98-118.
Uhlenhopp, M. B./ Fliedner, M. C./ Morris, P./ van Boxtel, T. (1998): A global perspective on nurses' Internet access and information utilization. In: Oncology Nursing Forum, 25. S. 27-32.
Ulich, E. (1994): Arbeitspsychologie. Stuttgart.
van den Bosch, F. A. J./ van Wijk, R. A. J./ Volberda, H. W. (2003): Absorptive Capacity: Antecedents, Models and Outcomes. Research Papera, Erasmus Research Institute of Management (ERIM). Rotterdam.
van den Bosch, F.A./ Volberda, H.W./ de Boer, M. (1999): Co-evolution of Firm Absorptive Capacity and Knowledge Environment: Organization Forms and Combinative Capabilities In: Organization Science, 10. S. 551-568.
van Wijk, R./ Jansen, J. J. P./ Lyles, M. A. (2008): Inter- and Intra-Organizational Knowledge Transfer: A Meta-Analytic Review and Assess-

ment of its Antecedents and Consequences. In: Journal of Management Studies, 45. S. 830-853.

Verhoef, M. J./ Casebeer, A. C. (1997): Broadening horizons: integrating quantitative and qualitative research. In: Canadian Journal of Infectious Diseases 1997, 8. S. 665-666.

Virchow, R. (1869): Über Hospitäler und Lazarette. In: von Holtzendorf (Hrsg.): Sammlung wissenschaftlicher Vorträge. 3, 27. Berlin.

Vogd, W. (2002): Professionalisierungsschub oder Auflösung ärztlicher Autonomie. Die Bedeutung von Evidence Based Medicine und der neuen funktionalen Eliten in der der Medizin aus system- und interaktionstheoretischer Perspektive. In: Zeitschrift für Soziologie, Jg. 31/4, 294-315.

Vogd, W. (2004): Ärztliche Entscheidungsprozesse des Krankenhauses im Spannungsfeld von System und Zweckrationalität. Eine qualitativ rekonstruktive Studie unter dem besonderen Blickwinkel von Rahmen („frames") und Rahmungsprozessen. Berlin.

Vogd, W. (2006): Die Organisation Krankenhaus im Wandel: Eine dokumentarische Evaluation aus Sicht der ärztlichen Akteure. Bern.

Vogt, M. (2003): Visite als Planungs- und Steuerungsinstrument in der Pflege und Therapie im Krankenhaus: Arbeitspsychologische Studie auf zwei Stationen der Inneren Medizin.

Voigt, S. (2002): Institutionenökonomik. Weinheim.

von Cranach, M. (2001): Vom Streit um Spezialisierung und Regionalisierung. Wege aus der Blockierung. In: Aktion Psychisch Kranke (Hrsg.): 25 Jahre Psychiatrie Enquete. Band 2. S. 14-21.

von Foerster, H. (1985): Sicht und Einsicht. Versuche zu einer operativen Erkenntnistheorie. Braunschweig, Wiesbaden.

von Hippel, E. (1994): Sticky information and the locus of problem solving. In: Management Science, 40. S. 429-439.

von Krogh, G./ Ichijo, I./ Nonaka, I. (2000): Enabling Knowledge Creation. How to Unlock the Mystery of Tacit Knowledge and Release the Power of Innovation. Oxford.

von Krogh, G./ Köhne, M. (1998): Der Wissenstransfer in Unternehmen: Phasen des Wissenstransfers und wichtige Einflussfaktoren. In: Die Unternehmung. S. 235-252.

von Krogh, G./ Roos, J. (1995): Organizational Epistemology. Hampshire.

von Stösser, A. (1994): Pflegestandards: Erneuerung der Pflege durch Veränderung der Standards. Berlin, New York.

von Troschke, J. (2008): Der Arztberuf im Bolgna-Prozess. In: Public Health Forum 2008, 16 (58). S. 17-18.

von Uexküll, Th. (1970): Was kann eine Spezialdisziplin "Soziologische Medizin" für eine allgemeine Medizin leisten? In: König, R./ Tönnesmann, M. (Hrsg.): Probleme der Medizin-Soziologie. Sonderheft 3 der Kölner Zeitschrift für Soziologie und Sozialpsychologie. Opladen. S. 58-79.

Voß, G./ Pongratz, H. J. (1998): Der Arbeitskraftunternehmer Eine neue Grundform der Ware Arbeitskraft? In: Kölner Zeitschrift für Soziologie und Sozialpsychologie, 50. S. 131-150.

Waibel, M. Ch./ Endres, E. (1999): Kooperatives Wissensmanagement. Wissenstransfer zwischen sozialen Einrichtungen und Wirtschaftsunternehmen durch wechselseitige Hospitationen. In: Harburger Beiträge zur Soziologie und Psychologie der Arbeit, Nr. 17.

Walgenbach, P. (1994): Mittleres Management. Aufgaben-Funktione-Arbeitsverhalten. Wiesbaden.

Walgenbach, P. (2001): Institutionalistische Ansätze in der Organisationstheorie. In: Kieser, A. (Hrsg.): Organisationstheorien. Stuttgart. S. 319-353.

Walgenbach, P./ Meyer, R. (2008): Neoinstitutionalistische Organisationstheorie. Stuttgart.

Walter R. H. (1995): Arbeit, Beruf und Lebenslauf. Eine Einführung in die berufliche Sozialisation. Weinheim, München.

Watson, J. B. (1913): Psychology as the behaviorist views it. Psychological Review; 20. S. 158-177.

Watzlawick, P. (1985): Die erfundene Wirklichkeit. Wie wissen wir, was wir zu wissen glauben? Beiträge zum Konstruktivismus. München.

Weaver, G. R./ Gioia, D. A. (1994): Paradigms Lost: Incommensurability vs. Structurationist Inquiry. In: Organizational Studies, 15. S. 565-590.

Weber, D. (2005): Geschlechterkonstruktion und Sozialpsychologie. Theoretisches Modell und Analyse in Studien zum Pflegeberuf. Wiesbaden.

Weber, R. F./ Camerer, C. F. (2003): Cultural conflict and merger failure: An experimental approach. In: Management Science, 49. S. 400-415.

Wehner, T/ Clases, C./ Endres, E. (1996): Situiertes Lernen und kooperatives Handeln in Praxisgemeinschaften. In: Endres, E./ Wehner, T. (Hrsg.): Zwischenbetriebliche Kooperation. Weinheim. S. 39-58.

Weiner, B. (1994): Motivationspsychologie. Weinheim.

Wenderlein, F. U./ Schochat, T. (2003): Betriebsbedingte Belastungen bei Pflegekräften – Auswirkungen auf Arbeitszufriedenheit und Fehlzeiten. Eine empirische Studie an 861 Probanden. Zeitschrift für Arbeitsmedizin, Sozialmedizin und Umweltmedizin, 38. S. 262-269.

Wendt, C. (2006): Der Gesundheitssystemvergleich: Konzepte und Perspektiven. In: Wendt, C./ Wolf, C. (Hrsg.): Soziologie der Gesundheit. Kölner Zeit-

schrift für Soziologie und Sozialpsychologie Sonderhefte Bd. 46. Wiesbaden. S. 270-297.
Westdeutsche Anästhesietage (2008): Ärzte und Pflegende – gemeinsame Verantwortung für den Patienten. Bochum.
Wiesenthal, H. (1995): Konventionelles und unkonventionelles Organisationslernen: Literaturreport und Ergänzungsvorschlag. In: Zeitschrift für Soziologie 24. S. 137-155.
Wilhelm, J./ Balzer, E. (1989): Intensivpflege zwischen Patient und Medizin Soziologische Untersuchungen zum Verhältnis von Pflegenden und Ärzten auf Intensivstationen. In: Deppe, H. U./ Friedrich, H./Müller, R. (Hrsg.): Das Krankenhaus: Kosten. Technik oder humane Versorgung. Frankfurt/Main, New York. S. 169-189.
Wilkesmann, U. (1999): Lernen in Organisationen. Frankfurt/Main, New York.
Wilkesmann, U. (2003): Strukturelle und motivationale Voraussetzungen des organisationalen Lernens. In: Brentel, H./ Klemisch, H./ Rohn, H. (Hrsg.): Lernendes Unternehmen. Konzepte und Instrumente für eine zukunftsfähige Unternehmens- und Organisationsentwicklung. Wiesbaden. S. 133-148.
Wilkesmann, U. (2005): Die Organisation von Wissensarbeit. In: Berliner Journal für Soziologie, 15. S. 55-72.
Wilkesmann, U. (2007): Einzelinteressen und kollektives Handeln in Organisationen. Das Dilemma der Steuerung wissensintensiver Arbeit. In: Bandelow, Nils C./ Bleek, Wilhelm (2007): Einzelinteressen und kollektives Handeln in modernen Demokratien. Festschrift für Ulrich Widmaier. S. 163-185.
Wilkesmann, U./ Rascher, I. (2005): Wissensmanagement. München, Mering.
Williams, C. (1995): Hidden Advantages for Men in Nursing. In: Nursing Administrative Quaterly, 19. S. 63-70.
Willke, H. (1998): Systemisches Wissensmanagement. Stuttgart.
Willmott, H. C. (1997): Studying Managerial Work: A Critique and a Proposal. In: Journal of Management Studies, 24. .S. 249-270.
Windeler A./ Sydow, J. (2001): Strukturationstheoretische Analyse industrieller Beziehungen - Soziale Praktiken der Arbeitsregulation im Fokus. In: Abel, J./ Sperling, H.J. (Hrsg.): Umbrüche und Kontinuitäten. München und Mering. S. 31-48.
Winkler, G. (1987): Lexikon der Sozialpolitik der DDR. Berlin
Winter, S. G./ Szulanski, G. (2001): Replication as Strategy. In: Organization Science, 12. S. 730-743.
Wolf, C. (2006): Psychosozialer Stress und Gesundheitsbelastungen durch Erwerbsarbeit, Hausarbeit und sozialer Beziehungen. In: Wendt, C./ Wolf, C. (Hrsg.): Soziologie der Gesundheit. Kölner Zeitschrift für Soziologie und Sozialpsychologie Sonderhefte Bd. 46. Wiesbaden. S. 158-176.

Wolff, D. (2003): Die neue ärztliche Approbationsordnung. In: Thieme Via medici online. [URL:http://www.thieme.de/viamedici/medizinstudium/appo/ 1_neue_ao.html#anker6] Stand 10.01.2008.

Wright, T. P. (1936): Factors Affecting the Cost of Airplanes. In: Journal of Aeronautical Sciences, 3. S. 122-128.

Yli-Renko, H./ Autio, E./ Sapienza, H. J. (2001): Social capital, knowledge acquisition, and knowledge exploitation in young technology-based firms. In: Strategic Management Journal, 22. S. 587–613.

Zarraga, C. /Bonache, J. (2005): The impact of Team Atmosphere on Knowledge Outcomes in Self-managed Teams. In: Organization Studies (26). S. 661-681.

Zucker, L. G (1991): The Role of Institutionalization in Cultural Persistence. In: Powell, W. W./DiMaggio, P. J. (Hrsg.): DiMaggio, Paul J. / Powell, Walter W. (Hrsg.): The New Institutionalism in Organizational Analysis. Chicago. S. 103-107

Zucker, L. G. (1977): The role of institutionalization in cultural persistence. In: American Sociologal Review, 42. S. 726-43.

MIX
Papier aus verantwortungsvollen Quellen
Paper from responsible sources
FSC® C105338

If you have any concerns about our products,
you can contact us on
ProductSafety@springernature.com

In case Publisher is established outside the EU,
the EU authorized representative is:
**Springer Nature Customer Service Center GmbH
Europaplatz 3, 69115 Heidelberg, Germany**

Printed by Libri Plureos GmbH
in Hamburg, Germany